現場に学ぶ・現場で活かせる

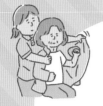

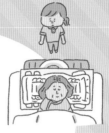

訪問看護
アイデアノート

編著 医療法人財団健和会 訪問看護ステーション

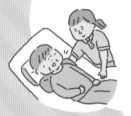
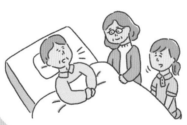
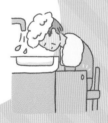

照林社

編集にあたって

　高齢化と「病院から在宅へ」の政策が加速し、訪問看護ステーションの数は増加しています。それに伴って、在宅ケアに従事する看護師が増えているのは、うれしいことです。看護学生時代から訪問看護に興味をもっており、当法人の訪問看護ステーションに見学に来て、新卒で入職した職員も増えてきています。

　一方、訪問看護ステーションでは、病院のように系統だった新卒教育のプログラムやマニュアルをもつことは、なかなか難しいのが現状です。たとえマニュアルがあったとしても、原理原則の確認にとどまります。なぜなら、10人の利用者さんには10通りの方法があり、「その人」に合わせてカスタマイズされたケアの提供が、在宅ケアのめざすところだからです。

　そこで、この『訪問看護アイデアノート』が生まれました。「必ず押さえる！」ポイントや、在宅ならではの「コツ」、「こんなときどうする？」のヒントなど、当法人の訪問看護師たちの経験知を集め、認定看護師たちが整理してまとめました。科学的エビデンスに基づいて研究されたものではありませんが、先輩訪問看護師から受け継がれてきたもの、社会や利用者さんたちのニーズに応じて変化してきた方法など、2021年現在の経験知が蓄積されています。利用者さんが、その人らしく生き、生活できるプラン・ケアを組み立てるために役立つと思われる「アイデア」を厳選しました。

　訪問看護を始めて間もない方々にも役立てていただけるよう、わかりやすく具体的に解説することを心がけました。また、利用者さんやご家族にもご協力いただき、実際の写真を掲載して「見て」わかるように工夫しました。

　願わくは、在宅ケアに携わるすべての方々に手に取って見ていただき、「この方法のほうがうまくいく」「この利用者さんには、こういう方法のほうがいい」などと、さらに多くの現場の経験知が蓄積できる一助となれば、うれしく思います。

2021年9月

医療法人財団健和会 看護部 統括副看護部長
訪問看護ステーション 地域密着事業 統括所長
小菅紀子

CONTENTS

装丁・本文デザイン：五味朋代（フレーズ）　カバー・本文イラストレーション：高村あゆみ　DTP 制作：タクトシステム

本書の特徴と使い方

本書は、健和会の訪問看護師たちが、日々の経験から得た知恵やアイデアを
出し合ってまとめたものです。
p.13 ～の【アイデアノート】では、訪問看護の現場で必要な各看護技術について、
以下のようなポイントを示しています。

必ず押さえる！

必ず押さえておきたい基本や注意点。
その根拠や、合わせて知っておきた
いアイデアも示しています。

こんなときは医師に報告！

医師に報告・相談が必要なこと。
状態の変化や、治療方法で変更が必
要となる場合など、観察ポイントと
しても重要です。

家族・他職種に伝えること

家族・他職種に説明しておきたいこ
とや、お願いしておきたいこと。
普段の様子の観察や、適切な介護を
してもらうために大切です。

コラム／エピソード

訪問看護師の体験談や、利用者さ
ん・家族のエピソード。その人・その
家により異なるケアの参考にしてく
ださい。

---

1 【 栄養状態のアセスメント 】

食べることは生きるために欠かせない行為であり、日常生活の中で繰り返されています。入院中の
食事は病院に管理されていますが、在宅では、その人の習慣により栄養が偏ることや、食事への興
味がなくなって気づかないうちに栄養が不足していることもあります。その人の食習慣をふまえ、体
調を維持・改善しながら食事を楽しめるように支援していきましょう。

必 ず 押 さ え る ！

- 利用者や家族の食事に対する考え方を確認する。

- 食事内容と栄養バランスを確認する。

- 排便の性状、間隔を確認する。

- 体重を1か月に1回は測定できるように設定する。
- >>> 自宅で測定できない場合は、デイサービス、銭湯などで測定してもらう。

- 消化器疾患、内分泌疾患、がんなどにより、体重の変動や浮腫が生じていないかなどを確
  認する。

- 1日または1週間の大体の摂取エネルギー量を確認し、エネルギーやタンパク質の1日あたり
  の目標量を設定する。

こんなときは医師に報告！

- 定期的に体重を伝え、体重の増減が大き
  いときはその原因を共有する。

- 血液検査が定期的に行えていない場合は
  相談する。

家族・他職種に伝えること

- 1日の摂取エネルギー量やバランスにこだ
  わりすぎず、2～3日の平均摂取エネルギー
  量やバランスで考えるよう伝える。

- 食事摂取量、時間、排泄状況を共有でき
  るよう、記録してもらう(一定期間でもよい)。

> **コラム** 食事に対する考え方はさまざま
>
> 「野菜や果物は嫌いで、病院では仕方なく食べていたけれど、家では数十年食べていない。今まで食べていなかったから食べたくない」という人もいました。また、クッキーやプリンな
> ど、気に入っている1つの食品だけで過ごしている人もいます。食習慣や考え方は、人によってさまざまです。

基本的な内容を最初にまとめ、その後に
個別的・応用的な内容を掲載しています。
● 最初だけ読んでポイントをつかむ
● 困ったときに、後半の必要な部分だけ参照する
など、利用者さんやみなさん自身の状況に合わせて、
活用してください。

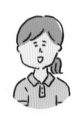

栄養状態のアセスメントのコツ

>>> 食事の内容を確認する

「今日、何か食べましたか？」「食事は終わりましたか」など、は
じめはざっくり聞いて、前日から今日までの食事内容を聞く。
加えて、1週間くらいの間に何を食べたかを聞く。記録してい
てもらったり、写真を撮っておいてもらったりするとよい。

「ごはん食べましたか？」
と聞くと、パンやめん、粥
を食べている人は「ごは
ん食べていません」と答
えることも。「食事しましたか」のほうが
正しく情報を取れることがあります。

>>> 栄養バランスを確認する

4つの食品群あるいは3大栄養素とビタミ
ン、ミネラルがバランスよく摂れているか
を確認する。改善が必要と感じたときは、
利用者や家族、食事を用意している人に相
談し、できることを一緒に考えていく。献
立の工夫の例を紹介するのもよい。

● 献立の工夫の例

目的	献立の工夫の例
エネルギーの摂取	● おひたしではなく、油で炒める
カルシウムの摂取	● 卵かけご飯にじゃこや青菜をのせる
タンパク質の摂取	● ジュースより豆乳、エネルギーチャージ飲料よりプロテイン入り飲料を飲む
野菜の摂取	● 青汁や野菜ジュースを飲む
減塩	● しょう油はかけずに、つけるようにする ● 真空ボトルのしょう油を使う ● 減塩のしょう油やみそを使用する

▶ 物の工夫

食塩摂取量を計算できるWebサイトや、エネ
ルギー量の計算などができる食事管理アプリ
など、便利なものが各種出ている。活用でき
そうな人には紹介してみるとよい。

こんなとき どうする？

● 指輪っかテスト

サルコペニアの可能性

低い　　　　　　　　　　　　高い
囲めない　ちょうど囲める　すき間ができる

東京大学 高齢社会総合研究機構 田中友規、飯島勝矢：
フレイル予防ハンドブック．より引用

● サルコペニアが疑われる場合

歩くことができる利用者では、両手の母指と示指
で輪っかをつくり、ふくらはぎの最も太い部分を
囲む「指輪っかテスト」で確認する。すき間ができ
ている場合はサルコペニアの可能性が高い。

認知症のため、食べたことを忘れて食事量が増えてしまう場合

「今からつくりますね。できるまで飲んで待っていましょう（これを一緒にやってみましょう）」などと、利用者の意
図をくみ取りながら、ほかのことに集中できる環境をつくる。
また、ゆっくり話を聞いて食事から気持ちをそらす、食事が終わったあとの食器を置いておくなどの方法もある。

体重を測定できない場合

めやすとして、ベルトの穴が1つ縮まると体重が2kg
減っていると考えられる。
寝たきりで体重を測定できない場合は、腹囲を測って
めやすにする、あるいは家族が抱きかかえるか、背負っ
て体重計に乗ってもらう方法もある。

● 低栄養のめやす

● 体重減少が6か月間に−2〜3kgまたは6か月で−3％
● BMI＝（体重［kg］÷身長［m］^{2}）が18.5未満
● 血清アルブミン値が3.5g/dL未満
● 血中コレステロール値が150mg/dL未満

IDEA NOTE

① フィジカルアセスメント

② 活動・休息の援助

③ 排泄の援助

④ 清潔ケア

⑤ 栄養管理・食事の援助

⑥ 薬剤の管理

⑦ 医療的ケア

⑧ 終末期のケア

コツ

多くの場面で活用できる"コツ"。
在宅ならではのポイントも示してい
ます。

先輩看護師のアドバイス

声かけの具体例や、やってみてうま
くいったことなどの経験知をお伝え
します。

物の工夫

ケアに活用できる、または利用者さ
ん・家族に紹介できるアイテムを紹
介します。

こんなときどうする？

個別性の高い場面など、
"どうする？"と迷ったときに活用で
きるアイデアを集めています。

こちらもチェック！

インシデントやトラブルに
つながりやすいポイントです。

注意

v

編集・執筆

医療法人財団健和会 訪問看護ステーション

執筆者一覧（執筆順）

小菅紀子　　　　医療法人財団健和会 看護部 統括副看護部長
　　　　　　　　訪問看護ステーション 地域密着事業 統括所長

多田信子　　　　医療法人財団健和会 大島訪問看護ステーション江戸川営業所あかり
　　　　　　　　訪問看護認定看護師 老人看護専門看護師

伊藤智恵子　　　医療法人財団健和会 北千住訪問看護ステーション 訪問看護認定看護師

畑　千晶　　　　ウィル訪問看護ステーション 皮膚・排泄ケア認定看護師

鈴木晶子　　　　医療法人財団健和会 鐘ヶ渕訪問看護ステーション 訪問看護認定看護師

高橋文代　　　　医療法人財団健和会 北千住訪問看護ステーション 認知症看護認定看護師

澤瀬早苗　　　　医療法人財団健和会 大島訪問看護ステーション がん性疼痛看護認定看護師

編集協力

上田かりん　　　医療法人財団健和会 すみれ訪問看護ステーション

経験知提供・撮影協力

北千住訪問看護ステーション	綾瀬訪問看護ステーション	大島訪問看護ステーション
みさと南訪問看護ステーション	鐘ヶ渕訪問看護ステーション	大島訪問看護ステーション江戸川営業所あかり
新みさと訪問看護ステーション	すみれ訪問看護ステーション	柳原リハビリテーション病院 訪問セラピスト課

INTRODUCTION

[はじめに]

訪問看護の心構え

訪問看護は基本的に、看護師が利用者さんの自宅に1人で訪問します。その人・その家に合わせた対応が必要であるため、病院で看護経験がある人でも、迷うことが多いのではないでしょうか。

この章では、訪問看護のあらゆる場面で基本となる、①接遇、②対象者のとらえ方、③リスクマネジメントについて解説します。ベテラン訪問看護師のアドバイスやエピソードも合わせて紹介していきます。現場をイメージしながら、ポイントをつかみましょう。

1 【接遇】

訪問看護で重要なことは、利用者さん、家族との信頼関係を構築することです。また、利用者さん、家族だけではなく、職場内外の医療・介護機関の関係者とも良好な人間関係を築くことが、仕事のしやすさにも影響します。

はじめの一歩が一番大事！　感じのよい印象は信頼を生む

　接遇は、訪問看護師として獲得しておくべきスキルの「はじめの一歩」であり、とても大切なことです。「感じのよい対応・印象」は信頼を生み、その後の職務に対する評価がプラスされていきます。

　一方、「感じが悪い対応・印象」は、不信感につながり、あなたがどんなに高い医療・看護技術をもっていて、真摯に取り組んでいても、じつはいい人でも、相手に伝わらなくなります。なぜなら、相手は不信感から心のシャッターを下ろし、あなたのことを受け入れなくなってしまうからです。

　もし、あなたのそばに感じが悪い先輩看護師がいたら、「意地悪だな。どうしてこういう言い方するのだろう」と思い、信頼もできないし、何か相談したいとは思いませんよね。

　利用者さんの場合は、もともと病気や療養上の不安を抱えているため、訪問看護師が不信感を与えてしまったら、安心してもらうことはできません。

　そこで、日ごろの接遇を振り返ってみましょう。信頼を得るために押さえておきたいポイントを、以下に示します。

これだけは押さえる！　接遇のポイント

① 相手の状態を考えながら、顔を見てあいさつをする。

② 身だしなみは「さわやかに・軽やかに・安全に」整える。

③ 相手の反応を見て言葉を選ぶ。

④ 遅れそうになったら、まず連絡を入れる。

⑤ 利用者のものはていねいに扱い、適切な位置に戻す。

⑥ 自分のものもていねいに扱い、不快感を与えない。

⑦ 電話のマナーと個人情報保護に注意する。

⑧ 雨の日は利用者宅を濡らさないよう注意する。

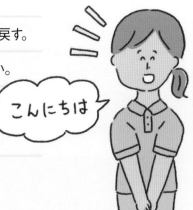

こんにちは

① 相手の状態を考えながら、顔を見てあいさつをする

第一印象は、その後の関係性に大きく影響するといわれています。第一印象とは、会って3秒〜3分くらいの間につくられるもので、右図のような要因によって決定されます。そのため、まずあいさつで「快」を感じてもらうことはとても重要です。

「こんにちは。訪問看護師の○○です」とお知らせしながら入っていく方法がよい利用者さんもいれば、「玄関のところで『○○訪問看護ステーションです』とは言わないでください。看護師さんが来ているとまわりに知られたくないので」という人もいます。

また、同じようにあいさつしても「元気よく入ってきてくれると元気な気分になれる」という人もいれば、「具合が悪いのに、そんなに元気よく来られても」という人もいるなど、反応はさまざまです。

その利用者さんにとって、どんなあいさつがよいのか、利用者さんの状況から考えて訪問しましょう。

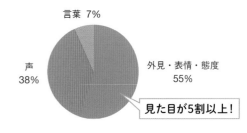

第一印象の決定要因

言葉 7%
声 38%
外見・表情・態度 55%

見た目が5割以上！

あいさつのポイント

あ：明るく笑顔で

い：いつでも

さ：先にこちらから、さわやかに

つ：常に顔を見て

退出のときもあいさつを忘れずに。訪問内容に満足してもらえたかどうか、表情を見て確認しましょう。

② 身だしなみは「さわやかに・軽やかに・安全に」整える

第一印象に大きく影響する身だしなみは、清潔感があり「さわやかに」、動きやすく機能的で「軽やかに」、長い髪はまとめる、アクセサリーは外す、爪は短くするなど、ケアの妨げにならぬよう「安全に」配慮して整えましょう。

訪問看護では、洗髪や入浴介助など皮膚に触れるケアを行うことが多くなります。手袋をしていると忘れがちですが、爪の長さや、手の荒れ・冷たさなど、触れたときに不快感を与えないような配慮が必要です。

訪問前には、鏡でチェックしましょう。また、相手にとって不快な身だしなみは、自分自身ではなかなか気づきにくいため、職員どうしでチェックするとよいでしょう。

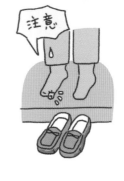
ユニフォームがきれいだったとしても安心できません。靴、靴下、帽子、上着、訪問バッグは、汚れていないでしょうか。穴のあいた靴下や汚れた靴で訪問すると、この人大丈夫かな？信頼していいのかな？と利用者さんや家族を不安にさせます。

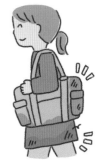

注意

コラム 紫外線対策も重要だけれど

外回りをする訪問看護師にとって、紫外線防止のための帽子、サングラス、腕カバーなどは必需品です。その格好で近所の人にあいさつしたら、「誰だかわからなかった」ということがありました。どのように見えるかには注意し、あいさつするときはサングラスを取るなど、不快に思われない配慮を忘れずに。

③ 相手の反応を見て言葉を選ぶ

　訪問看護で求められるのは、完璧な敬語を使うことではなく、表情を伴ったていねいな言葉や声かけです。利用者さんと家族が心地よく話ができているか、不快感を与えていないか、反応を見ながら言葉を選びます。

　話す速度も自分の話しやすい速度ではなく、相手の表情を見ながら、聞き取れる速度を調整しましょう。

　言葉を選ぶ際には、相手の理解度も考慮する必要があります。特に、「カタカナ言葉」は、意味が何通りもあるため、こちらの意図で伝わっているか気をつけましょう。「訪問看護サービスについて説明します」と言ったら、「サービスってことは、タダなの？」と反応した利用者さんもいました。

④ 遅れそうになったら、まず連絡を入れる

　1日の訪問スケジュールは、移動中アクシデントにあったり、訪問した利用者さんが急変したり、予定の時間どおりにいかないこともあります。遅れそうな場合は、訪問時間になる前に連絡しましょう。

　連絡も入れずに遅れた場合、信頼を失うことになりかねません。利用者さんと家族は、私たちを「待っている」ということを覚えておきましょう。

⑤ 利用者のものはていねいに扱い、 適切な位置に戻す

　利用者さん宅にあるものは、当たり前ですが、看護師のものではありません。それぞれが、利用者さんや家族にとって大切なものです。使用させてもらうときはていねいに扱い、できるかぎり元の位置に戻すか、置き場所を確認して戻しましょう。

手を洗うために水道を使用させてもらったり、ケアのためにトイレや浴室に立ち入ったりすることもありますが、許可を得てから使用し、きれいに使うことを心がけましょう。

⑥ 自分のものもていねいに扱い、不快感を与えない

　身だしなみにも通じますが、訪問したら、上着は脱いでたたんで持っておく、靴は下座にそろえておくなど、自分のものもていねいに扱うことは大切です。

　利用者さんの肌に直接触れる聴診器や手袋も、汚れていたり、汚いバッグから出てきたりしたら、利用者さんや家族にどう思われるでしょうか。自分のものもきれいに扱うことが、利用者さんや家族の信頼にもつながります。

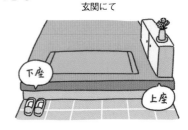

玄関にて

下座

上座

⑦ 電話のマナーと個人情報保護に注意する

　電話では顔が見えないため、相手の表情、反応が見えず、声だけが頼りの状況です。

　相手が忙しいか、具合が悪いかなどもわからないため、「今お時間よろしいですか？」など、相手への配慮が必要です。

　利用者さん宅で携帯電話に出るときは、必ず利用者さんに断ってから出ましょう。ただし、よほど急ぐことでない限り、利用者さんへのケアを優先し、後でかけ直します。なぜなら、訪問中は、その利用者さんへのサービス提供時間だからです。

　また、利用者さんに関することを電話で話す場合は、個人情報が出てくることが多いので、別の利用者さん宅に限らず、周囲の人に聞かれる場所は避けましょう。

電話のポイント

● 長電話にならないよう、要件をまとめておく。

● ていねいな言葉づかいで、感じよく話す。

● 名前や数字などは、聞き間違えないようにゆっくり話し、復唱する。

⑧雨の日は利用者宅を濡らさないよう注意する

雨の日に利用者さん宅を訪問したときは、玄関などを濡らしていないか注意します。水滴がついたままになっていると、利用者さんや家族が転倒することがあります。

レインウェアを時間をかけず、きれいに着脱するには……ベテラン訪問看護師の技を伝授します!

雨の日の自転車は滑りやすいため、サドルを下げて足が地面につく高さで運転しましょう。冬の雨の日は、手袋の上から大きめのディスポーザブル手袋をつけると、濡れずに温かさを保てます。

濡れない・濡らさない! ➤ ## ツーピースレインウェアの着脱方法

1 レインウェアのズボンは長靴の上に重ねて履く。訪問時は玄関を濡らさないよう、上着は外で脱いで入る。

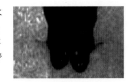

2 玄関を上がるとき、レインウェアのズボンを長靴の上端から下端まで下ろす。

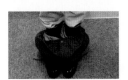

3 そのまま長靴を脱ぎ、長靴にズボンが引っ掛かっている状態で玄関に置かせてもらう。

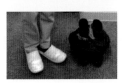

4 退出時は長靴にズボンがついたまま足を入れる。

5 ユニフォームのズボンの裾を長靴の中に入れる。

6 そのままレインウェアのズボンを引き上げる。

7 上着は外で着る。

玄関先まで見送りに来てくださった利用者さんや家族に見られたら、「行儀が悪くてスミマセン〜」と言いながらズボンを履くとだいたい笑ってもらえます。

言葉や態度は客観的に評価することが大切

1人で訪問することが多い訪問看護師にとって、訪問中の言葉や態度を自身で評価し、振り返ることは、なかなか難しいです。特にクレームについての振り返りでは感情が入りやすく、客観的に評価することは難しくなります。

定期的なスキルチェックのための同行訪問や、客観的に評価できる指標を用いて、定期的に振り返ることも大切です。

健和会では、できていることを評価するしくみとして、「業務に対する態度評価」(p.201)をラダー評価と一緒に実施して、育成面接時に振り返っています。

2 【 対象者のとらえ方 】

> 訪問看護を始めて間もない看護師が、病院で実施していた退院指導を同じように在宅でも実施し、「指導を守ってくれない」「経験が浅いから説得力がないのかも」と落ち込む場面を見かけることがあります。単に、治療の場が病院から自宅に変わった、と考えるのではなく、利用者さんの生活から考える視点をもつことが必要です。

病院は「非日常」、在宅は「日常」

　利用者さんの身になって考えてみると、病院は「非日常」、在宅は「日常」を過ごすところです。病院に入院すると、疾患を治して心身をよりよい状態にするため、治療・看護を受けます。多くの場合は、「いっとき」「治るまでの」入院生活と思って、つらい検査や、苦しい治療・リハビリテーションに、覚悟をもってのぞむでしょう。

　それでも退院後は、入院前と同じ生活を送れなくなることがあります。心身に障害を負ったり、入院前の生活習慣を変更しなければならなかったり、これ以上の治療が見込めず在宅での療養を続けなければならなかったりと、ケースはさまざまですが、こういった場合に訪問看護に依頼がきます。

　訪問看護師は、利用者さんの希望にそって、退院後の日常を、生きがいをもって生活できるように支援します。訪問看護師の役割は、退院後の「日常」を、利用者さんとともに形にしていくことだと思います。

「通所リハビリから帰ってきて家族で夕食。このときのビールは最高です。1人で通勤できるように、明日もリハビリをがんばろうって気になるんですよ」こんな言葉が引き出せると、いいなと思います。

> **コラム** 「患者さん」と「利用者さん」
>
> 1999年以前、訪問看護が医療保険下で行われていたころは、対象者を「患者」と総称していました。2000年に介護保険制度ができると、訪問看護もそのサービスに加えられました。
>
> これにより、訪問看護の対象者を、サービスを利用する「利用者」と呼ぶようになり、ほかの介護サービス事業所と共通した呼称として用いています。本書でも、「利用者」と表現します。

指導ではなく、伴走によって生活を支援する

　退院してもすぐに悪化し、再入院してしまう利用者さんもいます。そんなときは、退院指導をしても指導どおりにできない、自己管理ができていないと考えてしまいがちです。

　しかし、自己管理ができていないといってしまってよいのでしょうか。退院指導の内容は理解できていても、日常生活の中では継続できない理由があることも考えられます。経済的な理由かもしれませんし、精神的な支援を必要としているのかもしれません。

　退院指導が継続できない理由は何か、継続するために必要な支援が何かは、病院の看護師からは見えにくい部分であると思います。こうした部分を利用者さんと一緒に考えていくアプローチは、生活を見ている訪問看護師だからこそできることです。

　在宅では「指導」ではなく、「伴走」によって、利用者さんが生きていく支援をすることが大切であると考えます。

退院後の生活を、日ごと・週ごと・月ごとに見直す

　退院後の在宅生活では、毎日の生活の中に、入院前には行っていなかったルーチンを追加することがあります。例えば、血糖測定とインスリン注射、褥瘡処置、便秘がひどくなった場合は就寝前に下剤を内服するなど、疾患や身体の状況により、さまざまな行動が必要となります。

　これらは利用者さんが自分で行う場合のほか、家族が介護者として行う場合もあります。退院したその日から行えるよう、退院前に手技などを確認しておくことが大切です。

　退院後は、実際にできているかを確認します。日ごと・週ごと・月ごとに見直し、できていないときや負担が大きいときは、改善策を検討します。このとき、「3 days、3 weeks、3 months」の視点が役立ちます。

在宅生活の見直しに役立つ！ 　3 days、3 weeks、3 months の視点

日ごと
3 days

- 退院後3日経過したところで、訪問看護のアセスメント項目にもある「1日の過ごし方」を振り返る。
- 実施できているか、効果は出ているかを確認し、実施できていない場合や、効果が出ていない場合は、方法や時間を再検討する。

週ごと
3 weeks

- 介護保険の対象の利用者では、ケアマネジャーが「週間スケジュール」を作成する。こうしたスケジュールを、3週間実施した様子を確認する。
- 確認した内容をケアマネジャーに伝え、翌月のケアプランに変更が必要であれば提案する。
  例）訪問看護が週1回、デイサービスが週2回の場合
  デイサービスでバイタルサインが安定し入浴ができているか、デイサービスの看護師に依頼した処置についての経過、利用者さんがデイサービスに参加して疲れを感じていないかなどを確認
  →「週2回のデイサービスは負担が大きく、翌日は眠ってしまって、水分も摂れていない」といった結果をケアマネジャーに報告し、翌月のケアプランを検討してもらう

月ごと
3 months

- 在宅生活を3か月続けた利用者や家族（介護者）の状況を振り返る。それぞれの負担が大きくないか、今後も続けていけるかどうか、気持ちは安定しているか、などを確認する。
- 今後の課題も確認しておく。例えば、介護者の持病が悪化したときはどうするかなどは、ケアマネジャーやケアチームと共有しておく必要がある。

対象者には、利用者だけでなく家族も含まれる

　家族の定義はさまざまです。広辞苑（岩波書店、第7版、2018年発行）では、「夫婦の配偶関係や親子・兄弟などの血縁関係によって結ばれた親族関係を基礎にして成立する小集団。社会構成の基本単位」とあります。

　しかし、利用者さんと家族の関係性はさまざまです。生活をともにしていない、遠方に住んでいる血縁者がキーパーソンである場合もあります。一方、血縁や婚姻関係がなくても生活をともにしている人が、その人にとっての家族である場合もあります。

　「ジェンダー平等」がめざされ、パートナーシップ制度のある自治体も増えている昨今、人と人との結びつきや、絆の形はさまざまです。本人が「家族」ととらえている人が誰なのか知っておく必要があります。

家族は大きく影響し合うので、それぞれの思い、考え方について知っておくことは大切です。家族の考え方は、意思決定に大きく影響します。

意思決定支援とアドバンス・ケア・プランニング（ACP）

在宅では、病状の進行などにより、さまざまな意思決定が行われます。

在宅で行われる　意思決定の例

- 食事が摂れなくなってきた場合

  選択肢→①点滴をする　②胃瘻をつくる　③できるかぎり口から食べる

- 神経難病で呼吸機能が低下してきた場合

  選択肢→①人工呼吸器をつける　②人工呼吸器はつけない

- 要介護5の利用者を介護していた妻が脳梗塞で倒れた場合

  選択肢→①引き続き在宅療養を続ける　②入院する

- 認知症が進行した場合

  選択肢→①地域の介護サービスだけでなく、地域見守りなどインフォーマルサービスを利用し在宅療養を続ける

  ②グループホームなどの施設に入所する

　選択肢の中から決定していくのは、利用者さん本人です。訪問看護師は、選択肢を提供し、意思決定支援をするチームの1人としてかかわることが多くなります（p.179）。

　意思決定は、「今決めてください」と言われて、本人が1人ですぐに決められるものではありません。そのため、かかわっている医療・介護の専門家の意見も聞きながら、前もって話し合っておくことが必要となります。

　このように、将来に備えて意思を確認するための話し合いをもつことを、アドバンス・ケア・プランニング（ACP：advance care planning）といいます。この考え方は、2018年より、病院などの医療機関だけでなく、在宅・介護現場にも浸透してきました。介護施設では、入所の際に事前指示書を提出してもらうなど、利用者さんが将来について考える機会が増えています。

 訪問看護師を含む多職種チームは、利用者さんの意思を尊重しながらも、支援する家族にも寄り添った選択が引き出せるように援助します。現実的には、介護負担などを考え、支援する側に偏ってしまう傾向があることも自覚しておきましょう。日常的に家族の関係性や考えを把握しておくことも大切です。

エピソード　おはよう、おやすみを言い合える生活をしたい

60歳代半ばの男性、林さん（仮名）。脳梗塞、糖尿病を患っており、重症肺炎で入院。気管切開、胃瘻、尿道カテーテルを装着し、1人では寝返りもできない状態となりましたが、「家に帰りたい」と言います。

林さんは奥さんと2人暮らしで、奥さんは日中仕事に出ており、介護休暇は2週間しかとれないとのこと。林さんは自己吸引や胃瘻の注入の指導を受けても、「家に帰ったら、自分でやれるから」と、やろうとはしませんでした。メールや文字盤が使えましたが、奥さん以外の人とは進んでコミュニケーションをとることはありませんでした。

医師、病棟看護師、訪問看護師は、自宅に帰っても奥さんがいない日中に1人で過ごすことは難しいと考えました。そこで、奥さんの介護休暇中は自宅で過ごし、介護休暇が終わったら療養型の病院へ入院することにし、退院しました。

しかし、林さんは奥さんの介護休暇が終わったあとも、家での生活を継続しました。自己吸引なども自分で行えており、訪問看護が1日2回入り、訪問介護事業所とも連携して自宅での生活を支援しました。当初はコミュニケーションも難しかった林さんでしたが、訪問する職員とのやりとりを楽しんでいる場面も見られました。

奥さんは、「夫とは、『医療側は退院に反対していたけど、安全第一に考える人たちだから仕方ない。私たちは、お互いの顔を見て、おはよう、おやすみを言い合える生活をしたいね』と話していたの」「退院後は、夫が自分で痰が出せるか心配だったし、帰宅したら亡くなっているかもしれない、といつも覚悟していた。でも夫とメールでやりとりして、気持ちがわかれば安心できた。気持ちがつながっていたということかな」と話しました。

3【 リスクマネジメント 】

訪問看護では、訪問中のインシデントやクレーム、移動中の交通事故、自然災害など、さまざまなリスクがあります。可能なかぎり予防することが大切ですが、起きてしまった場合に、適切な対応が迅速に行えるよう、事業所のマニュアルなどを確認しておくことが大切です。

インシデントは共有し、再発を予防する

インシデントは、すみやかに共有することが大切です。起きたことが共有できていないと、そのインシデントへの対応を知らなかった職員が異なる対応をしてしまうことがあるほか、同じようなインシデントを、別の職員が起こしてしまう可能性もあります。

インシデントは、原因分析を行って対応方法を検討します。インシデント報告書は月・年単位で集計し、その中で特に多いものは、ケアに関するものであれば、ケア手順書（マニュアル）の見直しや、学習会で手技を確認するなどの対策を行い、事故予防に努めます。

例えば、よく報告されるインシデントとして、爪切り時の出血があります。手技と注意点を確認しておきましょう（p.104）。

インシデント報告書は、「時間がなくてなかなか書けない」ということも多く、報告書が完成してから共有するのでは遅いといえます。そこで健和会では、「インシデント一覧表」で共有しています。インシデントが起きた日に概要を記入し、夕会または朝会で対応状況について報告しています。

交通事故を予防する

「交通事故対応マニュアル」（p.204）は、どの事業所でも整備されていると思います。車の中や訪問バッグに入れておき、事故が起きた際にはすぐ見られるようにしておきましょう。

事故防止のためには、「道路交通法」というルールを守る必要があります。取り締まりが行われることもあるだけでなく、ステーションの名前が書かれた車両は、地域の人々に見られています。「すごいスピードを出していた」「一時停車してなかった」といったことがあれば、事業所の評判を落としてしまいます。

運転中だけでなく、駐車場所にも注意が必要です。都市部では、自動車はもちろん、自転車にも駐車違反警告ステッカーを貼られることがあります。

公道に駐車するときは、駐車許可証を表示し、許可された時間・場所に駐車しましょう。駐車許可証があっても、許可された時間・場所以外に駐車すれば違反となります。時間外はコインパーキングに駐車するなど、注意しましょう。

運転の技術は、同行訪問などで職員が同乗するときにチェックするとよいでしょう。健和会では、「安全運転チェックリスト」（p.202）を用いて年1回チェックしています。自分の運転の癖は、自分ではなかなか気づけないことがあります。事業所内で定期的にアドバイスし合う風土をつくっていけるとよいですね。

災害対応マニュアルと事業継続計画（BCP）を確認する

　不測の事態が発生しても事業を中断させない、または短期間で復旧させるための方針、体制、手順などを示したものを、事業継続計画（BCP：business continuity planning）といいます。

　不測の事態とは、大地震などの自然災害や、新型コロナウイルスなどの感染症の蔓延なども含まれます。2021年度の介護報酬改定では、3年の経過措置を設け、介護事業所ごとにBCPの策定が求められました。

　各事業所に、災害時の対応マニュアルがあると思いますが、事業継続への影響度により、対応の内容が異なる場合もあります。所属する事業所でBCPがどのように計画されているか、段階に応じた対応を確認しておきましょう。

健和会では「災害対応マニュアル」（p.205）のほか、職員が災害に巻き込まれたときのための行動について記載した「災害時行動基準カード」を作成し、訪問バッグに入れるなどして携帯しています。

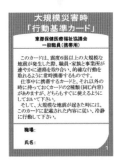

感染管理は標準予防策（スタンダードプリコーション）が基本

　感染症予防では、標準予防策が基本となります。

あらゆる場面での感染管理に　標準予防策の定義

- ●「すべての利用者の血液、汗を除くすべての体液、分泌物、排泄物、粘膜、損傷した皮膚は伝播しうる感染性微生物を含んでいる可能性がある」という原則に基づき、標準的な感染対策を行う。
- ●感染症の有無にかかわらず、すべての人を対象に実施する。

米国疾病管理予防センター（CDC：Centers for Disease Control and Prevention）の定義をもとに作成

標準予防策の具体例

手指衛生
- ●ケアの前後に必ず手指衛生を行う

気道分泌物による感染の防止
- ●サージカルマスクを着用する
- ●咳をするときにはティッシュで口・鼻を覆い、使用後はすぐにティッシュを捨てる（咳エチケット）
- ●気道分泌物に接触した後は手を洗う

血液感染の防止
- ●注射針のリキャップは禁止する
- ●使用済みの針や鋭利物は針捨てボックスに入れる

個人防護具の着用
- ●湿性生体物質（血液・体液）に汚染される可能性があるときは個人防護具を着用する

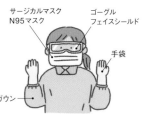

器具などの清拭・消毒・滅菌
- ●無菌の組織や血管系に挿入するもの（手術用器材、針など）→滅菌
- ●粘膜または創のある皮膚と接触するもの（人工呼吸器回路、口腔用体温計など）→高・中水準消毒
- ●正常な皮膚に接触するもの（血圧計、聴診器など）→アルコール清拭
- ●医療機器表面（モニター、ポンプ類など）→清拭

感染症がある、またはその疑いがある利用者さんに対しては、標準予防策に加えて感染経路別予防策（p.198）を実施します。各事業所のマニュアルを確認しておきましょう。

健和会では結核など、感染症ごとのマニュアルも作成しています（p.199）。

クレームは、訴えに耳を傾ける

看護師の対応や事業所の運営などについて、利用者さん、家族、他事業所、近隣住民などからクレームが寄せられることがあります。

訪問時にクレームを言われた場合は、否定せずに話をじっくり聴きます。まずは内容についてではなく、不快な思いをさせたことについて謝罪し、責任者に伝える旨を話しましょう。

事業所責任者は、クレームの相手から内容を確認し、相手に非があると思われる場合でも、否定せずに、その訴えに耳を傾けます。相手の心情に対する理解を伝え、問題・要望は何かを確認します。

クレームの背景として、お互いの理解に食い違いがみられる場合もあります。訪問看護の開始にあたって、事業所と利用者さんは契約を結び、事業所責任者が利用者さんにルールなどを説明します。このとき、説明不足や、理解不足が生じていることもあります。その場ですべてを理解してもらうことは難しいため、説明や理解の確認に工夫が必要となります。

健和会では、訪問看護の開始時に、利用者さんや家族に理解・協力をお願いしたい内容をまとめた書類を用いて説明しています。

訪問看護ステーションからのお願い

利用者・家族との信頼関係のもとに、安全・安心な環境で質の高いケアを提供できるよう、以下の点についてご協力ください。

職員に対する金品などの心づけはお断りしています

職員がお茶やお菓子、お礼の品物等を受けとることも事業所として禁止しております。また、金銭・貴重品等の管理にご協力ください。

ペットをケージへ入れる、リードにつなぐなどの協力をお願いします

大切なペットを守るため、また、職員が安全にケアを行うためにも、訪問中はリードをつけていただくか、ケージや居室以外の部屋へ保護するなどの配慮をお願いします。職員がペットに噛まれた場合、治療費などのご相談をさせていただく場合がございます。

見守りカメラの設置を含む職員の撮影時は一言お伝えください

利用者の安否確認や見守りを目的としたカメラの使用およびケアの確認等で職員が画像に写り込む場合には、プライバシー保護のため事前に職員の同意を得てください。SNSなどで画像を使用する場合も同様にお願いします。

訪問をキャンセルする場合は、前日までにご連絡ください

当日キャンセルの場合、急な受診など、やむをえない場合を除き、所定の料金をいただきます。

暴言・暴力・ハラスメントは固くお断りします

職員へのハラスメントなどにより、サービスの中断や契約を解除する場合があります。信頼関係を築くためにもご協力をお願いします。

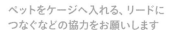

健和会で実際に使用している書類をもとに作成

ハラスメントへの対応方法を知っておく

　クレームは、相手の思いや問題としていること、要望を明らかにして、早急に対応すれば、多くの場合、関係性は壊れず、引き続き利用してもらえます。

　一方、要求の根拠が正当ではないものや、理不尽な要求を通すまで、あらゆる方法を用いて執拗に訴えてくるものは、「悪質クレーム」です。「カスタマーハラスメント」といわれることもあります。このような場合は、クレーム対応ではなく、ハラスメント対応に切り替えて、早急に対策を講じる必要があります。

　大切なことは、訪問先で起こったことを必ず事業所責任者に報告し、対応してもらうことです。

　悪質クレームが長時間に及ぶ場合などは、自らを守る手段として、スマートフォンや防犯ベルを利用することも有効です。

危険に備えて知っておこう!　スマートフォンと防犯ベルで身を守る方法

スマートフォン

- 通報・連絡するために使用:
  身の危険を感じるときは、すぐにその場を離れ通報・連絡する
- 録音するために使用:
  長時間に及ぶ悪質クレームや暴言などを録音し、客観的な報告のために使用する (相手の許可を取る必要はない)
  ➡録音機能を確認しておく

防犯ベル

- 密室で襲いかかられたときや、出口が1つしかなく相手の背になっているときは、防犯ベルの音で驚かせ、それを投げて、その場から離れる
  ➡KYT (危険予知訓練) で練習しておく

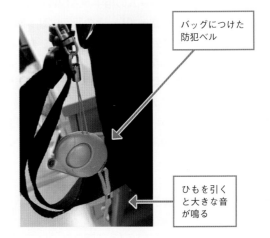

バッグにつけた防犯ベル

ひもを引くと大きな音が鳴る

エピソード　防犯ベルで不審な訪問者を撃退

1人暮らしの中村さん (仮名) 宅に訪問中、「使わない家具や捨てられないもの、動かせないものを買い取ります」と、男性2人組が訪ねてきました。

そのころ、地域に「訪問買取り詐欺」が出没していることを知っていたため、「中村さんは必要ないとおっしゃっていますので、お引き取りください」と断りました。しかし、玄関の鍵をかけていなかったため、2人組は、家の中に入って来ようとしました。

男性2人が相手ではかないませんし、「警察を呼びますよ」などと言うと、逆上される恐れもあります。かといって、中村さんを置いて逃げることもできません。そこで、持っていた防犯ベルを鳴らしました。

すると2人組は、驚いて逃げていきました。また、音を聞いた地域の人がかけつけ、警察に通報してくれました。

IDEA NOTE
[アイデアノート]

フィジカルアセスメント

1 【 フィジカルアセスメントの全体像 】

フィジカルアセスメントでは、利用者さんの「痛い」「息苦しい」などの訴えである主観的情報と、視診・打診・聴診などのフィジカルイグザミネーション、バイタルサインや検査データなどから得られる客観的情報を統合して、利用者さんの身体がどのような状態であるかを評価します。

身体や疾患の状況、生活や性格などから総合的に考える

看護師は、身体や疾患に関する知識、これまでほかの利用者さんを通して得た経験、そして普段の利用者さんの生活や性格など、さまざまなことを統合して評価します。その結果をケアや医師への報告・治療につなげるほか、今後起こるかもしれないことを予測しつつ経過観察とするかを判断します。

「何か変」をキャッチし、アセスメントにつなげる

訪問は通常1人でするので、病院のように、ほかの看護師や医師に、同じ時・場所で同じ状況を見てもらうことができません。また、X線やエコーなどの検査もすぐにはできない中、まずは「いつもと違う」「何か変」をキャッチして、判断材料となる情報を、その場にいる自分が集めることが大切です。アセスメントに自信がもてなければ、集めた情報を先輩看護師や医師に伝えて相談しましょう。

フィジカルアセスメントの実践例 ①

Aさん、90歳代女性。独居。慢性心不全。神経因性膀胱で尿道カテーテル挿入中。尿路感染による敗血症の既往あり。食欲旺盛。もったいないという思いから、古くなったものを食べたり、食べ過ぎたりして、下痢をすることがある。

ある日の夕方、ヘルパーより電話で「37.5℃の熱がある。夕食を少量摂取後、嘔吐した。吐き気は治まったので、明日まで様子を見てよいか」と相談があった。急を要する感じではないが、念のため本人に電話に出てもらい、意向を確認すると、「そんなに具合悪くないけれど、心配だから来てくれる？」とのこと。

【考えたこと】

普段から遠慮するAさんが来てほしいというのは、具合が悪いのだろうか。明朝ヘルパーが来るまで1人だし、高齢なので、様子を見にいこう。また食べ過ぎか、古いものを食べたのかもしれない。

苦しそうに見える。がまんしているか、感覚が鈍くなっているか。横になるとつらいから座っているのかな。臥位では横隔膜が挙上して肺の拡張が悪くて苦しいのか、静脈還流量が増えて心臓に負担がかかって苦しいのか、いずれにしても消化器の問題ではなく、呼吸器か循環器の問題だろう。大枠をつかむために脈拍からみよう。

【行ったこと】

▶ 視診

臨時訪問すると、ベッドで端座位になっている。顔面紅潮。呼吸促迫。

▶ 問診

「息が上がっているけれど苦しくないですか？」と聞くと「苦しくないよ」と返答。意識レベル清明。

▶ 脈拍測定

橈骨動脈に触れて脈拍数を数えると、脈が速すぎてカウントしづらく、120回/分前後と推定。

脈の緊張はよいので血圧は80mmHg以上あるだろう。
著明なリズム不整はないので、一定の循環動態は保たれているは
ず。体の熱さはそれほどでもないので、38℃はないだろう。しっ
とり汗をかいていて、顔面も紅潮している。尿路感染による敗血
症の既往があり、ウォームショックの可能性がある。今のところ
意識ははっきりしているけれど、急に意識消失する可能性もあ
る。

▶ 経皮的動脈血
酸素飽和度（SpO₂）・
呼吸数の測定

SpO₂（percutaneous oxygen
saturation）を測りながら呼吸数を測
ると、SpO₂89%、呼吸数30回/分。

呼吸数を増やして酸素を取り込もうとしているが、十分な酸素
化がはかれていない。このままでは心臓にもさらに負担がかか
り、体力がもたないだろう。

▶ 尿量と性状の確認

800mL/10時間。いつもより色が濃
く、混濁している。

慢性心不全で利尿薬を服用中。1日の尿量は2,500mL以上あ
るので今日は量が少なく、混濁から尿路感染を起こしているこ
とが考えられる。

▶ 呼吸音の聴診

著明な副雑音はない。

やはり呼吸器感染は考えにくい。とすると、やはり尿路感染が原
因か。

腎臓までの波及（腎盂腎炎）はない様子。

▶ 背側から腰部の打診

痛みは生じない。

血圧はいつもより少し低いが、今は何とか循環動態は保ててい
る。今はそれほど高い熱ではないが、尿路感染なら、この後、上
がってくるだろう。家で抗菌薬の点滴はできるが、独居で見守
れる人がいないし、心臓への負担はすぐには軽減しないだろう
から、持続的なモニタリングが必要だ。「対処できることはして、
楽に過ごしたい」というのがAさんの希望なので、救急車を呼ん
で病院に行くことを提案しよう。

▶ 血圧・体温の測定

血圧108/60mmHg、体温37.5℃。

NOTE IDEA

❶ フィジカル
アセスメント

② 活動・休息の
援助

③ 排泄の援助

④ 清潔ケア

⑤ 栄養管理・
食事の援助

⑥ 薬剤の管理

⑦ 医療的ケア

⑧ 終末期のケア

結果

Aさんに、観察したこととアセスメントした内容か
ら、家での対応は難しそうであると伝えた。救急車
で病院に行くことになってもよいか確認したとこ
ろ、「必要であれば仕方がない」との返答。医師に連
絡し、現状とAさんの意向を伝えると、医師も病院

受診が適切との意見で、Aさんは病院へ救急搬送と
なった。
病院での検査の結果、尿路感染による敗血症と慢性
心不全の悪化と診断された。3週間の内科的治療
後、自宅へ退院となった。

フィジカルアセスメントの実践例 ②

　Bさん、80歳代男性。喘息、高血圧、アルツハイマー型認知症。FAST*3程度。近所の慣れた店や理容室には1人で行くことができる。妻と2人暮らし。妻も認知症で、Bさんより認知機能レベルの低下があり、Bさんが妻の記憶の手助けをしている。近所に住む娘が、毎日仕事後に様子を見に来ている。

　ある日、会話時に軽度の痰がらみあり。座っていると普通の呼吸だが、動くと喉元からゼーゼーとした音が聞こえる。苦しさはないとのことで、いつもどおりに、植物に水をやったり、雑草を抜いたりと、庭の手入れをし、部屋に戻ってもあちこち探し物に動き回っている。

＊FAST：Functional Assessment Staging of Alzheimer's Disease. アルツハイマー型認知症の重症度を生活機能から分類したもの

【考えたこと】

呼吸器症状が出ているが、よく動けているので苦しくはないのだろう。顔色もよく、酸素の不足はなさそう。

貧血なので、SpO₂の数値がよくても、酸素の絶対量が多いわけではない。でも、呼吸数は増えず、目に力があり、声もよく出ており、酸素の不足はなさそう。
ときどきこのようなことを繰り返すが、よく動けているときは悪化せずに済んでいる。今回も大丈夫そうな気がする。

呼吸状態の変化はあるが、全身への影響はない。
呼吸に影響を及ぼしているのは肺のどこだろう。

左上葉に分泌物が貯留しているようだが、低い音なので気道の狭窄は軽度だろう。
定時の気管支拡張薬を飲んでもらい様子をみよう。
念のため娘さんに連絡して、夕方早めに様子をみてもらおう。

【行ったこと】

▶ SpO₂、呼吸数の測定

SpO₂97%、呼吸数16回/分。

▶ 体温、脈拍、血圧の測定

いずれも普段と大差なし。

▶ 呼吸音の聴取

左上葉に低調性連続性副雑音を聴取。

結果

娘さんの昼休みの時間を見計らって電話し、状況を伝え、仕事後、早めに様子を見てほしいとお願いした。
夕方娘さんから電話があり、Bさんに変わった様子はなく、夕飯もしっかり食べられたとのことだった。

2つの事例のように、訪問看護師は、利用者さんの主観的情報や他職種からの情報とともに、イグザミネーションから客観的情報を得てアセスメントを繰り返しています。
フィジカルアセスメントに必要な技術や思考については、次のページから、項目ごとにみていきましょう。

参考文献
1）日本訪問看護財団監修, 道又元裕編：訪問看護のフィジカルアセスメントと急変対応. 中央法規出版, 東京, 2016.
2）大和谷厚, 佐伯由香：人体の構造と機能. 放送大学教材, 放送大学教育振興会, 東京, 2012.

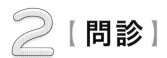

2【問診】

問診は、利用者さんのニーズをとらえるための、はじめの一歩です。痛みや呼吸苦などの身体感覚、既往歴、生活歴、家族関係、仕事、人間関係、経済状況、今後の希望など、利用者さんの「過去」「現在」「未来」を聴きながら信頼関係を築き、フィジカルアセスメントやケアへとつなげていきます。

IDEA NOTE

❶ フィジカルアセスメント

② 活動・休息の援助

③ 排泄の援助

④ 清潔ケア

⑤ 栄養管理・食事の援助

⑥ 薬剤の管理

⑦ 医療的ケア

⑧ 終末期のケア

必ず押さえる！

- 利用者のペースに合わせた口調で、話しやすい状況をつくる。

- 難聴がないか把握し、適切な音量で適切な位置から話す。
  >>> 高齢者だからと大きな声で、近づきすぎて話すと、失礼になることもある。

- どのような言葉づかいを好むか、利用者のニーズを見きわめて対応する。
  >>> 尊敬語だけでは緊張してしまう利用者、砕けすぎた言葉づかいでは不快に感じる利用者もいる。

- 原疾患や既往から起こりやすいことを予測し、優先度の高い質問にしぼって問診することで、利用者の負担を軽減する。

- 家族のことや経済的なことなど、立ち入ったことを尋ねる場合もある。治療や療養上の課題を把握するために必要であることを説明し、答えたくないことは答えなくてもかまわないことを先に伝える。

こんなときは医師に報告！

- 医師には伝わっていない既往や、薬剤・サプリメントなどの服用を知ったとき。

- すみやかな対処が必要な症状や、現状の治療や薬剤の変更・中止が必要であるとわかったとき。

利用者さんや家族を「お父さん」「お母さん」と呼ぶこともありますが、相手がどう思うか配慮が必要です。どのように呼べばよいか、初回訪問時に、利用者さんや家族に尋ねておくとよいでしょう。

他職種に伝えること

- 食事摂取量が減っている、むせることが多くなっている、入浴時に浴槽をまたぐのが大変になっている、皮膚損傷や皮下脂肪の減少がみられるなど、日常生活支援で気づいたときは教えてほしいと伝える。

- 利用者が表現していないことでも、支援者として、治療や療養において必要だと考えることは、教えてほしいと伝える。

家族に伝えること

- 利用者に先回りして問診に答えてくれる家族もいるが、問診は、利用者の病気や治療に対する思いを知り、認知機能レベルを推察する機会でもある。まずは利用者に答えてもらい、家族にはあとから補足してもらうよう伝える。

- 利用者が表現していないことでも、家族が治療や療養において必要だと考えることは、教えてほしいと伝える。

> **注意**
>
> **！**　利用者が表現していないことの例
>
> - ほかの病院やクリニックでの治療歴や処方薬がある（医師に言うのが悪いと考え、話していない場合がある）
> - 健康食品や民間療法を使用している
> - 「飲みづらい」「効果を感じない」などの理由で処方薬を服用していない
> - 痛みやめまいなどの症状がある（検査・入院をしたくないのでがまんしていることがある）

問診のコツ

>>> 初回訪問は問診の内容をしぼっておく

初回訪問時は多くのことを聞きすぎると、訪問看護の導入をためらわれることがある。訪問前にもっている情報から、優先的に得たい情報を選定しておき、あとは後日の訪問日に補完していくとよい。

>>> 訪問日までに起こったことを推察して問診する

看護師は訪問時の様子しか見ることができない。それ以外の時間に起こったこと、困ったことなどを推察して、意図的に問診し、次の訪問日まで利用者・家族が安全に、安心して過ごせるようにする。

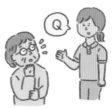

優先的に得たい情報を選定して質問する

>>> スムーズにコミュニケーションがとれる環境を整える

必要に応じて、補聴器やメガネをつけてもらう。見えづらい、聞こえづらい環境では、話をするのが億劫になり、十分なコミュニケーションがとれなくなる。

>>> できるだけ緊張感を少なくする

できるだけ利用者が普段過ごしている場所で話をする。看護師は、部屋のスペースや環境、利用者の反応に応じて適度な距離を保ち、隣や斜め前などに座って、真正面で対面することでの緊張感を少なくする。

家族など気心の知れた人に同席してもらうと、利用者がリラックスでき、看護師とのやりとりを補ってもらえることもあります。

ベッド以外に座るスペースが ない場合

座っている利用者に立ったまま話しかけると、威圧感を与えてしまう。ベッド以外に座るスペースがない場合は、ユニフォームに汚れがないことを確認し、必ず利用者の了承を得てから、ベッドに座らせてもらう。

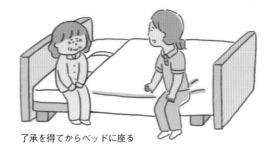

了承を得てからベッドに座る

難聴がある場合

難聴の有無を確認し、聞こえやすい耳の側から話しかける。また、よく聞こえていなくても、話を合わせようと相づちをうつ人もいるため、適宜、聞こえているかどうか、理解できているかどうかを確認しながら話す。

家族など慣れている相手との会話を参考にして、伝わりやすい声の大きさ、高さ、ペースを探るとよいです。

食事や水分の摂取量を 具体的に確認したい場合

食事や水分の摂取量を確認するときは、実際に使用している食器やコップで量を示してもらうと、利用者は伝えやすく、看護師は理解しやすい。

> ⚠ 注意
>
> ❗ 利用者が食事制限などを守っていると返答していても、摂取しないほうがよいお菓子の空き袋や、アルコールの空き缶が見つかることがある。
> その場合は責める言葉を発したり、責める口調になったりしないよう注意する。
> やんわりと指摘できる関係性ができるまでは気づかぬふりをして、話し合える時期を待つことも必要である。

認知機能のレベルを知りたい場合

野菜や果物など、身近な物の名前を言ってもらうような会話をする、後出しじゃんけんなどの頭の体操をして、判断の成否や要する時間をみる、といった方法がある。
また、計画書などにサインしてもらうとき、その日の日付を認識しているか、これまでと書体に変化がないかなどをみる方法もある。
いずれの場合も、利用者ができない、わからないと戸惑うことがないように、十分に配慮する。

緊急性がなく、利用者のペースでニーズを知りたい場合

オープンクエスチョン（「いかがですか？」「気になることはありますか？」など、話の緒だけを提示する質問）で自由に語ってもらうことで、利用者が一番伝えたいことがつかめたり、潜在的なニーズが見出せたりする。

体調不良時など、すみやかに課題を焦点化したい場合

クローズドクエスチョン（「はい」または「いいえ」での返答、あるいは単語での返答になる質問）を繰り返すことで、話が行ったり来たりせず、すみやかにニーズにたどり着くことができる。

IDEA NOTE

❶ フィジカルアセスメント

② 活動・休息の援助

③ 排泄の援助

④ 清潔ケア

⑤ 栄養管理・食事の援助

⑥ 薬剤の管理

⑦ 医療的ケア

⑧ 終末期のケア

クローズドクエスチョンで課題の焦点化につなげた事例

70歳代女性、脳梗塞後右半身麻痺。38℃台の熱があると家族から電話があった。
既往から肺炎、尿路感染、うつ熱が考えられる。

【看護師】 【家族】

「ぐったりしていますか？」 → 「いいえ、いつもと変わりないです」

（うつ熱の可能性が高いかもしれない）
「たくさん着て汗をかいていませんか？」 → 「寒かったから、いつもより１枚多く着せました。汗をかいています。」

「痰がからんだり、呼吸がゼーゼーしたりしていますか？」 → 「していません」

（肺炎ではなさそうだ）
「尿は出ていますか？」 → 「さっき出ました」

「尿の色はいつもと比べて濃いですか？　薄いですか？
同じですか？」 → 「濃いです」

（水分摂取が少ないのだろう）
「摂った水分はいつもより少ないですか？」 → 「はい。ずっと眠っていたので」

（脱水気味かもしれない。肺炎ではなさそうだが、尿路感染は否定できない。ぐったりしているわけではないので、うつ熱の可能性を第一に考えてみよう）

結果

うつ熱と考え、汗を拭いて着替えてもらい、着るものを１枚少なく、いつもと同じにしてもらった。また、室温を確認したところ26℃であったため、24℃に下げて、水分（吸収のよいスポーツドリンク）を摂ってもらった。
30分後に電話したところ、体温は36℃台に下がったことを確認した。

参考文献
1）日本訪問看護財団監修, 道又元裕編：訪問看護のフィジカルアセスメントと急変対応. 中央法規出版, 東京, 2016.
2）鈴木久美, 野澤明子, 森一恵編：成人看護学 慢性期看護 改訂第2版―病気 とともに生活する人を支える. 南江堂, 東京, 2016.

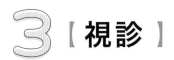

3【視診】

視診では、利用者さんの「何か変」に気づくきっかけとなる情報を得ることが多くなります。自宅という個別性の高い空間では、利用者さんの表情、身体の状態はもとより、玄関の外の様子、キッチンやトイレの汚れ具合などの生活環境からも利用者さん・家族の状況がわかることがあります。

IDEA NOTE

❶ フィジカルアセスメント

② 活動・休息の援助

③ 排泄の援助

④ 清潔ケア

⑤ 栄養管理・食事の援助

⑥ 薬剤の管理

⑦ 医療的ケア

⑧ 終末期のケア

必ず押さえる！

- 漫然とみるのではなく、訴えや既往から何を考え、何をみるのか**目的をもって観察する**。

- プライバシーや室温に配慮しながら、可能な限り十分な視野と照度を確保する。

  >>> 照度が足りないときは、利用者に断ってから、ペンライトや懐中電灯（100円のものでもよい）を使用する。

- 羞恥心に配慮し、観察部分以外はタオルや衣類で覆う。

- 発疹などは正しい用語を用いて表現し、ケア提供者間で共通理解できるようにする（p.156）。

こんなときは医師に報告！

- 投薬（外用・内服・点滴）が必要な皮膚の異常や皮膚疾患を見つけたとき（p.157）。

- 急な顔色・口唇色の不良など、状態変化に気づいたとき。

- 表情が左右非対称、四肢が脱力しているなどの脳血管疾患が疑われる所見があるとき。

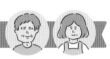

家族・他職種に伝えること

- 「こんなときは医師に報告！」に示した状況に気づいたときや、「いつもと違う」「これまではこんなことはしなかった」など、違和感のあるときは教えてほしいと伝える。

● 在宅で多い皮膚の異常

- 褥瘡 ● 帯状疱疹 ● 体部白癬 ● スキンテア（皮膚裂傷）

● 判断に迷ったり、見逃したりしやすい皮膚疾患

- 摩擦や熱傷による水疱と水疱性類天疱瘡
- 丹毒と蜂窩織炎、初期の褥瘡と体部白癬

● 表情、体の動きにみられる異常の例

- 瞼が閉じない　● 口角が下がる
- 口に入れた食べ物が飲み込めない
- 手足に力が入らない
- 足を引きずるなどの歩き方の変化
- 片手しか使っていない
- 動くと痛そうな表情をする

視診のコツ

>>> 顔を見て表情を確認する

体調の変化や心配事は多少なりとも表情に出るため、まずは顔を見て、目に力があるか、焦点が定まっているか、笑顔があるか、つらそうな表情ではないかなど、いつもと違う様子はないか確認する。

今起きている主な症状と、随伴症状、既往、喫煙や飲酒などの生活習慣、服用している薬剤などから、症状の原因をアセスメントしましょう。

>>> 姿勢、動きを確認する

いつもは椅子に座っているのにベッドで横になっている、いつもは玄関で出迎えてくれるのに座っている、いつもは寄りかからない椅子の背もたれに寄りかかっているなど、姿勢や動きがいつもと違うときは、その理由を確認する。前夜眠れなかっただけなのか、体調が悪いのかなど、アセスメントにつなげる。

● 症状と原因の例

症状	既往、生活習慣、薬剤	考えられる疾患、病態
顔面の歪み、片側の手足が動かない、呂律が回らない	高血圧、糖尿病、心房細動の既往、喫煙習慣	脳梗塞の可能性
話せない、意識障害	インスリン使用中	低血糖の可能性
頭痛を伴う項部硬直	——	髄膜炎、くも膜下出血の可能性
食欲不振、手足の震え、意識障害	双極性障害で炭酸リチウムを服用、NSAIDs*を併用	リチウム中毒の可能性

＊NSAIDs：non-steroidal anti-inflammatory drugs、非ステロイド性抗炎症薬

>>> 家の中の様子を確認する

いつもある急須や湯のみがテーブルにないときは、お茶を飲みたくないのか、用意する気力がないのか、体調が悪いのかなどの視点で確認する。同様に、ごみ箱に弁当の空容器がない、ポストから新聞を取っていない、洗濯機に汚れ物がたまっている、トイレが汚れているなども心身の状況を推察する情報になる。

家の中の様子がいつもと違うとき、まずは主な疾患の病状変化やほかの疾患が生じた可能性を考えますが、それ以外にも下記のようなことが要因となっている場合があります。

● 家の中の変化と考えられる原因・対応の例

状態	考えられる原因	対応
いつもある急須や湯のみがテーブルにない	●水分摂取時のむせが気になる	●嚥下体操 ●増粘剤、マグボトルやストローの使用

ポストに新聞や郵便物が たまっている	● 腰痛や下肢痛のため動けな 　い	● 転倒の有無を確認 ● 鎮痛薬が処方されている場合は適切 　に服用できているか確認 ● 必要時、整形外科受診
食事の摂取量が少ない	● 義歯の不具合（外れる、痛 　みが生じるなど） ● 口内炎など、口腔内の問題	● 義歯の装着状況の確認 ● 口腔内の観察 ● 必要時、歯科受診または訪問歯科の導入
トイレが汚れている	● 軟便でトイレに間に合わない ● 掃除している家族の体調不良	● 下剤の調整 ● 食事内容の確認 ● 家族の健康状態を確認

こんなとき どうする？

● チアノーゼが見られる場合
（口唇や爪の色が白っぽい、紫っぽい）

貧血・低酸素状態が疑われるため、バイタルサイン、出血、めまいなどの症状の有無を確認し、緊急性の有無を判断して、必要時は医師に報告する。

● ばち状指、扁平爪、スプーン爪が見られる場合

一定期間の低酸素状態、貧血状態が考えられる。在宅酸素や投薬の必要性などについて医師に相談するほか、利用者と家族に食事について助言する。

● 皮膚に傷や皮下出血などが見られる場合

転倒の有無や、どこで・何にぶつかって受傷したかなどを確認する。危険な物の置き場所を変更する、滑り止めつきのマットを敷く、家具の角を緩衝材で覆うなどの環境整備を行う。

> 注意
>
> !　チアノーゼは、酸素と結合していない還元ヘモグロビンが5g/dLを超えたときに現れる。そのため、もともとヘモグロビンが極端に少ない人はチアノーゼにならない。「チアノーゼが出ていないから酸素不足ではない」ということにはならないため注意する。

皮膚症状についてほかの看護師や他職種と共有したいのに、適切な表現が見つからないときは、利用者の許可を得て、写真や動画に撮らせてもらうと、事実を正確に共有することができる。

● 爪が長すぎる場合

いつも爪を切っているのが家族である場合は、家族の体調不良や多忙であったことを考え、状況を確認してサービスの量や内容を見直す、あるいは一時的に増やすことを検討する。
いつも爪を切っているのが看護師である場合は、爪を切れない状況を確認し、サービス提供時間が適切であるか、訪問する看護師のスケジュールが適切であるか検討する。

● 爪が汚れている場合

皮膚を引っ掻いている可能性があるため、皮膚のかゆみや皮膚疾患の有無を確認し、保湿や適切な外用薬の塗布を行う。

参考文献
1）山内豊明：チアノーゼの有無を確認する. フィジカルアセスメントガイドブック第2版　目と手と耳でここまでわかる. 医学書院, 東京, 2011:65.
2）安部正敏編：たった20項目で学べる 在宅皮膚疾患＆スキンケア. 学研メディカル秀潤社, 東京, 2019.

IDEA NOTE

❶ フィジカルアセスメント

② 活動・休息の援助

③ 排泄の援助

④ 清潔ケア

⑤ 栄養管理・食事の援助

⑥ 薬剤の管理

⑦ 医療的ケア

⑧ 終末期のケア

4【聴診】

聴診は、画像検査がすぐにはできない訪問看護において、外からは見えない体の中の状態を知る貴重な手段といえます。呼吸音、心音、腸蠕動音、血流音によって何を推察できるかを知っておき、ていねいな聴診で音を聴き分け、体の状態を判断するために正確な情報を得られるようにしましょう。

必 ず 押 さ え る !

- 聴診器の基本的な使い方を知っておく。
  >>> イヤーピースの向き、膜型とベル型の使い分けなどを知っておく。

- 詳細に呼吸音を聴くときは、聴診器を素肌に当てる。
  >>> 服の上からでは衣類の厚みや布の摩擦音で、聴こえない音がある。

- 詳細に呼吸音・心音・血管音を聴くときは、テレビを消す、会話をやめる、窓を閉めるなど、外部の音を遮断する。

- 聴診器を使用したあとは、チェストピースをアルコール綿で拭く。

こんなときは医師に報告!

- 連続性副雑音が低音から高音に変化したときは、分泌物などによる気管支の狭窄が強くなったことが予測されるため報告する。

- 心音(大きさ・リズム)の変化が大きく、血圧がいつもより低いときは、有効な心拍出量が不足し、血圧が維持できなくなることがあるため報告する。

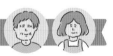

家族・他職種に伝えること

- 呼吸の音が大きくなる、速くなる、ヒューヒューした音がする、これまではしなかったのに痰が絡んだゴロゴロした音がする、というときは教えてほしいと伝える。

● 異常呼吸音の種類と特徴

種類（通称）	音の特徴	状態
高調性連続性副雑音（笛声音）	● 口笛のような高い音 ● 気管支の内腔が狭窄したために起こる	● 気管支喘息 ● 肺気腫など
低調性連続性副雑音(いびき音)	● いびきのような音　● 気管狭窄により起こる	● 慢性気管支炎など
細かい断続性副雑音（捻髪音）	● パチパチというような音 ● 線維化した肺胞が膨らむときに起こる	● 肺線維症
粗い断続性副雑音（気泡音）	● ブクブクというような音 ● 気道内の分泌物の中で気泡が破裂することで起こる	● 肺炎 ● 慢性気管支炎など

聴診のコツ

>>> チェストピースや手を温めておく

特に冬季や寒冷刺激に弱い利用者の場合は、チェストピースを皮膚に当てたときに冷たさで驚かないように、手やカイロで温めておく。

訪問してすぐにチェストピースをユニフォームのポケットに入れておくと、聴診を行うまでに温まります。

>>> 心音・血管音はベル型が聴きやすい

通常の心音は膜型でも十分聴こえるが、血管の雑音は低い音であるため、低音を聴きやすいベル型のチェストピースを用いるとよい。

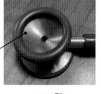
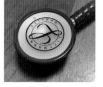

心音・血管音はベル型で聴くとよい

ベル型　　　　　　膜型

>>> チェストピースの中心は骨に当たらないように

チェストピースの中心が肋骨に当たっていると聴きづらいので、肋間に当てて深呼吸をしてもらう。また、体が小さくやせている場合は、小児用の聴診器を使用すると密着しやすく、聴きやすくなる。

● 呼吸音の聴診

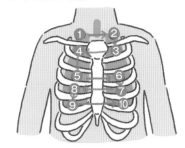

チェストピースは左右対称に肋間に当てる

>>> 腸蠕動音は1箇所で聴取できる

腸蠕動音は、腹部の1箇所に聴診器を当てて聴取する。腸管は腹腔内で重なり合っているために音がする部位の特定はできない。また、音は伝播するので複数箇所で聴診しなくてもよい。

こんなとき どうする？

■ 口をすぼめて、あるいは声を出しながら呼吸していて、呼吸音が聞こえにくい場合

口を半開きにして呼吸してもらうことで余計な音が生じなくなり、呼吸音が聴きやすくなる。

■ 小児が聴診を嫌がる場合

聴診器のチューブにマスコットやアクセサリーなどをつけると、それに興味を引かれて聴診させてくれることがある。

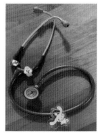

マスコットをつけた聴診器の例

参考文献
森皆ねじ子：ねじ子の ぐっとくる体のみかた. 医学書院, 東京, 2013.

IDEA NOTE

❶ フィジカルアセスメント

② 活動・休息の援助

③ 排泄の援助

④ 清潔ケア

⑤ 栄養管理・食事の援助

⑥ 薬剤の管理

⑦ 医療的ケア

⑧ 終末期のケア

5 【触診・打診】

触診と打診は、どちらも手を使って、体表から体の中のことを知ることができる技術です。器具や検査機器を使わずに外からは見えない体内の状態を知るためには、適切な手技とともに、利用者さんの緊張を緩和する声かけや、触れられることが不快にならないような配慮が必要です。

必ず押さえる！

- 汚れや汗の付着していない清潔な手で触診する。

  >>> 素手か手袋を装着しているかにかかわらず、その手で自分の顔を触れるかをめやすにする。

- 冷たい手で触れると、利用者を驚かせ、筋肉を緊張させてしまうため、手をこすり合わせたり、湯やカイロを用いたりして手を温めてから行う。

- 荒れた手は、触れられたときにガサガサして不快であることと、細菌が付着しやすくなることから、普段からハンドクリームなどでケアし、爪もきちんと切っておく。

- 基本的な触診・打診の方法を理解しておく。

- 打診音の表現（鼓音・濁音・共鳴音）や、主に聴かれる臓器や部位を理解しておく。

こんなときは医師に報告！

- 触診で腹部に筋性防御や反跳痛がみられるときは、臓器や腹膜に炎症が生じるような緊急を要する消化器系の問題が疑われるため、報告する。

- これまではなかった「しこり」に気づいたり、これまで痛まなかった部位で、触診によって痛みが生じたり、胸部の握雪感（皮下気腫の可能性）などの変化に気づいたとき。

- 打診でこれまでになかった濁音がして、腹水や胸水の貯留が疑われるとき。

- 打診による痛みがあり、炎症が疑われるとき。

筋性防御

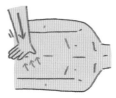

腹壁を押したときに腹壁が張って硬くなる

反跳痛

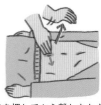

腹壁を押してから離したときに強い痛みが生じる

> ⚠ 注意
> 肋骨脊柱角叩打法（背側の腎臓部位を叩く）で痛みがある場合、腎盂腎炎や尿路結石の可能性がある。

IDEA NOTE

❶ フィジカルアセスメント

② 活動・休息の援助

③ 排泄の援助

④ 清潔ケア

⑤ 栄養管理・食事の援助

⑥ 薬剤の管理

⑦ 医療的ケア

⑧ 終末期のケア

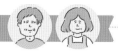

家族・他職種に伝えること

● 体に触れたときに痛がる、おなか周りが大きくなった、やせてきたなどに気づいたときは教えてほしいと伝える。

● 排痰ケアが必要な利用者で、痰がたまっているかわからないときは、胸に両手をそっと当ててみるよう伝える(振動を感じるときは痰がたまっていることがあるので、咳を促す、吸引するなど、排痰の援助を行う)。

● 体のコリをほぐすために利用者の肩や腰を叩く場合、いつもと同じような力でも痛みが生じるときには教えてほしいと伝える。

特に骨密度が低い高齢者や、がんの骨転移がある人では注意しましょう。

触診・打診 のコツ

>>> 腹部の触診方法を覚える

腹部の触診は、腹壁の緊張を取るために膝を立ててもらって行う。
深い触診は当てた手をもう片方の手で押して、狭い範囲に強い圧がかからないようにする。浅い触診は、手掌を当てて1〜2cmやさしく押す。

注意
腹部大動脈瘤・胸部大動脈瘤で、動脈瘤が5cm以上の場合は破裂の危険性が高まるため、深い触診は行わない。

>>> 胸郭の動きのみかた

両手を胸郭を包むようにして胸部に密着させ、呼吸を妨げないように留意しながら、呼吸によって手がどう動くかを観察する。通常は、吸気時の胸郭は直径4cm程度拡張し、左右差はみられない。

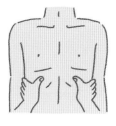

肺気腫では胸郭の拡張性が悪くなり、片肺に肺炎や、胸水貯留があるときは、胸郭の動きに左右差が生じる

>>> 打診の方法を覚える

通常は左手を打診部位に密着させて置き、右手中指の先端でスナップをきかせるように左手中指を叩く。家の壁などを叩いて、手の使い方のコツを覚えるとよい。
指の使い方を覚えたら、自分の体のさまざまな部位を打診し、肺で響く共鳴音、ガスが貯留している腸で聞こえる鼓音、肝臓などの組織で聞こえる濁音の区別がつくようにする。

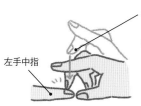

右手中指
(スナップをきかせて左手中指を叩く)

左手中指

こんなとき　どうする？

● 浮腫をみるとき

浮腫の有無・程度をみるときは、確認したい部位を拇指で10〜15秒程度強めに押す。

● 感覚障害をみるとき

糖尿病などで生じる感覚障害の程度をみるときは、つまようじの両端で足底を軽く刺激し、どちらが尖っているかわかるかを指標とすることもできる。

● 腹痛の訴えがある場合

触診を行い、痛む部位、圧痛の有無、腹壁の硬さなどをみる。

● 体温測定より先に発熱の有無を知りたい場合

自分の手背を利用者の額や上肢に当てる。手背は手掌より温度覚の受容器が多く、温かさを感じやすい。
自分の平熱を知っていると、そのときの利用者のおおよその体温を推察することができる。

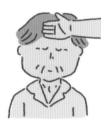

手背を当てる
（手掌より手背のほうが温かさを感じやすい）

● 腹水の貯留が疑われるとき

病態や腹囲の増加から腹水の貯留が疑われるときは、両側臥位で腹部を打診する。
下方で濁音・上方で鼓音がし、側臥位の向きを変えても同様である場合は、移動する水がある。つまり、腹水の貯留が考えられる。

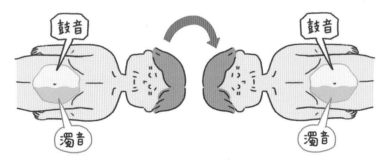

腹水が貯留している場合、側臥位の向きを変えると腹水が移動する
➡上方が鼓音・下方が濁音

参考文献
山内豊明：フィジカルアセスメントガイドブック第2版　目と手と耳でここまでわかる. 医学書院, 東京, 2011:62-63.

6 【 バイタルサインの測定 】

バイタルサインは生命の徴候のことで、「生きていること」や「体がどのような状況であるか」を示します。数値で示すことができるので、客観性の高い情報です。脈拍、呼吸、血圧、体温の4つを基本としますが、意識レベルやSpO$_2$、尿量などを含めることもあります。

必 ず 押 さ え る！

- 測定の前に、表情や全体の様子、環境（室温・におい・物の位置など）から利用者の様子を把握しておく。

- 「脈圧」と「脈の緊張」の違いを理解しておく。
>>> 脈圧：収縮期血圧値から拡張期血圧値を引いたもの。血管の硬さや柔軟性を推察することができる。
>>> 脈の緊張：触知した脈の強さのこと。部位によりおおよその血圧を知ることができる。脈の緊張が「よい」「強い・弱い」などと表現する。

- 「酸素飽和度」と「酸素分圧」の違いを理解しておく。
>>> 酸素飽和度：酸素と結合したヘモグロビンの割合（%）。動脈血で測定した場合はSaO$_2$*、パルスオキシメーターで経皮的に測定した場合はSpO$_2$と表す。
    ※ヘモグロビンが低値の場合、酸素飽和度が高値であっても酸素の絶対量が多いとはいえない。
>>> 酸素分圧：大気中や血液中、肺胞気中の酸素の圧力（mmHg=Torr）。分圧はそれぞれの気体の割合に比例する。動脈血酸素分圧を体内の酸素化の指標とすることが多い。

- データは利用者のものであるため、利用者のニーズに合わせて、普段の値や、その日の値がよい値であること、いつもと違いがあること、測定値の意味などを伝える。

＊SaO$_2$：arterial oxygen saturation

こんなときは医師に報告！

● 日ごろの測定値と大きくかけ離れているとき。

● 生命維持が危ぶまれる数値のとき。

例）バイタルの逆転：脈拍数が収縮期血圧値を超えた状態で、ショック徴候と考える。デルタ脈拍数20ルール：体温が1℃上昇するごとに脈拍数が20回/分以上増加する場合、細菌感染症の可能性が高い。

● 生命維持が危ぶまれる数値の例（成人の場合）

項目	最低値	最高値
収縮期血圧（mmHg）	60以下	180以上
脈拍（回/分）	40以下	140以上
体温（℃）	33以下	40以上
呼吸数（回/分）	10以下	30以上
SpO$_2$（%）	90以下	

※数値だけを単独でみて判断するのではなく、普段との違いや、血圧と脈拍、体温と脈拍の変化など、組み合わせてみることが大切。

IDEA NOTE

❶ フィジカルアセスメント

② 活動・休息の援助

③ 排泄の援助

④ 清潔ケア

⑤ 栄養管理・食事の援助

⑥ 薬剤の管理

⑦ 医療的ケア

⑧ 終末期のケア

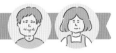

●利用者のニーズに合わせて、普段の血圧や体温の値を伝え、原疾患や既往歴から起こりやすい状況や、回避したい状況を伝える。

例えば、血圧上昇による脳出血を回避したいので便秘での努責や精神的興奮を避けたいときや、発熱とうつ熱を判別するために、室温や衣類の調整、水分摂取を心がけてほしいときなど、家族・他職種の協力が必要です。

バイタルサイン測定のコツ

>>> 測定前に緊張をほぐす

緊張が強い場合、測定前にゆったりと声をかけたり、手や膝に触れたりすると、緊張がほぐれることがある。ただし、利用者によっては、触れられることで緊張が増す場合もあるので、それまでの様子や関係性で使い分ける。

>>> 初回は血圧の左右差を確認する

初回訪問時は左右の上肢で血圧を測定し、血行の差があるかどうかを確認する。

> **注意**
> 左右差が20mmHg以上の場合は血行障害の可能性があるので、医師に報告する。

>>> 同じ姿勢・腕の位置で測定する

基本的に上肢は心臓の高さにするが、在宅では、寝ている姿勢が多い利用者を除き、座位で腕を降ろした状態で測定することもある。訪問ごとに血圧の測定値が大きく異なる場合は、同じ姿勢・腕の位置で測定しているか確認する。

> **注意**
> 脈拍が140回/分以上のときや、脈拍が収縮期血圧値を上回る場合は、感染による発熱や、出血、脱水などが疑われる。脈拍が収縮期血圧値を上回るのは「バイタルの逆転」といい、ショックの徴候と考える。

>>> 発熱時は大きな筋肉を冷却

 物の工夫

冷却材を当てる部位は、腋窩や鼠径部よりも、背部や大腿・上腕など、大きな筋肉を冷却することで体表面が冷えやすくなる。ただし、体表面を冷やすことで解熱するというエビデンスはないため、利用者が気持ちよいと感じる場合に行う。

冷却材として、お菓子などの保冷剤を捨てずにとっておいてもらうとよい。
そのほか、おむつのポリマーをジッパーつきポリ袋に入れ水分を含ませて冷蔵したものや、水を入れたペットボトルを凍らせたものも冷却材になる。

こんなとき どうする？

●すみやかにバイタルサインを予測したい場合

はじめに橈骨動脈で脈を触知し、触知できれば収縮期血圧は80mmHg程度あることが判断できる。同時に皮膚温から発熱の有無も判断できる。

●橈骨動脈で脈が触れにくい場合

頸動脈で脈を触知する。また、脈拍のリズムが不整で数えにくい場合は、心音を聞きながら数えるとよい。
その場合には、心尖部で第Ⅰ音を聞きながら脈拍を測定する（心基部で聞こえる第Ⅱ音は拡張期に聞こえる音で、橈骨動脈の拍動とは一致しないため）。

● 収縮期血圧の予測

収縮期血圧は、橈骨動脈が触れれば80mmHg、頸動脈が触れれば60mmHg以上ある

上肢での血圧測定ができない場合

浮腫や皮膚損傷、痛み、拘縮などにより上肢での血圧測定ができない場合は、下肢で測定する。

このとき巻く部位の周径の40%程度の幅のマンシェットを使う。マンシェットの幅が狭すぎると測定値が高くなる。

呼吸性不整脈がある場合

呼吸性不整脈とは、吸気時に脈拍が増え、呼気時に減る状態のこと。一時的に呼吸を止めてもらって測定する。変動が10%未満であれば病的とはみなされない。

SpO₂が測定できない場合

パルスオキシメーターを装着してもSpO₂が表示されない場合は、指によって血管の走行が異なっているため、ほかの指で測ってみるとよい（そのほかに測定しにくい場合の原因と対処方法は下表を参照）。

どうしても数値が出ないときは、利用者の自覚症状、口唇色や爪の色、呼吸状態などから酸素が不足している状態かどうか判断する。

● SpO₂が測定できない原因と対処方法

原因	対処方法
指先の血管が収縮している	ホットタオルやカイロで温めたり、手を湯につけて温めたりして血管を拡張させてから測定する
爪にマニュキュアや汚れがついているため、赤色光・赤外光が透過しにくい	マニキュアや汚れを落としてから測定する
体の動きでフィンガープローブが外れてしまう（小児など）	肌にやさしいテープで留めたり、足指に装着して靴下で押さえたりする

体温計が挟めない場合

拘縮が強く腋窩に体温計が挟めない場合、やせて腋窩に体温計が密着しない場合などは、おむつや下着で押さえられる範囲の腹部に体温計を挟んで測定する。腹部の皮下脂肪が重なっているところに体温計を挟むといった方法がある。

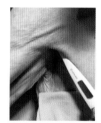
やせて体温計が密着しない腋窩

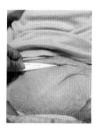
腹部のしわで体温測定

▶ 物の工夫

測定中じっとしていられない小児などは、予測値が早く出る体温計や、遠赤外線センサーで測定する非接触型体温計もある。

体調が悪くなさそうなのに熱が高い場合

活気があったり、食欲があったり、体調が悪くなさそうなのに熱が高いときは、うつ熱の可能性がある。

高齢者は加齢により皮膚の温受容器が減り、寒さを感じやすくなるため、室温を高くしすぎたり、衣類の重ね着や掛け物が多かったりすると、熱の放散が間に合わず、体が熱くなることがある。

その場合は、室温や衣類、掛け物を調整し、体表に空気を通してから再測定する。

参考文献

1）中村昌子：血圧測定．三上れつ・小松万喜子編，演習・実習に役立つ基礎看護技術―根拠に基づいた実践をめざして 第4版．ヌーヴェルヒロカワ，東京，2015：281．

2）山内豊明：脈・血圧をアセスメントする．見る・聴く・触るを極める！山内先生のフィジカルアセスメント技術編．エス・エム・エス，東京，2014：30．

3）金井誠：ルーチン対応だった発熱時クーリング．目的を考えて再検討．エキスパートナース 2018：34(1)：110-111．

4）石橋克彦：早わかり 見える！わかる！バイタルサイン―バイタルサインのしくみと「キメドキ」がわかる！．Smart nurse Books 12，メディカ出版，大阪，2013．

IDEA NOTE

❶ フィジカルアセスメント

活動・休息の援助

➌ 排泄の援助

➍ 清潔ケア

➎ 栄養管理・食事の援助

➏ 薬剤の管理

➐ 医療的ケア

➑ 終末期のケア

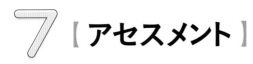

7【 アセスメント 】

アセスメントは、査定や評価と訳されます。集めた情報を分析し、何が起こっているか、今後どう変化しそうかなどを考えることです。思いつきではなく、そう考える根拠が示せる必要があります。そのためには、多角的な視点と変化に対応できる柔軟な思考が大切だと考えます。

必 ず 押 さ え る！

● タイムリーにニーズが反映されるよう、情報収集とアセスメントを繰り返し行う。

● 思い込みにならないよう、さまざまな視点からの意見を参考にする。

≫≫ 看護師どうしだけでなく、ケアマネジャーやヘルパー、訪問入浴や福祉用具など、多方面からかかわる人の視点を、サービス担当者会議や共有ノートなどで得ていく。

● 「何か変」「いつもと違う」という感覚を大切にする。

● 情報を多角的にとらえて総合的に判断し、アセスメントをケアにつなげる。

こんなときは医師に報告！

● すみやかな対処が必要な症状や、現状の治療や薬剤の変更・中止が必要となるアセスメントに至ったとき。

● 対処が必要な潜在的問題やリスクがあるというアセスメントに至ったとき。

他職種に伝えること

● 利用者の状態をどうとらえるか、それぞれの職種ならではの視点がある。利用者の健康増進や苦痛の緩和につながりそうな情報や提案は、躊躇せずに教えてほしいと伝える。

家族に伝えること

● 身近で見守っている家族ならではの視点で感じていることを教えてほしいと伝える。

例えば、薬剤の効果がみられない、こういう天候の日は熱を出しやすい、このタイミングで食べると食事が進む、といったことは教えてもらいましょう。

アセスメントのコツ

>>> 正常な状態を把握し、異常がわかるようにする

利用者の正常な状態・数値を把握して、異常の有無がわかるようにする。
普段の収縮期血圧が130mmHgの人と90mmHgの人では、異常と考える数値が変わってくる。

>>> 適切にアセスメントできたかを確認する

同じ事象をどのようにアセスメントしたか、周囲の人に聞く。他者のとらえ方を知り、自分のとらえ方との相違を知ることが、適切なアセスメントにつながる。
また、アセスメントしたことを言語化することで思考の整理ができ、何を根拠にしたか、さらに必要な情報が何かがわかり、アセスメントの精度が上がる。

その領域を得意とする他職種に相談することや、学会や研究会が出しているガイドラインを指標として考えてみることも大切です。
「何となく」思うことには、根拠があるはずです。それを明確にすることが、アセスメントが適切であったかを知ることにつながります。

>>> アセスメントした内容を共有する

利用者や家族、ケア提供者のアセスメントをノートに書いたり、サービス担当者会議で話し合ったりして共有する。「なるほど」と思ったアセスメントは、ほかの利用者のアセスメントにも活用できるようにしておくとよい。

● 共有したアセスメントの例
（利用者Aさんの場合）

- 熱が高いのに食事が摂れているときはうつ熱であることが多いので、衣類や室温を調整してから体温を再検する
- 4日間排便がないと腹痛を生じやすいので、それ以前に食事や運動、腹部マッサージで排便を促し、効果がみられないときは下剤の使用を検討する

こんなとき どうする？

医師に報告するとき

医師への報告はSBARを活用して、アセスメントだけでなく、その先の提案まで行う。
（例：往診してほしい、頓用薬を使う指示がほしいなど）

次のページで、発熱のアセスメントの事例について、SBARを使った報告例と合わせて紹介します。

● SBAR

S	situation	状況
B	background	背景
A	assessment	評価
R	recommendation	提案

NOTE
IDEA

❶ フィジカル アセスメント

② 活動・休息の 援助

③ 排泄の援助

④ 清潔ケア

⑤ 栄養管理・食事の援助

⑥ 薬剤の管理

⑦ 医療的ケア

⑧ 終末期のケア

発熱のアセスメント例

フィジカルイグザミネーションを行う前に、利用者の既往や最近の様子から、要因となることを複数思い描いておく。

- 尿道カテーテル留置中→カテーテル関連尿路感染（CAUTI：catheter-associated urinary tract infection）による発熱の可能性
- 蜂窩織炎や褥瘡感染による発熱の既往→皮膚の傷からの感染による発熱の可能性
- 誤嚥を繰り返す→誤嚥性肺炎による発熱の可能性
- 脱水傾向、室温や衣類の調整が難しい→うつ熱の可能性

【フィジカルイグザミネーションと問診】

▶ 視診

・表情や全身の様子、意識レベル、咳や排痰の有無、皮膚状態、尿の性状や量をみる

▶ 触診

・全身が熱いのか、体の一部分が熱いのかをみる
・発赤など、皮膚色変化がある周辺の圧痛の有無・程度をみる

▶ バイタルサインの測定

・体温測定から始め、呼吸数・SpO₂で呼吸状態の評価を優先する

▶ 呼吸音の聴診

・副雑音の有無、種類、程度、部位を聞き、肺の状態を推察する

▶ 問診

・いつから、咳や排痰、呼吸困難の有無、尿の混濁や血尿の有無、痛みの有無・部位など

すぐに全体像を把握したい場合

意識レベルの低下があり、すぐに全体像を把握したいときは、脈拍からみます。皮膚温からはおおよその体温がわかり、脈の緊張からはどの程度の血圧が維持できているか、脈拍数からは循環が保てているかどうかがわかります。

【医師への報告：SBARの活用】

S：状況	「○○さんが発熱しています。2時間前から38.5℃以上あります」
B：背景	「熱のせいか呼吸は28回/分、脈拍は90回/分と速いですが、SpO₂や血圧の低下はありません。肺の副雑音もありません。尿は昨日700mLと少なく、いつもより濃く濁っています」
A：評価	「体に傷はなく、ほかに発熱の原因となるものはなさそうなので、尿路感染の可能性が高いかと思います。意識レベルは正常ですが、ぐったりして水分はあまり摂れそうもありません」
R：提案	「往診をお願いします」

参考文献
1）日本訪問看護財団監修，道又元裕編：訪問看護のフィジカルアセスメントと急変対応．中央法規出版，東京，2016．
2）山内豊明：患者さんのサインを読み取る！山内先生のフィジカルアセスメント　症状編．エス・エム・エス，東京，2014．

IDEA NOTE
[アイデアノート]

活動・休息の援助

1 【 活動・休息のアセスメント 】

活動・休息のアセスメントでは、日常生活動作（ADL：activities of daily living）の能力と、それによりどのような活動を行っているか、また、休息がとれているかを確認します。どのような1日を過ごしているのか、訪問時の情報はもとより、家族や他職種からの情報も統合して考えます。活動の援助だけでなく、休息とのバランスにも留意しましょう。

必ず押さえる！

- 訪問看護指示書に記載されている日常生活自立度を確認する。

  >>> 「障害高齢者の日常生活自立度（寝たきり度）」と「認知症高齢者の日常生活自立度」（p.200）の2つが記載されており、活動状況を把握する指標となる

- 現状の活動状況＝その人の活動能力ではない。

  >>> 家屋状況・環境や家族内での役割などもふまえて、現状の活動状況を個人の身体状況だけでなく、環境や介護状況からもアセスメントする。

- 休息（睡眠）に関して、「眠れない」という訴えと、実際の状況が食い違う場面も多くみられる。

  >>> 利用者が眠れていないと感じている場合、睡眠の質の問題も考えられるため、本人の訴えだけでなく日常の活動状況や疲労感、睡眠の妨げになりうる症状の有無などから睡眠の質を評価する。

こんなときは医師に報告！

- 活動量が急激に低下している場合は、原因をアセスメントしたうえで医師に相談する。

- 眠れないことで活動に支障をきたしている場合は、ほかのアプローチをしつつ、睡眠薬の検討について相談する。

家族に伝えること

- 日中の活動量が少ない場合、夜間に眠れなくなることが多いため、日中の入浴や食事などの時間を規則的に行う、デイサービスを利用するなど、活動を増やすよう検討してもらう。

他職種に伝えること

- うとうとして食事が摂れない、トイレに行けない、活動に参加できないなどの状況が増えた場合は連絡してほしいと伝える。

IDEA NOTE

① フィジカルアセスメント

❷ 活動・休息の援助

③ 排泄の援助

④ 清潔ケア

⑤ 栄養管理・食事の援助

⑥ 薬剤の管理

⑦ 医療的ケア

⑧ 終末期のケア

● **障害高齢者の日常生活自立度（寝たきり度）**

生活自立	ランクJ	何らかの障害などを有するが、日常生活はほぼ自立しており独力で外出する	1. 交通機関などを利用して外出する 2. 隣近所へなら外出する
準寝たきり	ランクA	屋内での生活はおおむね自立しているが、介助なしには外出しない	1. 介助により外出し、日中はほとんどベッドから離れて生活する 2. 外出の頻度が少なく、日中も寝たり起きたりの生活をしている
寝たきり	ランクB	屋内での生活は何らかの介助を要し、日中もベッド上での生活が主体であるが、座位を保つ	1. 車椅子に移乗し、食事、排泄はベッドから離れて行う 2. 介助により車椅子に移乗する
	ランクC	1日中ベッド上で過ごし、排泄、食事、着替えにおいて介助を要する	1. 自力で寝返りをうつ 2. 自力では寝返りもうてない

※判定に当たっては、補装具や自助具などの器具を使用した状態であっても差し支えない。

活動・休息のアセスメントのコツ

>>> 日常生活動作（ADL）だけでなく、手段的日常生活動作（IADL*）も把握する

家事にはさまざまな活動があるため、風呂掃除、買ってきたものを冷蔵庫にしまう、といったことを行っているかどうかを確認することで、普段の活動量を推測できる。

>>> 他職種から自宅外の様子も含めて情報収集する

他職種からの情報を記録も含め確認し、日常生活の様子を把握する。「1人では出かけられない」と言っていても、シルバーカーを使って買い物に行っているのを見かけた、家ではあまり歩かないがデイサービスでは伝い歩きしている、といった情報が得られることもある。

>>> 睡眠の質が低下し、日常生活に支障をきたしていないか確認する

睡眠の質が低下していないか、睡眠時間が不足していないかは、訪問中の様子からも推測する。あくびをしている、ぼんやりしている、動きが鈍い、いつもは着替えているのに寝間着のまま、といった場合は睡眠の乱れが考えられる。

>>> 入眠しやすい環境を整える

枕の高さ、マットレスの硬さ・やわらかさ、ベッドの頭側・足元側の高さなどを、入眠しやすいように整える。四肢の拘縮で姿勢が偏る場合はクッションなどで整えるとよい。
照明や室温の設定も確認し、調整しやすいようにスイッチをベッド側に置くなども検討する。手足を毛布から出して冷やすことで入眠しやすくなる場合もある。

高いところにあるトイレットペーパーのストックを、自分で取り出せていてびっくりしたこともあります。

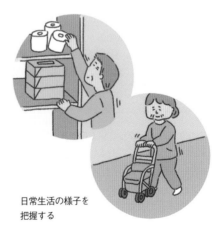

日常生活の様子を把握する

* IADL（instrumental activities of daily living）：買い物、洗濯、電話、薬の管理など複雑な動作。

寝る前に腹式呼吸やゆっくりとしたストレッチを行うとリラックスできます。
また、ベビーオイルなど使用して上下肢のマッサージを行う、足浴をして温めてからマッサージを行うなど、リラックスできる方法を一緒に考えるとよいです。

こんなとき どうする？

● 「眠れない」という訴えがあり、実際の状況を把握したい場合

睡眠時間の評価では、何時から何時まで寝ているか、規則正しく寝ているか、日中寝ている時間はあるか、トイレに何回ぐらい行くか、睡眠の質（浅いか深いか）、日中の眠気や午睡の有無などを確認する。

「朝早く目が覚めてしまう」と訴える利用者さんで、午後8時に寝て午前3時に起きており、7時間は眠れていた、といったこともあります。

● 眠れない原因を推測したい場合

日常の会話の中から睡眠パターンを把握し、日中の活動量や、就寝前に睡眠を阻害する行動をとっていないか（利尿作用がある紅茶・緑茶やアルコールの摂取など）、睡眠時無呼吸症候群やうつなどの疾患が隠れてないか、利尿薬を服薬していないかを確認する。また、騒音はないかなど、寝ている場所の状況も確認する。

● 夜間の排尿による影響が考えられる場合

夜間の排尿回数や、その後眠れているのか、ふらつき・転倒の有無なども確認する。
夜間の排尿で睡眠を中断している場合は、利用者や家族と相談し、夜間のおむつ使用や、パッドの変更などを検討する。

● 日中の活動量が少ない、または日中に眠っている場合

夜間にしっかり眠れるよう、日中の運動や活動などを提案する。
起床後はなるべく寝間着から着替え日光を浴びる、食事や入浴を規則的に行う、体を動かすなど、できる範囲で行ってもらう。デイサービスなどの利用を検討するのもよい。

日中の訪問時にいつも寝ていた利用者さんが、デイサービスを週3回利用するようになったことで夜間眠れるようになり、訪問時には起きて迎えてくれるようになった、というケースもあります。

● 眠れないことを強く心配している場合

眠れないことばかりに気が向かないよう、日中の活動を評価する。日中に起きて活動できていれば、夜、無理に眠ろうと焦らなくてもよいことを伝える。「横になって体を休めるだけでもだいぶ違いますよ」などと伝えてもよい。

● 身体的要因による不眠が考えられる場合

身体的な不眠の因子を探し、それを取り除いていくケアを行う（例：体位ドレナージによる排痰の援助、疼痛ケア、就寝前の排尿援助、保温対策など）。

夜間に体調が悪くなることが不安で眠れない、という場合は、夜間の緊急対応体制を確保することで不安の軽減につなげます。

2 〖環境整備〗

環境整備とは、新鮮な空気、陽光、暖かさ、清潔さ、静かさを適切に整えることです。片づければよいとは限らず、雑然と見える部屋でも、利用者さんにとっては必要なものが手に届き、落ち着く場合もあります。看護師が考える理想的な環境ではなく、その人らしい環境を心がけます。

必ず押さえる！

- 環境整備の目標の1つは、転倒を防ぎ安全に生活できる環境を整えることである。

  >>> 長年の習慣で手をついたり体を支えたりしていた場所が減ることで、かえって転倒しやすくなる恐れもあるため、慣れた方法を活かすことを優先したほうがよいこともある。

- 家具の配置替えやリフォーム、福祉用具の活用などは、利用者の意向をよく聞き、福祉用具専門相談員や理学療法士、作業療法士の話も聞いてから慎重に進める。

  >>> 床から立ち上がれない場合は昇降座椅子、認知症で徘徊のある場合は認知症徘徊感知機器、外へのアプローチには段差解消スロープなど、看護師が福祉用具の知識をもち、提案していくことも必要である。

こんなときは医師に報告！

- 医師の判断によりレンタルや給付を受けられる福祉用具を利用したい場合。

要介護1での特殊寝台や車椅子の貸与などについては、本来は介護保険が適用されない場合でも、心不全でベッドを平らにすると苦しくなり眠れない場合など、医師の判断で貸与可能な場合もあります。

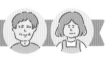

家族・他職種に伝えること

- 足元のちょっとした障害物が転倒を招くことがあるため、生活の動線上に障害物がないか気にかけてもらう。障害物がある場合は、利用者に相談して片づけてもらう。

- 1人では片づけられない人でも、誰かと一緒であれば片づけられることもあるため、その場合は一緒に片づけてもらう（精神疾患で、部屋に物があふれている場合、訪問の際にごみ袋を1個ずつ出すなど、少しずつ片づけている人もいる）。

IDEA NOTE
① フィジカルアセスメント
❷ 活動・休息の援助
③ 排泄の援助
④ 清潔ケア
⑤ 栄養管理・食事の援助
⑥ 薬剤の管理
⑦ 医療的ケア
⑧ 終末期のケア

環境整備のコツ

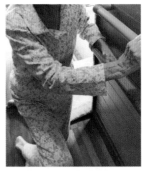
手すりの例①

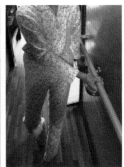
手すりの例②

>>> 自宅での実際の動きに合わせて 環境調整する

退院前に自宅を訪問し、柵をつけたり福祉用具を選定したりして環境を整えることがある。このとき、這ったり殿部で動いたりして移動していることもあるため、実際の動きを確認する。
立ち上がるときの手すりと、歩くときの手すり両方をつけるなど、実際の動きに合わせて環境を整える。

立ち上がるときに使用する　　歩行時に使用する

>>> ベッドの位置は動線を 配慮する

ベッドの位置はトイレや食堂までの距離や動線を考慮する。また、片麻痺や整形外科疾患がある場合、健側に動線がとれるように配置する。

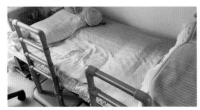
手すりの例③

ベッドからの立ち上がりや移乗、座位の保持に使用する

終末期や頻繁にケアが必要な人の場合は、ベッドの位置を決める場合に、左右両側からケアができるような配置にしてもらえるよう、ケアマネジャーや家族に伝えておくとよいです。

>>> ベッドの向きにも配慮する

ベッドの向きは、北枕や仏壇に足を向けることを避けたいなどの場合があるため、利用者や家族の価値観にできるだけ配慮する。

エピソード ベッドは家族の顔が見える向きに

在宅酸素療法を行いながら自力でトイレに行っていた利用者さん。寝たきりになると、今までのベッドの向きでは、顔が壁を向いたままとなってしまいました。

そこで、ベッドの頭側と足側を逆にし、家族がいるほうに顔が向くようにしたところ、お互い安心して過ごせるようになりました。

>>> 転倒の原因となるちょっとした段差に注意する

高齢者や難病などで歩行困難がある場合は、キッチンマットのような小さな段差でもつまずく場合があるため、利用者からの聞き取りや、一緒に歩いて確認する必要がある。

● **転びやすい場所の例・・・「ぬ」「か」「づけ」**

ぬ	濡れたところ	キッチンや洗面所、風呂場などの水回りや、雨の日に濡れると滑りやすくなる場所など
か	階段や段差のあるところ	わずかな段差でも足が上がりにくい高齢者にとっては転倒の原因になる
づけ	片づけ	足もとに片づけられていない物があると、障害物となりつまずく原因となる

日本転倒予防学会の標語をもとに作成

こんなとき どうする？

布団を使用している場合

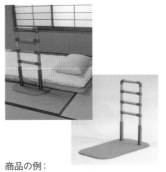

床からの立ち上がりが可能かを評価し、立ち上がりが困難な場合は、手すりの使用などを検討する。月250円前後（1割負担）でレンタルが可能。

それでも難しい場合はベッドの生活を勧め、高さがあれば立ち上がれる場合は普通のベッドを、高さを変えて介護しやすくする場合は介護ベッドを選択する。

商品の例：
たちあっぷ　CKA-12
（写真提供：矢崎化工株式会社）

もともと、布団からおしりで移動して、トイレの近くで手すりを使って立ち上がるという人もいます。こうした場合には、立ち上がるためにわざわざベッドに変えるのではなく、布団のままのほうがよいこともあります。

ベッド上に必要物品を置いている場合

拘縮が強い独居の人などでは、水分はすぐ摂れるようにベッド上に置く、自分でベッドの高さを変えられるようリモコンを手の届く位置に掛けておくなど、必要な物品に手が届くようにしておく。

ケアのときなどに動かした場合は、元に戻さないと利用者が困ってしまうため、写真に撮っておくなど、位置をわかりやすく示して関係者で共有しておく。

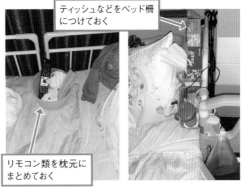

ティッシュなどをベッド柵につけておく

リモコン類を枕元にまとめておく

手の届く位置に必要物品をまとめた例

転倒・転落のリスクがある場合

ベッド柵にスポンジを巻く、突っ張り棒にスポンジ・クッションを巻く、ベッドの下に布団を敷いておくなど、ケガを防ぐ工夫をする。超低床型ベッドにすることで、転落を防ぐ方法もある。

階段からの転倒が予想される場合は、階段の手前にベビーゲート（柵）を置いておくとよい。

病院では「転ばせないように」と考えることが多いですが、在宅で転ばせないようにすると、活動を制限することになります。そのため、「転んでもいいように、転んでもケガしないように考えましょう」と言うようにしています。

▶ **物の工夫**

物を取ろうとして転ぶのを防ぐため、マジックハンドが活用できる。よく過ごす場所には2つ置いておくことで、落としたマジックハンドを拾うこともできる。

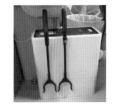

体をぶつけやすいところがある場合

ベッド柵に体をぶつけることがある場合は、柵にカバーをするとよい。レンタルのカバー以外にも、タオルや毛布、ウレタン素材、緩衝材（プチプチ）など身の回りのものでも効果がある。

柱や家具の角なども同様で、市販の保護シートなどを活用できる。

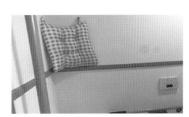

トイレでいつも頭をぶつけてしまうところにクッションをつけた例

※トイレでの転倒・転落対策については、③排泄の援助（p.59）を参照。

IDEA NOTE

① フィジカルアセスメント

❷ 活動・休息の援助

③ 排泄の援助

④ 清潔ケア

⑤ 栄養管理・食事の援助

⑥ 薬剤の管理

⑦ 医療的ケア

⑧ 終末期のケア

3【体位変換】

体位変換には、同一の姿勢によって起こる不快感の解消のほか、褥瘡や血流障害の予防、筋肉や関節の拘縮予防、呼吸や排痰の促進といった効果があります。在宅では病院のような定期的な体位変換の実施は難しいことが多いですが、寝たきりの状態で介護者が得られない場合は福祉用具を併用するなど、同一体位による苦痛や障害の予防に努めます。

必ず押さえる！

- 基本的に自分の力で体を動かしてもらい、部分的な介助や声かけを行う。

- ポジショニングの基本は、安楽な姿勢と安定性である。

  >>> 姿勢の安楽、関節拘縮の予防、体圧の分散・軽減、ずれ・摩擦の軽減、通気性の確保に留意する。

- 背上げをしたときは、必ず背抜きを行う。

こんなときは医師に報告！

- 圧迫により皮膚が赤くなり消退しない場合は医師に報告する。

- 拘縮が強い場合、皮膚が重なっている部分に皮膚障害を生じている場合は医師に報告する。

他職種に伝えること

- ポジショニングの写真を撮って利用者のそばなどに置き、ポジショニングを統一してもらう。

家族に伝えること

- 頻繁な体位変換ができないこともあるので、利用者の皮膚状態に合わせて時間を設定し、寝る前、トイレに起きたとき、起床時など、できる範囲のスケジュールを立て、行ってもらう。

- ベッドが低いと介護者に腰痛が生じやすいため、介助しやすい高さにしてもらう。ベッドが上がらない場合は、ベッドに乗る、膝をつくなど、無理のない姿勢を勧める。

- 体位変換機能つきのマットもあるため、必要に応じて活用してもらう。

体 位 変 換 のコ ツ

>>>いきなり向きを変えるのではなく、準備をしてから行う

利用者に触れるときは、筋緊張が起こらないよう、声をかけてからやさしく触れる。いきなり体位変換をするのではなく、体をさすったり、膝を立てて左右に回旋させたりして体をほぐしてから行う。体幹のストレッチにもなり、背骨の拘縮予防にもつながる。

>>>利用者自身の力を活用し、
　　自然な動きを取り入れながら行う

側臥位にするときには膝を立て、腰を引いてもらい、反対側のベッド柵をもってもらうなど、部位ごとに声をかけながら介助する。
例）肩甲骨→骨盤→下肢と順番に介助する。

口頭だけでは伝わりにくい場合、向く方向の肩や腕をさすったり、トントンと刺激したりしてみましょう。支持物（柵、看護師の体など）を明確に誘導し、実際につかんでもらうことで、安心し体をゆだねてくれることが多いです。

● 側臥位にするときの工夫

- ベッドの中央で体位変換するとベッド柵に当ってしまうため、端に移動してから行う
- 顔がベッド柵に押しつけられないよう、枕やクッションなどを置くとよい
- 上肢の巻き込みに注意し、脇を開けておく
- 頭、腰、下肢が平行になるようにポジショニングすると圧が均一になり、体への負担が少ない

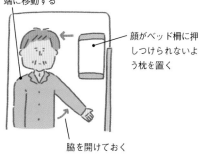
端に移動する
顔がベッド柵に押しつけられないよう枕を置く
脇を開けておく

● 端座位から仰臥位に戻すときの工夫

- 一般的に、ベッドについているベッド柵は長めのものが多いが、ベッド柵は短めのほうが、枕の位置に合わせて臥床しやすい
- あらかじめ枕を頭側ギリギリに寄せておくとよい

>>>ベッドの背上げでは「ずれ」に注意し、背抜きを行う

背上げは、頭部のみ挙上するとずれが発生するため、膝部も合わせて挙上する。その際、あらかじめ股関節・膝関節部をベッドの屈曲部に合わせておく。
下肢から挙上し、10～15°程度とする。角度表示のない場合はベッドにマーキングしておく。合わない場合は大腿部の下に枕を入れる。
背上げ後は、マルチグローブ（ビニール袋で代用可）をつけて、背抜き（背中にかかる圧を取り除く）を行う。

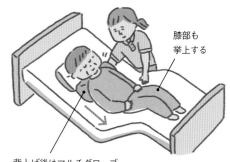
膝部も挙上する
背上げ後はマルチグローブまたはビニール袋で背抜きを行う

IDEA NOTE

1 フィジカルアセスメント

❷ 活動・休息の援助

3 排泄の援助

4 清潔ケア

5 栄養管理・食事の援助

6 薬剤の管理

7 医療的ケア

8 終末期のケア

>>> 良肢位で安楽な姿勢を整える

体の緊張がほぐれて、一定時間、安定して寝ていられる姿勢をつくる。
足底を何かにしっかりとつけて足底から刺激が入るようにすることで、過剰な緊張や脱力が落ち着くことがあり、尖足予防にもなる。

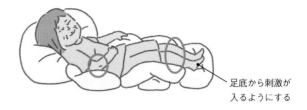

足底から刺激が
入るようにする

仰臥位での良肢位は、上肢（肘関節）、下肢（膝関節）
を少し曲げた姿勢

>>> ポジショニングの基本を押さえる

ポジショニングの基本は、体をねじらないことと、体とベッドマットの間を隙間なく埋めることである。
クッションや枕を用いて、できるだけ広い接触面積で姿勢を保持し、局所が浮かないよう、全体を安定させて体圧の分散を図る。

ポジショニングは誰が見てもわかるように、写真などでわかる場所に貼っておくとよいです。

● クッションなどでサポートするときに確認するポイント

- 体幹筋、殿筋の左右差：側彎、やせ、下肢関節拘縮の有無
- 上肢：前腕が胸郭より後方に落ち込んでいないか
- 骨盤帯：殿筋のやせによる浮き上がりがないか
- 下肢：屈曲拘縮に伴い膝の倒れ、踵のずれが生じていないか
⇒骨盤帯を正中位にした状態での大腿部の支持⇒下腿後面のサポート
⇒下肢外側へのサポート：外旋防止⇒足底をサポートし足関節底屈を回避：尖足防止

● 側臥位のポジショニング

大腿、下腿を支えて調整
→股関節を内旋させると、大転子部から仙骨部に距離ができ、殿筋群による支持面積が拡大、大転子部圧が減少する

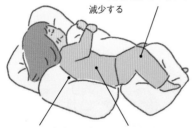

背部は正中よりも奥まで
クッションを差し込む

体がねじれないよ
うにする

▶ 物の工夫

ポジショニング専用のクッションもあるが、枕やバスタオルなど、あるもので工夫できる。座布団は2つ折りにして、ひもで結ぶことで形も変えられる。

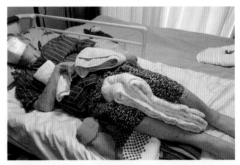

バスタオルを折りたたんだものでポジショニングを行っている例

褥瘡のリスクが高い場合

局所のずれ・摩擦に注意し、介護者の手を局所に当て、手の甲をこするように意識する。
摩擦を減らすには、ビニールシートやごみ袋、シルク素材のものなど使用することもある。

背上げ後、体が下がってしまった場合

ベッドを平らに戻したあと、体の下にスライディングシートまたは大きめのごみ袋を敷いて上から引っ張るか、殿部を上に押す。
シートを敷く際のポイントは、肩と殿部がシートに乗っていること。摩擦を減らし、皮膚障害を防ぐことにつながる。また、ベッドの足のほうを上げて上方に引っ張ると比較的楽に上げられる。

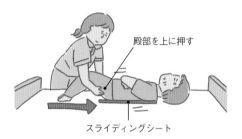

殿部を上に押す

スライディングシート

スライディングシートを敷いておく場合

スライディングシートは感触がよくないうえ、皮膚に触れていると汗をかきやすくなる。そのため、寝返りをうつときなど、しばらく敷いておくときには、バスタオルなど肌触りのよいものを上に敷いておくとよい。特に全身性の浮腫があり皮膚が脆弱な場合は、皮膚への負担に注意する必要がある。

スライディングシートは持ち歩いておくことで、実際介護者に見てもらったり、試してもらったりすることもできます。

背面開放座位（端座位）を取り入れる場合

背面開放座位（端座位）は、意識レベルの改善や廃用症候群の予防において有効とされており、拘縮の予防や、表情がよくなるなど、効果につながっている。

▶ 物の工夫

端座位を保持するための福祉用具もある。

商品の例：
端座位保持テーブル
Sittan（しったん）
（写真提供：パラマウント
　　　　　ベッド株式会社）

● 背面開放座位（端座位）のポイント

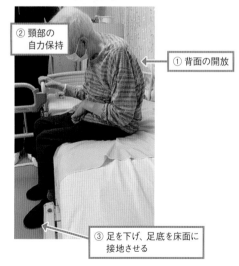

② 頸部の自力保持

① 背面の開放

③ 足を下げ、足底を床面に接地させる

体の大きい利用者の体位変換を行う場合

ベッドの電動モードやクッションを利用し、一度に変えようとはせず、部位ごとに少しずつ変えていく。

拘縮がある場合

向かせやすい体位を把握しておくと、おむつを変えるときや着替えの際スムーズに動かせる。

IDEA NOTE

1 フィジカルアセスメント

❷ 活動・休息の援助

3 排泄の援助

4 清潔ケア

5 栄養管理・食事の援助

6 薬剤の管理

7 医療的ケア

8 終末期のケア

4 【移乗の介助】

移乗とは、平面からほかの平面に移ること、たとえば、ベッドから車椅子に移ったり、車椅子からトイレに移ったりすることです。日常生活のさまざまな場面で行われますが、転倒の危険も伴います。介護者にとっても日常的な介助の１つですが、腰痛の原因となることも多くなっています。

必ず押さえる！

● 介護者の腰への負担を軽減するため、できるだけ前屈みの姿勢をとらないようにする。

● 相手の能力を引き出すことを基本とし、①相手に伝わるコミュニケーションを図る、②相手の能力を引き出す部分介助を行う、③全介助の場合はできれば福祉用具を使う。

>>> 利用者の体格、体重、下肢に自分でどのくらい体重がかけられるかなど考慮し、１人で介助できるか、福祉用具を使うか、複数人数で介助するか検討する。

● 車椅子や柵に体をぶつけたり、フットレストに足を引っかけたりするとスキンテアを含む外傷の原因になるため注意する。

こんなときは医師に報告！

● 移乗に伴い、転倒・転落などの事故が発生した場合は、外傷の有無や痛みの状態を確認し医師に報告する。

他職種に伝えること

● 福祉用具の活用に慣れていない場合は、理学療法士、作業療法士の同行も含めて検討し、リフトやボードの活用方法について共有する。

● 吊り具の掛ける位置などは、印をつけるなど、わかりやすくしておく。

家族に伝えること

● なるべく持ち上げずに移乗できる方法で行ってもらう。

● 介護者と利用者が大変でない方法を検討してもらう(移乗の際は、必ずベッドを上げて、手前に体をずらしてから行うなど)。

入浴時に掛ける位置に赤い印をつけている

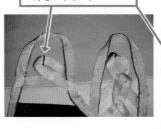
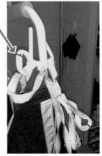

移乗の介助のコツ

>>>お互いに無理のない方法で行う

利用者の身体機能に合わせて、横から介助する、正面から
介助するなど、ボディメカニクスやキネステティクスを
使ってお互い無理のない方法で行う。次に行う動作を伝え
ながら、利用者と息を合わせるようにするとよい。

不安が強い人は、前側から介
助するほうが安心してもらえ
ることが多いです。

>>>身体機能を活かし、維持向上できる方法を検討する

ベッドから立ち上がる際は、利用者の体格、体重、下肢に自分でどのくらい体重がかけられるかなどを考慮し、
ベッドの高さを普段より高くして前に出てもらうと、少し楽になる。
立ち上がる前に座位の状態で少しでも向きを変えておくことで、介助量が軽減する。

>>>なるべく持ち上げないよう、
　　ベッドの昇降機能を活用する

ベッドから車椅子へ移乗する場合は、ベッドを
高くし、車椅子からベッドへ移乗する場合は
ベッドを低くする。
ベッドの上がり方は、垂直昇降と円弧昇降があ
るので注意する。

● **ベッドから
車椅子へ移乗**　　● **車椅子から
ベッドへ移乗**

ベッドを
高くする　　　　　ベッドを
低くする

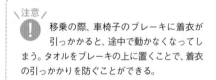

● ベッドの上がり方

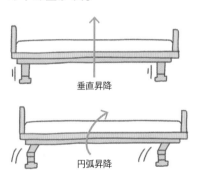

垂直昇降

円弧昇降

> 注意
>
> 移乗の際、車椅子のブレーキに着衣が
> 引っかかると、途中で動かなくなってし
> まう。タオルをブレーキの上に置くことで、着衣
> の引っかかりを防ぐことができる。

ベッドの下にごみ箱などを置い
てある場合もあるため、ベッド
を下げる前に確認しましょう。

>>>起き上がりの介助では
　　ギャッチアップを活用する

完全側臥位から起き上がる際は、ギャッチアップ機能を
利用するとよい。

①90°側臥位をとって下肢をベッドから下ろす
②ベッドをギャッチアップする
③体を引き上げる
※後方へ倒れやすい場合は背中にクッションを入れて支える

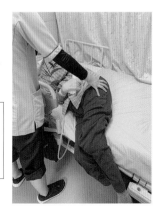

90°側臥位をとって
下肢をベッドから下
ろすところ

IDEA NOTE

① フィジカルアセスメント

❷ 活動・休息の援助

③ 排泄の援助

④ 清潔ケア

⑤ 栄養管理・食事の援助

⑥ 薬剤の管理

⑦ 医療的ケア

⑧ 終末期のケア

>>> 立ち上がりの際には下肢を安定させる

ベッドの足元に滑り止めマットを敷く、室内履きを履くなど、下肢が滑らず安定するよう工夫する。滑り止めマットは100円ショップに売っているものでもよい。
立てる人は、足を引いておじぎをするように立ってもらう。

立ち上がるとき、重心が足底に乗りやすくなるように「めっちゃ"こんにちは"してくださーい！」と声をかけています。

こんなとき どうする？

● 体の緊張があり後ろに突っ張ってしまう場合

車椅子移乗時などに体が後ろに突っ張ってしまう人は、徐々に仙骨で座る姿勢になってしまい、姿勢が崩れたり、ずり落ちてしまう可能性もある。少しずつおじぎを繰り返し、重心を前に移動させていくと緊張が軽くなることがある。

● 麻痺側にしか空間がない場合

基本的に、片麻痺の場合は健側に車椅子などを設置するが、麻痺側にしか空間がない場合の車椅子移乗は、ボードを利用したり、ベッドの頭側を逆にして健側移乗ができるか検討する。

● 端座位が安定しにくい場合

座位バランスが悪い場合、マットレスの端にある程度の硬さがないと、端座位が安定せず転落する危険がある。体圧分散マットでは、両端に高硬度ウレタンを使用して、端座位が安定しやすいものもある（商品の例：アルファプラ すくっと）。エアマットレスの場合は、リハビリモードなどで硬めに設定する。

● 移乗時の仙骨座りを修正する方法

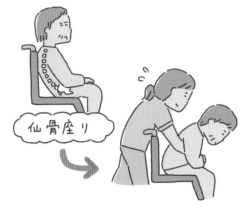

仙骨座り

車椅子移乗後は、仙骨座りを修正するため、後ろから座り直しの介助をする

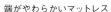

端がやわらかいマットレス　　端が硬いマットレス

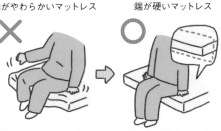

端座位が安定しにくい　　　　端座位が安定しやすい

エピソード スライディングボードでの移乗で足がねじれてしまった

スライディングボード移乗の方法を先輩に教わって、はじめて1人で実施したとき、おしりに気を取られて、利用者さんの足がねじれてしまいました。幸い骨折はしませんでしたが、痛い思いをさせてしまいました。移乗する前に、おしりが乗っているかだけでなく、足の位置も気にする必要があるとわかりました。

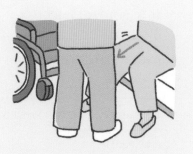

車椅子に近いほうの足を、移乗する方向に一歩出しておくとよい

IDEA NOTE

①フィジカルアセスメント

❷活動・休息の援助

③排泄の援助

④清潔ケア

⑤栄養管理・食事の援助

⑥薬剤の管理

⑦医療的ケア

⑧終末期のケア

5 【 移動の介助 】

移動とは、目的地まで車椅子や歩行によって体を運ぶことです。転びにくい環境を整えて、必要な動きをサポートしていく必要があります。その人の歩行能力に合わせて、杖・4点杖・歩行器・シルバーカー・車椅子など必要な用具を選定します。

必ず押さえる！

- 転倒リスクの原因については、
  利用者自身（内的要因）と環境（外的要因）の両面でアセスメントする。
  >>> 一方的に指摘するのではなく、相手の価値観を尊重しながら一緒に考えていく。

- 歩行に不安がある場合、周囲は心配するからこそ安全を優先しがちだが、利用者の意思を尊重し、自分で行きたい場所へ行けるように支援する。

- 手すりなどを設置する場合は、利用者の動きをみながら、実際に介助するスタッフの意見も取り入れ、ケアマネジャー、理学療法士などの他職種や業者と相談しながら行う。

こんなときは医師に報告！

- 移動に伴い身体症状（動悸、息切れ、疼痛など）が強く出現する場合、移動方法を検討するとともに、医師に報告する。

- 転倒による外傷や痛みがある場合は医師に報告する。

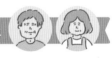

家族・他職種に伝えること

- 車椅子を移動手段としてだけでなく椅子として使用する場合は、長時間座ってもよいようクッションを工夫し、ブレーキをしっかりかけて、足をしっかり床につけてもらう。

移動の介助 のコツ

>>>歩行介助では立つ位置に注意する

麻痺がある利用者が歩行器や杖を使用する場合、介護者は麻痺側に立つ。また、前に立つと前進の妨げになるため、利用者の視界に入らない、やや後方に立つ。
利用者に注視しすぎないよう、周囲の状況も介護者が確認して安全を確保する。

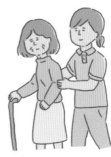

健側　　麻痺側

>>> 車椅子の介助では、
　　　方向転換時に注意する

前輪上げは段差の乗り越えと、狭いところでの方向転換（回転）に必要となる。リクライニング車椅子など大きな車椅子は方向転換の際に回転半径が大きくなるため、利用者の足などがぶつからないように注意する。

>>> 車椅子を押す介護者の負担を
　　　少なくする

介護者と車椅子との距離を少なくすると、少ない力で押すことができる。室外で坂道や長距離を移動する場合、介護者が疲れないよう電動車椅子を活用する方法もある。

こんなとき　どうする？

● 足が前に出ない場合

足の振り出しが困難な場合は重心移動を補助し、振り出したい足と反対側に荷重をかけるように介助する。相手の動きに合わせて、「イチ・ニ、イチ・ニ」と声をかけながら一緒に動くとうまくいく。

● 車椅子を室外用と室内用に
　使い分けるのが難しい場合

玄関先で車輪を拭いて、中で使用するのも面倒な場合は、専用の車輪用のカバーもあるが、車輪をシャワーキャップでカバーして汚れを防ぐ方法もある。また、外から車椅子のまま入れるように、ビニールシートを敷く方法もある。

▶ 物の工夫

丸椅子は、自宅では歩行器、シャワーチェア、車椅子の代わりに活用することができる。また、キャスターつきの椅子を使って移動させることもできる。

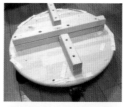
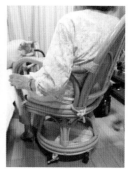
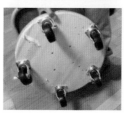

もともと使用していた籐の椅子に、家族が円盤とキャスターをつけて活用している例。着脱も簡単にできるよう工夫されている

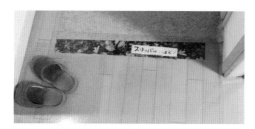
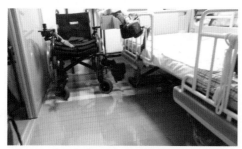

床にビニールシートを敷いてエリアを分け、スリッパもそのエリア専用としている例

エピソード

自宅だからできる、
活動を楽しむための移動

寝たきりで意思疎通ができない佐藤さん（仮名）は花が大好き。「季節を感じさせてあげたい」とご主人が外出を希望しました。車椅子に人工呼吸器を積み、桜・菖蒲の季節、地域の秋祭りの時期などに外出しました。そのたびにご主人は、写真をレイアウトした家族新聞をつくっています。

IDEA NOTE

[アイデアノート]

排泄の援助

1 【 排泄方法の選択 】

排泄は人間にとって必要不可欠な生理現象であり、プライベートな行為です。自立していた排泄方法が変化し、誰かの手を借りなければならないことは自尊心を傷つけます。病院で変化した排泄方法を、自宅でも継続しなければならないとはかぎりません。利用者さんがどのような排泄方法をとりたいのかという希望や自律性・自尊心を尊重し、状態にあった排泄方法を選択します。

必ず押さえる！

- 排泄能力をアセスメントする。

  >>> ①尿便意があるか　②トイレまでがまんできるか　③トイレを認識できるか
  ④起き上がってトイレまで行けるか　⑤衣類の着脱が可能か　⑥トイレに座れるか
  ⑦排尿できるか：日中4～7回、夜間0～1回、200～500mLの尿を30秒以内に
  （チョロチョロではなくシャーっと）
  ⑧排便できるか：1～3回/1～3日、ある程度のいきみで形のある便を出せるか
  ⑨後始末できるか：陰部を拭いて排泄物を流すことができるか、手を洗うことができるか
  ⑩介護力はあるか（①～⑨を補助できるか）

- 利用者に適した排泄方法を選択する。

  >>> 排泄能力の高い順に、①トイレ、②ポータブルトイレ、③尿便器、④パッド、⑤おむつ、を検討する。

- 排泄方法に適した下着を着用する。

  >>> 排泄能力の高い順に、①布パンツ、②軽失禁用下着、③パッド、④紙パンツ、⑤テープ式おむつ、を検討する。

- 排泄物を扱うケアを行うときは、手指衛生、個人防護具の使用、ケア器材の取り扱い、環境管理など標準的な感染予防対策を行う。

こんなときは医師に報告！

- 薬の処方や調整が必要なとき。

- 排泄物の色・性状・量に異常があったとき。

- 尿が出ないとき。
  （乏尿：400mL/日以下、
  無尿：100mL/日以下）

- トイレでの排尿は自立しているが膀胱炎を繰り返すときは、残尿があることが疑われ、検査や治療が必要な場合があるため報告する。

- 尿量が異常に多いとき。
  （多尿：3,000mL/日以上）

- 下痢が続くとき。

IDEA NOTE

1 フィジカルアセスメント

2 活動・休息の援助

❸ 排泄の援助

4 清潔ケア

5 栄養管理・食事の援助

6 薬剤の管理

7 医療的ケア

8 終末期のケア

家族・他職種に伝えること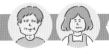

- 排泄方法に介助が必要な場合は、協力を依頼する。

- 排泄ケアの方法、排泄パターンについて情報共有する。

 排泄の課題は何か（例えば、トイレに行けないこと、失禁してしまうこと、おむつが必要なことなど）、誰がどのように困っているのかなどを常に確認し、対応する必要があります。

● 下着・おむつの種類と適応

種類（一例）		適応のめやす
布パンツ		● 失禁はなくトイレに行ける場合
軽失禁用下着（p.55）		● トイレには行けるが少量の失禁がある場合 ● おむつに抵抗がある場合
パッド	布パンツと併用	● トイレまで行けるが失禁量が多い場合 ● 拭き残しがあって下着が汚れる場合
	紙パンツと併用	● 紙パンツだけでは心配な場合 ● 何度も紙パンツを取り換えることを避けたい場合
	テープ式おむつと併用	● インナーとして使用する場合
紙パンツ		● トイレには行けるが失禁量が多い場合 ● 介助があれば起立や歩行ができ、トイレなどに座れる場合 ● 自力、あるいは介助で衣類の着脱が可能な場合 ● 拭き残しがあって下着が汚れる場合
テープ式おむつ		● ベッド上で排泄することが多い場合 ● 起立、歩行が困難な場合

エピソード **シャワーキャリーを用いた排泄**

トイレへの移動が困難な、下半身不全麻痺の田中さん（仮名）。座って排便がしたいという希望に対して、U字座面のシャワーキャリーに座ってもらい、洗面器をその下に置いて、排泄をします。シャワー浴前に浣腸して浴室で排泄、その後シャワー浴をしています。洗面器でキャッチした排泄物は、そのままトイレへ流しています。

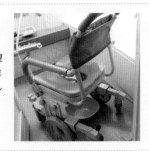

排泄方法の選択のコツ

>>> 尿便意がある場合は、できる限りトイレで排泄できるように検討する

尿便意があってもおむつ内への排泄を繰り返していると、それが習慣化して尿便意や蓄尿便の機能が失われ、廃用症候群につながる。身体機能、環境、介護力の問題を検討してトイレ排泄の可能性を探る。

>>> 尿便意がない場合や訴えられない場合は、決まった時間にトイレに行く

尿便意がない場合、あるいは訴えられない場合は、毎日決まった時間にトイレに行くことで排尿便がみられるようになったという事例がある。
また、一定のパターン（起床時や食事後など）で排尿便がある場合は、その時間にトイレに行く習慣をつくることも有効である。

▶ 物の工夫

膀胱内の尿量を測定する機器を利用し、膀胱内に尿がたまったところで誘導するという手段もある。
また、エコーを使用して膀胱内の尿量を評価することもでき、今後広がっていくと考えられている。

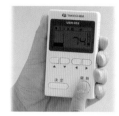

膀胱内の尿量を測定する機器の例：ゆりりん
（写真提供：ユリケア株式会社）

>>> 排泄の失敗を気にして水分不足にならないよう注意する

筋肉量が減り水分を体に蓄える機能が低下している高齢者などは、十分な水分を摂らないと脱水や便秘になってしまうことがある。体内の水分不足による危険を伝え、積極的に水分を摂ってもらうようにする。
心配な時間帯だけパッドを使用するなどの提案をする。

こんなとき　どうする？

● トイレを認識できない場合

トイレが見える場所に座ってもらう、ドアに大きく「トイレ」と書く（視線に入るようにドアノブの近くや足元の廊下に表示）、トイレのドアや便器の蓋を開けておくなど、利用者がトイレとわかる方法を検討する。
書いて表示する場合は、縦書き、右から読む、左から読むなど、その人に合わせた表示とする。左縦読みや、カタカナのみ読めるという人もいる。

トイレという表現が伝わらないこともあるため、「厠（かわや）」「便所」「はばかり」「手洗い」など、利用者さんがトイレのことをどのように呼んでいるか確認しましょう。

● 尿便意はあるが身体機能に問題があり、トイレまで自力で行けない場合

「トイレに行けるようになる」ことを目標にリハビリテーションの計画を立て、必要な身体機能を獲得する。
現状の身体機能でもトイレに行けるように手すりの設置やベッドの位置の変更など、環境を整備する。

尿便意はあるがトイレへの移動に介助が必要で、家族に介護力がない場合

定期巡回サービスや訪問介護など、介護保険でのサービスを駆使して、トイレへ行く方法を検討する。

頻尿を訴える場合

入院中に尿道カテーテルやおむつを使用していた場合、膀胱容量が低下して頻尿になることがある。医師に相談し内服治療を検討するほか、トイレへ行きたくなっても少しがまんし、少しずつ膀胱容量をあげていく「膀胱訓練」を試してみるのもよい。

また、排尿日誌で排尿時間や排尿量などを自分でつけてみると、自分の排尿の傾向がわかり対策が立てやすくなる。

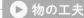 **物の工夫**

排尿日誌、排便日誌をつけると、排泄パターンを把握することができる。
排泄の時間や量、薬、飲水、失禁の有無などをある一定期間（少なくとも3日以上）記録することで、状況を把握しアセスメントに役立つだけでなく、利用者も自身の状態を理解し、対処できるようになることがある。

トイレに行く能力はあるのに行きたがらない場合

頻回にトイレに行くことで身体的な苦痛につながることや、家族へ迷惑をかけたくないと強く思っていることもある。失禁しないことや、トイレで排泄することだけにこだわらず、利用者が大切にしていることを考慮し、何が問題となっているのかに焦点を当てて対策を立てる。

 おむつやパッドを使用することで、趣味や外出を楽しむことができ、生活における満足度が高まる場合もあります。

少量の失禁がある場合

咳やくしゃみをしたときや、トイレに行く前、トイレでの排尿終了後などに少量の失禁をしてしまう場合は、軽失禁用下着を検討する。
軽失禁用の薄いパッドもいろいろ市販されているため、失禁があるからといっていきなり大きなパッドを使用するのではなく、ボディイメージを大切にする気持ちを尊重する。

 腹圧性尿失禁に対しては、骨盤底筋運動も有効。訪問時に一緒に取り組んでみてもよいでしょう。

● 軽失禁用下着

布タイプ	紙タイプ
● 普通の下着と見た目は同じで、洗濯ができて経済的 ● 吸収量は50mL程度までなので多量の失禁には向かない	● 使い捨て ● 一般的なパンツタイプの紙おむつとは違って薄手で洋服に響かない

商品の例： ウェルドライ （写真提供：帝人フロンティア株式会社）	商品の例： リリーフまるで下着 （写真提供：花王株式会社）

終末期の場合

トイレ移動が困難となった時期にポータブルトイレを購入しても、病状の進行が速く、ほとんど使用せずに床上排泄となってしまうこともある。病状のアセスメントをしながら複合的に検討する。

IDEA NOTE
② フィジカルアセスメント
③ 活動・休息の援助
❸ 排泄の援助
④ 清潔ケア
⑤ 栄養管理・食事の援助
⑥ 薬剤の管理
⑦ 医療的ケア
⑧ 終末期のケア

2【床上排泄】

床上排泄とは、ベッド上で尿器や便器を使用して排泄することです。尿便意はあってもトイレまでの移動が困難な場合や、座る姿勢がとれない場合などのほか、介護負担の軽減を目的に行うこともあります。例えば、日中は介助でトイレに行けても夜間は頻尿で介助が困難な場合、夜間のみ床上排泄を検討します。

必 ず 押 さ え る ！

- 利用者自身で、または家族の介助でズボンやパンツの着脱ができるか、排泄物を処理できるかを確認する。

- 利用者や家族の使いやすさ、安心感、好みに合わせて排泄器具を選択する。

- 排泄時はバスタオルを掛けたり、カーテンを引いたりして、プライバシーを守る。

- 寝具を汚染しないよう防水シーツを併用し、衣服を汚染しないよう、ズボンやパンツは膝あたりまで下げ、上着は腰まで上げる。

こんなときは医師に報告！

- 床上排泄器具の使用により皮膚障害が生じた場合。

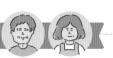

家族・他職種に伝えること

- 排泄に介助が必要な場合は協力を依頼し、排泄器具の使用方法を具体的に伝える。

- 排泄器具は清潔に保つために、毎日洗浄してもらう。

- 尿器は尿が入った状態でベッドに置きっぱなしにならないよう、定期的にトイレに尿を廃棄してもらう。

- 排泄器具を隠せるように、適当な大きさの布やタオルを掛けてもらう。

床上排泄のコツ

>>>女性の排尿では尿がこぼれないよう注意する

女性の尿器での排尿を介助する際は、尿がこぼれてしまってシーツを汚してしまうなど失敗が多いので注意が必要。尿器はベッドに押し当て、受け口の先端を会陰下部に当ててしっかり密着させ、ティッシュペーパーを陰部から尿器に垂らして尿の飛散を予防する。

>>>尿をこぼさずに廃棄できるよう工夫する

利用者が尿器を自分で使用する場合は、容器に入った尿をこぼさずに処理できるかも確認する。こぼしてしまう恐れのある場合は、逆流防止弁つきの尿器や、尿器の中に入れて尿を固まらせるポリマーを使う方法もある。

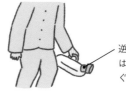

逆流防止弁つきの尿器は尿がこぼれるのを防ぐことができる

>>>排便時は30〜45°ギャッチアップする

便器を使用して排便する場合は、仰臥位では腹圧がかけにくくなるため、30〜45°ギャッチアップをする。

こんなとき どうする？

● 頻繁に尿を廃棄することが難しい場合

安楽尿器は、1,500mL程度の尿をためることができる。また、レシーバーを当てると自動で採尿できる自動採尿器は、こぼれる心配が減り、寝たままでも座っても使用できる。通常の尿器ではこぼしてしまい介護負担が大きい場合に導入し、利用者も家族も安心して夜間に休めるようになったこともある。

● 男性で尿意が曖昧、または
自力で尿器を当てることが難しい場合

装着式尿器を使用することで、排尿のたびに尿器を当てる必要がなくなり、介護負担の軽減になる。
長時間装着する場合は、陰茎が圧迫され皮膚障害が生じる可能性があるため、皮膚を観察し装着方法を検討する。
粘着剤を使用しているディスポーザブルタイプのものは単回使用となるため、経済的に可能であるかを確認する。

● 自動採尿器

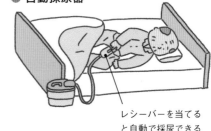

レシーバーを当てると自動で採尿できる

● 装着式尿器

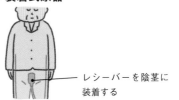

レシーバーを陰茎に装着する

自動採尿器や装着式尿器はレンタルができず購入になるうえ、高価です。導入する前に、サンプルの使用やデモンストレーションができるか、メーカーや販売会社に問い合わせてみましょう。実際に使用してみたらうまく使えなかったということもあります。

IDEA NOTE

1 フィジカルアセスメント

2 活動・休息の援助

❸ 排泄の援助

4 清潔ケア

5 栄養管理・食事の援助

6 薬剤の管理

7 医療的ケア

8 終末期のケア

3【トイレでの排泄介助】

トイレでの排泄には、身体的、心理的、社会的、衛生的な意義があります。トイレに座る（しゃがむ）姿勢は排泄に適しており、プライバシーが守られた空間で安心して排泄できます。また、トイレでの排泄は社会の基本であり、排泄物を衛生的に処理できます。そのため、すべての人に対しトイレで排泄が可能かを検討する必要があります。

必ず押さえる！

- 尿便意があってトイレまでの移動が可能な場合は、トイレでの排泄を検討する。

- トイレまでの安全な移動手段を検討する。

- トイレまでの移動は不可能だがトイレに座れる場合は、ポータブルトイレを検討する。

  >>> ポータブルトイレのレンタルは介護保険の適用外であり、さまざまなタイプがあるため、購入前に十分検討する。

● さまざまなポータブルトイレ

- 室内に置いても違和感が少ない家具調のもの
- 掃除がしやすいポリプロピレン製のもの
- 肘掛けがスライドできるもの、はね上げられるもの
- 温水洗浄（ウォシュレット）機能がついたもの
- 排水パイプを屋外の下水につなげる水洗のもの
- 高さ調整ができるもの

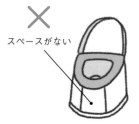
スペースがない

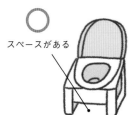
スペースがある

ポータブルトイレから起立するときには足を後方に蹴りこみ、前屈みになる。そのため、下に十分なスペースがあるポータブルトイレを選ぶ

居室にトイレを置くことに抵抗感をもつ人もいます。また、ポータブルトイレが自力で使用できる人は、通常のトイレを使用できる可能性があるため、環境整備や機能訓練によりトイレで排泄ができないか検討しましょう。

こんなときは医師に報告！

- トイレ排泄のために関節可動域を広げる、筋力をつけるなどの運動機能訓練が必要な場合は相談する。

家族・他職種に伝えること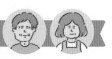

- トイレの改修が必要な場合は、ケアマネジャーに相談する。
  （ケアマネジャーは介護保険の適用を確認のうえ、福祉用具事業所に依頼する）

- 排泄に介助が必要な場合は協力を依頼する。

IDEA NOTE

① フィジカルアセスメント

② 活動・休息の援助

❸ 排泄の援助

④ 清潔ケア

⑤ 栄養管理・食事の援助

⑥ 薬剤の管理

⑦ 医療的ケア

⑧ 終末期のケア

トイレでの排泄介助のコツ

>>>トイレの扉が内開き戸の場合は、引き戸などに改修する

転倒したときや、介助が必要な場合に備えて、引き戸に改修しておくことが望ましい。トイレ内で転倒した場合、内開き戸では戸が邪魔になり中に入れないことがある。引き戸のスペースを確保することが難しい場合は、外開き戸またはアコーディオンカーテンなどにできないか検討する。

〈和式トイレに使用する商品の例〉

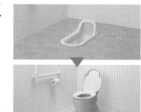

サニタリエース HG 据置式
（写真提供：アロン化成株式会社）

>>>和式トイレの使用が困難な場合は、トイレの改修を検討する

しゃがまなければならない和式トイレは、関節可動域に制限がある人や、筋力が低下した人には適さないため、座るタイプの洋式トイレに変更できないか検討する。便器本体を変更しなくても、上置き式・据え置き式の便座を使用してもよい。

>>>姿勢の保持や起立動作が困難な場合は、手すりの設置を検討する

トイレ内にL型の手すりを設置することで、トイレに座っているときの姿勢保持や、起立時の支えとして使用できる。賃貸住宅などで壁への取りつけが不可能な場合は、工事が不要な設置式の手すりも選択できる。また、前屈みになって衣服の着脱や移乗動作をするときに前方に手すりが必要な場合は、体重の大半を預けられるようなレストテーブルもある。

〈手すり・レストテーブルの例〉

 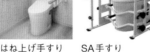

はね上げ手すり
（写真提供：TOTO株式会社）

SA手すり
（写真提供：株式会社シコク）

前傾姿勢支持テーブル型手すりFUN
レストテーブルα
（写真提供：パナソニックエイジフリー株式会社）

こんなとき どうする？

●トイレまでの移動が困難な場合

ベッドの位置をトイレの近くにする、トイレまでの動線を短くする、トイレまでの移動に使用できる手すりを設置するなどを検討する。
また、関節可動域を広げる、筋力をつけるなど、トイレまで移動できる身体づくりのためのリハビリテーションも検討する。

●ポータブルトイレの洗浄やにおいが気になる場合

中バケツに少量の水を入れたり、ティッシュを先に敷いたりしておくと、後で洗うのが楽になる。また、ベッドサイドに置くことが多いため、消臭液をあらかじめ入れておくとよい。
排泄物を触りたくない、見たくないという場合は、排泄物を自動で袋へ閉じ込めて封をできるものもある。

通常の洋式トイレでは低くて使用できない場合

関節可動域が狭い、起立が困難などの理由で、通常の洋式トイレでは低くて使用できない場合は、補高便座を使用することで格段に起立動作が楽になる。
便座に上置きするものは、便座自体の高さが高くなるので、家族に小さな子どもや立位排尿をする男性がいる場合は使いづらいこともある。その場合、電動で便座が昇降するトイレリフトの導入を検討するとよい。

〈洋式トイレに使用する商品の例〉

  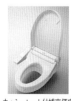

ソフト補高便座
（写真提供：アロン化成株式会社）

トイレリフト
（写真提供：TOTO株式会社）

ウォシュレット付補高便座
（写真提供：TOTO株式会社）

4【おむつ交換】

おむつは、寝たきりの人や尿意のない人などに使用します。おむつ交換は、日常の排泄ケアの中でも頻度が高いケアです。適切な方法で装着し、排泄物を確実に吸収・保持することによって漏れを防ぎ、清潔を保つことが大切です。

必ず押さえる！

- 基本的に、アウター（テープ式おむつ、パンツ式おむつ、下着など）＋インナー（パッド）1枚とし、正しい方法で装着する。

- 身体機能や吸収量、吸収スピード、サイズ、経済性、介護状況からおむつを選択する。

- 交換時はシーツを汚さないよう、ビニールや敷パッドなどを敷く。

- 汚染されたおむつを取ったあと、新しいおむつを装着するときには手袋を交換し、皮膚に汚れや菌が付着することを防ぐ。

- 紙おむつの助成制度である、「紙おむつ給付およびおむつ代助成制度」について確認する。

  >>> 給付条件（要介護度や課税など）、負担限度額（5,000 ～ 10,000 円程度）、自己負担額などは市区町村によって異なるため、市区町村の保健福祉課や地域包括支援センターへ問い合わせる。

こんなときは医師に報告！

- 排泄物の色・性状・量に異常があったとき。

- 尿が出ないとき。
  （乏尿：400mL／日以下、
  無尿：100mL／日以下）

- 尿量が異常に多いとき。
  （多尿：3,000mL／日以上）

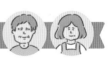

家族・他職種に伝えること

- パッドの使用枚数や当て方などの方法を統一して、誰が交換しても同じ当て方ができるようにする。

- 適したサイズ・用途のおむつ・パッドが購入できるように情報提供する。

訪問バッグや訪問車にパッドやおむつを入れておくと、説明や装着が必要なときにすぐ使用できます。

おむつ交換のコツ

>>>においを防ぐ工夫をする

Ag⁺（銀イオン）含有、カテキン、活性炭などの消臭機能がついているパッドを使用する。

おむつ交換をした後は、便をトイレに流し、おむつは直接ごみ袋に入れるよりも新聞紙に包んでから袋で密閉するとにおいが軽減できる。

衣服やシーツ、クッションなどに尿が付着した場合、時間が経過するほどにおいが強くなる。おむつ交換後は、周囲に汚れがないか必ず確認する。

部屋についたにおいは、市販の消臭・除菌のスプレーを使用するとよい。

▶ **物の工夫**

使用後のおむつを入れられる消臭袋やおむつ処理ポッドが市販されている。また、食パンなどのポリプロピレン製の袋はにおい漏れが少ないため、おむつを入れるために取っておいてもらうとよい。

>>>インナー（パッド）は 1枚の使用を基本とする

数枚のインナーを重ね使いしているケースが散見されるが、横漏れ・背漏れや皮膚障害の原因になり、不快感を増すことにつながる。

高機能のパッドであっても、重ねて使うとその機能を発揮できなくなるため、製品特徴を理解し、適切に使用する。

\注意/

🛈 両面吸収パッドをじゃばら折り、ロール、三角折りなどにして吸収量を補うことができるが、じゃばら折りにしたパッドが尿を吸収して膨れることで、不快感の増強や、恥骨骨折につながった事例もある。極度にやせている人や拘縮の強い人でなければ、尿量や交換頻度に合ったパッド1枚の使用を基本に検討する。

>>>アウターの適切な装着方法を押さえる

❶ アウターの立体ギャザーを潰さないように内側にセッティングする。女性の場合は尿道口にフィットするよう山折りに、男性の場合は陰茎を包み込むように谷折りにする。

❷ ギャザーはしっかりと立てて殿部から内腿、鼠径部に沿うように装着する。ギャザーを指で立てながら装着するときれいに沿わせることができる。

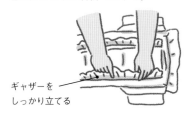

ギャザーを
しっかり立てる

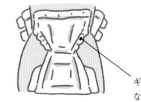

ギャザーを指で立て
ながら体に沿わせる

>>>テープ式おむつの適切な装着方法を押さえる

テープ式おむつはしわを伸ばしながら装着する。おむつの中心は背骨に合わせて左右の偏りをなくし、テープは左右同じ位置になるようにする。下のテープはやや上向きになるようにして留め、大腿の前面にかからないようにする。

左右のテープがクロスする場合や、上のテープが腸骨より上になる場合は、サイズが大きすぎる可能性があるため、適切なサイズを選択する必要がある。

おむつという言葉だと抵抗のある男性には、男性用のパッドと紹介すると受け入れてもらえることもあります。

>>>皮膚の洗浄は1日1回を基本とする

高齢者や長期間おむつを使用している人の皮膚は、尿便が付着したり蒸れたりしておむつ周囲の皮膚障害を起こしやすい。おむつ交換の際に皮膚を清潔にすることが原則だが、頻繁な洗浄は皮脂を落としてバリア機能を損なう原因となるため、洗浄は1日1回を基本とし、それ以外はおしり拭きなどを活用する。

IDEA NOTE

① フィジカルアセスメント

② 活動・休息の援助

❸ 排泄の援助

④ 清潔ケア

⑤ 栄養管理・食事の援助

⑥ 薬剤の管理

⑦ 医療的ケア

⑧ 終末期のケア

こんなとき どうする？

● 夜間や介護力が低く、交換頻度が少ない場合

交換頻度が少ない場合は吸収量の多いパッドを選択する。
吸収量には軽失禁用の50mL〜大容量の1,800mLまでさまざまなタイプがある。「ウルトラ」とか「スーパー」という表記ではなく、吸収量が何mLかを確認する。
「○回分」という表記は、1回排尿量150mLとして計算されている。実際の1回排尿量は人によって異なるので、どの程度の吸収量が必要かを確認しておく。

生理用ナプキンを軽失禁パッドや尿取りパッドの代わりにしている人がいますが、血液を吸収するためのものであり、ポリマーの量が少なく尿の吸収には不向きです。そのことを説明して、軽失禁パッドや尿取りパッドの使用へ誘導しましょう。

● 尿勢が強い場合や、1回尿量が多い場合

パッドの吸収が間に合わずに、上下に尿が流れ漏れる場合がある。その場合は尿道口付近に空間をつくり、皮膚に密着させないようにすることで背漏れを防ぐことができる。
また、吸収が速いパッドを使用することで、尿漏れを防ぐこともできる。

吸収が速いパッドの例：
リフレスピードキャッチパッド
（写真提供：株式会社リブドゥコーポレーション）

瞬間吸収シートと拡散スリットが尿をすばやく吸収する

● 多量の軟便が出る場合

パッドは尿を吸収するために設計されたもので、軟便の吸収には適していない。パッドを装着した状態で軟便が出ると、吸収面積が小さくなって漏れを起こしやすくなる。
そのため、パッドは使用せずテープ式おむつを1枚当てることで吸収面積が広くなるようにする。このとき、軟便は隙間に流れていくため、軟便がたまる空間ができるよう握りこぶし1つ分ほどのスペースを空けて装着する。

▶ 物の工夫

軟便をためるスペースがあるテープ式おむつや、軟便用のパッドも市販されており、活用できる。

商品の例①
アテント お肌安心パッド 軟便モレも防ぐ
（写真提供：大王製紙株式会社）

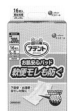

軟便を閉じ込める吸収体と、目詰まりしにくい網目状シートを採用。パッドの表面上で広がらずに吸収できる

例②
リフレ軟便モレを防ぐシート
（写真提供：株式会社リブドゥコーポレーション）

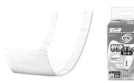

例③
サルバ安心Wフィット 強力吸収テープ止め
（写真提供：白十字株式会社）

パッドの上に敷いて使用することで、表面から水分だけをパッドに通過させることができる
ただし、パッドの全面を覆うくらいの大量の軟便（300g以上）は効果が期待できない場合がある

便をキャッチするスペースがあり、尿にも軟便にも対応できるテープ式紙おむつ

● 皮膚障害が生じやすい人や、交換の間隔が長くなる場合

次のおむつ交換までに時間が空く場合や、皮膚障害が生じやすい人の場合は、撥水効果のある保護クリームを塗布することで、排泄物の付着を防ぎ、皮膚のバリア機能を補うことができる。

5 【 排便のアセスメント 】

便がたくさん、すっきりと出るのはとても気持ちがいいことです。排便には人それぞれのパターンがあり、毎日出る人もいれば、週に1回たっぷり出す人もいます。排便のアセスメントをするには、その人の排便パターンを知ることから始め、それによって起こっている問題点を探ります。

必ず押さえる！

- 腹部の聴診、打診、触診、直腸診は必ず行い、おなかの中の状況を知る。

- 便秘のタイプを知る。

- 便の硬さはブリストル便性状スケール3〜5をめざす。

- たくさん出るとすっきりする、を基本に頻度を考える。

- 薬剤を使用する前に規則正しい食事、排泄習慣をつけ、薬剤は目的に合わせて正しく使う。

● ブリストル便性状スケール

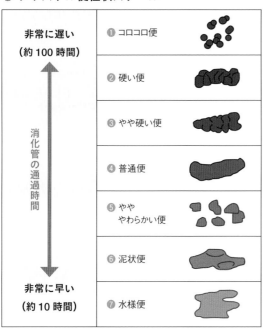

非常に遅い（約100時間）	① コロコロ便	
	② 硬い便	
消化管の通過時間	③ やや硬い便	
	④ 普通便	
	⑤ やや やわらかい便	
	⑥ 泥状便	
非常に早い（約10時間）	⑦ 水様便	

O'Donnell LJ, Virjee J, Heaton KW.Detection of pseudodiarrhoea by simple clinical assessment of intestinal transit rate. *BMJ* 1990 ; 300 : 439-440.

こんなときは医師に報告！

- 触診で圧痛や筋性防御、反跳痛（p.26）があるとき。

- 便秘で薬剤の使用が必要と考えられるときは、便秘のタイプを報告し薬剤を提案する。

- 下痢や出血が続くとき。

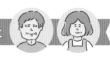

家族・他職種に伝えること

- 排便のあった日にはカレンダーに印をつけるなど、わかるように記録してもらう。

- 食事や活動に支援が必要なときは依頼する。

- 薬剤を使用する場合、使用方法を説明する。

IDEA NOTE

① フィジカルアセスメント

② 活動・休息の援助

❸ 排泄の援助

④ 清潔ケア

⑤ 栄養管理・食事の援助

⑥ 薬剤の管理

⑦ 医療的ケア

⑧ 終末期のケア

排便のアセスメントのコツ

>>>その人の排便パターンを把握する

便秘とは、本来排出すべき糞便を十分量かつ快適に排出できない状態[1]である。毎日排便があっても残便があれば便秘といえ、逆に1週間排便がなくても、本人がすっきりする排便があれば便秘とはいえない。

下痢であろうが、3日に1回排便があればよし、と考えて下剤を使用するのは誤った考え方といえる。

訪問時に長時間かけてケアをしても排便が少ししかなく、翌日にたくさんあったとしたら「看護師が便を出し切れなかった」のではなく、「翌日がその人の排便のタイミングだった」ということです。便が週に何回、どのくらい出たかよりも、「すっきりしましたか？」と聞いてみましょう。

>>>排便日誌を記録し、ケアにつなげる

排便日誌の記録は、利用者や家族ができる場合は依頼し、できない場合は看護師が聞き取りながら記録する。便が出た日を記録するだけでなく、時間、便の性状や量、下剤や摘便などの処置の有無などを表にして記入する。便の性状はブリストル便性状スケール（p.63）を用いると共通認識が得やすい。

排便日誌により「この下剤を使用すると下痢を起こす」「この下剤を使っても効果がない」「自力で排便があった翌日には直腸に便は残っていない」「5日くらいで排便があればたっぷりいい便が出る」など、個々の排便パターンと便秘や下痢のタイプ、行うべきケアがわかってくる。

>>>アセスメントを行い、　　排便日誌に記入する

訪問時には聴診、打診、触診、直腸診を行い、腸の動きはどうか、腹部の張りはどうか、直腸に便が降りてきているかを確認し、それも排便日誌に記入する。

 注意

「毎日便がある」といっても、残便感があったり、便の性状がゆるかったり、便失禁が続いていたりするときは、嵌入便（かんにゅうべん）の可能性がある。

嵌入便とは、直腸まで降りてきた便が排出されずに大きな便塊となってたまっている状態のことで、便塊は排出できずにゆるい便だけが排出される。毎日便が出ていてもすっきりしないという訴えがある場合は、必ず直腸診を行う。

● アセスメントのポイント

聴診	●腸蠕動音の有無と程度を確認する ●腸蠕動が低下していれば結腸通過遅延、亢進していれば下剤の不適切な使用の可能性がある
打診	●腹部の大部分では鼓音が聴取される。鼓音が亢進していればガスによる拡張が考えられる ●濁音が聴取される部位には便塊が貯留していると考えられる
触診	●仰臥位で腹部の緊張をゆるめて行う。示指〜環指を使って腹部を触り、硬さ、膨満、圧痛の有無を確認する ●腹部全体が張っていたらガスが充満していることが考えられる ●左下腹部を左腸骨から臍の方向に触って硬いものが触れたら、下行結腸に硬便があることが考えられる
直腸診	●直腸内に便の貯留がないかを確認する。手袋を装着し、示指に潤滑剤をつけ、肛門の表面をマッサージして肛門括約筋の緊張をとる（いきなり肛門に挿入しない）。くすぐったさを感じない程度に強く、数回繰り返し、肛門がゆるんだらゆっくり示指を肛門内に挿入する ●指は軽く曲げるくらいの気持ちでやわらかくしておく。直腸内にある便が軟便なら示指が抵抗なく挿入できる。硬い便が触れたら、それ以上は挿入しないようにする

>>> 十分な水分と、排便を促す食品の摂取を勧める

便の65〜75％は水分であるため、水分摂取量が不十分だと大腸での水分吸収量が増え、便が硬くなり排出困難となる。1,000〜1,500mL/日程度を目標に水分を摂取してもらう。

排便を促す食品として、食物繊維、発酵食品、油類などがある。食物繊維には水溶性と不溶性があり、腸の動きの悪い人が不溶性食物繊維ばかりを摂取すると、かえって便秘になることがある。便がやわらかい人には不溶性食物繊維、硬い人には水溶性食物繊維など、状態にあった摂取を勧める。

排便が促進される食品には個人差があります。朝一番の冷たい飲み物や、牛乳、寒天にオリゴ糖、香辛料、カフェイン、プルーン、オリーブオイルなど、その人に合った食品を探すことも大切です。また、最近では食物繊維の入ったとろみ剤なども市販されているので、うまく活用しましょう。

● 食物繊維の種類

水溶性食物繊維	不溶性食物繊維
● 便をやわらかくする効果がある ● 海藻類やこんにゃく、オクラ、バナナなどに多く含まれる	● 腸内で水分を吸収して膨らみ、便の量を増やして形をつくる効果がある ● 豆類、イモ類、キノコ類、タケノコ、ゴボウなどに多く含まれる

>>> 排便しやすい時間にトイレに行く習慣をつけてもらう

排便は、消化管に食物が入った後に反射が起こりやすくなる。そのため朝食後に、便意の有無にかかわらずトイレに行く習慣をつけるよう勧める。

その際、朝の大蠕動、胃結腸反射の利用について説明する。

これも個人差があるので、排便日誌から出やすい時間帯を見つけて、その時間にトイレに行く習慣をつけるとより効果的です。

● 朝食後の排便反射

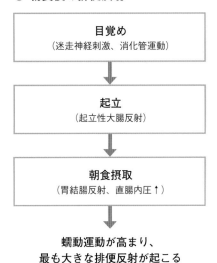

目覚め
（迷走神経刺激、消化管運動）

↓

起立
（起立性大腸反射）

↓

朝食摂取
（胃結腸反射、直腸内圧↑）

↓

蠕動運動が高まり、
最も大きな排便反射が起こる

IDEA
NOTE

① フィジカルアセスメント

② 活動・休息の援助

❸ 排泄の援助

④ 清潔ケア

⑤ 栄養管理・食事の援助

⑥ 薬剤の管理

⑦ 医療的ケア

⑧ 終末期のケア

>>> 排便に適した姿勢をとれるようにする

排便に適した姿勢は、足が床につき、足先が膝より中側に入り、少し前傾になった姿勢。
トイレの高さが合わない人には足台を用いたり、補高便座を使用したり、前方に手すりを設置したり（p.59）、その人に合わせた環境をつくる。
寝たきりの状態では自然排便は困難であるため、左側臥位になって膝を曲げてもらうなど、腹圧をかけやすく、直腸肛門角が鈍角になるよう姿勢を調整する。

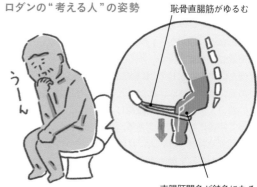

ロダンの"考える人"の姿勢

恥骨直腸筋がゆるむ

腹圧が腹部前壁でなく骨盤底にかかることで、直腸肛門角が鈍角になり、便が排出しやすくなる

直腸肛門角が鈍角になる（普段は鋭角になって便失禁を防いでいる）

>>> 便秘のタイプに合ったケアプランを立てる

機能性便秘のタイプは表のように分類されており、大腸通過遅延型の便秘は、腸蠕動が低下しているために起こるもので、直腸診をしても便は触れない。座薬や浣腸は効果がなく、腸蠕動を改善する必要がある。
排便困難型の便秘は、便が直腸まで降りてきてもそこから排出できないため、直腸診で便が触れる。その便を出しやすくする必要があり、肛門刺激や摘便、座薬、浣腸のほか、排便姿勢の改善などを行う。刺激性下剤を使用すると下痢となってしまう可能性がある。

 「3日排便がなければ下剤を服用」「○曜日と○曜日は浣腸」といったルーチンのケアを実施するのではなく、排便日誌や直腸診から便秘のタイプを判断して個々のケアプランを立てましょう。

⬤機能性便秘の分類

症状分類	検査による病態分類	原因となる病態・疾患
排便回数減少型	大腸通過遅延型	●特発性 ●症候性：代謝・内分泌疾患、神経・筋疾患、膠原病、便秘型過敏性腸症候群など ●薬剤性：向精神薬、抗コリン薬、オピオイド系薬など
	大腸通過正常型	●経口摂取不足（食物繊維摂取不足を含む） ●大腸通過時間検査での偽陰性など
排便困難型	大腸通過正常型	●硬便による排便困難、残便感 （便秘型過敏性腸症候群など）
	機能性便排出障害	●骨盤底筋協調運動障害 ●腹圧（努責力）低下 ●直腸感覚低下 ●直腸収縮力低下など

日本消化器病学会関連研究会 慢性便秘の診断・治療研究会編：慢性便秘症診療ガイドライン 2017. 南江堂, 東京, 2017：3. をもとに作成

排便困難型の便秘で薬剤を使用するとき

レシカルボン（炭酸水素ナトリウム・無水リン酸二水素ナトリウム）座薬や浣腸を使用する。レシカルボン座薬は直腸内で炭酸ガスを発生させ、蠕動運動を亢進させることにより生理的な排便を促す。効果が出るまで7、8分といわれているが、個人差があるため注意する。

大腸通過遅延型の便秘で薬剤を使用するとき

すぐに大腸刺激性下剤を使用するのではなく、食事の工夫をしながら整腸剤や浸透圧性下剤を使用し、便の性状の改善を図る。
整腸剤は効果が出るまでに時間がかかることもあるため、ほかの薬と併用しながら、効果が出たらほかの薬を減量する。

大腸刺激性下剤を使用するとき

大腸刺激性下剤は腸蠕動が弱いときのみ使用する。長期間内服すると薬剤耐性や依存性が出るため注意が必要である。服用の翌日にブリストル便性状スケール3～5の便がすっきり出るような量に調整する。
薬を飲んでも排便がない、または下痢を起こしてしまう場合は、量や周期が合っていないと考える。

●下剤内服のポイント

薬剤の種類	商品名（一般名）の例	特徴・注意点など
膨張性下剤	コロネル、ポリフル（ポリカルボフィルカルシウム）	●水分を吸収させて便をやわらかくし、膨張させることで排便を促す ●コップ1杯（150～200mL）以上の水と一緒に内服する
浸透圧性下剤	酸化マグネシウム モニラック、ラグノス（ラクツロース） ビーマス（ジオクチルソジウムスルホサクシネート・カサンスラノール）	●習慣性がなく比較的作用がゆるやかで長く服用できる ●酸化マグネシウムなどの塩類下剤は、腎機能障害がある人や高齢者は高マグネシウム血症に注意が必要 ●モニラックなどの糖類下剤は高マグネシウム血症の心配はないが、ガラクトース血症には禁忌
大腸刺激性下剤	センノサイド（センノシドA・Bカルシウム塩） アローゼン（センノシドA・B） ラキソベロン（ピコスルファートナトリウム水和物）	●腸を刺激し動きを活発にさせることで排便を促す ●効果は高いが習慣性があり、連用により量が増えてしまうことがあるため、長期的な服用を避ける ●服用後6～12時間で作用が出るため、朝の大蠕動に合わせて逆算して内服時間を決めるとよい

トイレで排泄しているが、認知症のため、いつ排便があったかわからない場合

便器に便がついていた、便器の周りに使用済みのトイレットペーパーがあったなどの変化があれば、排便があったと考えられる。また、男性の場合は、ホルダーにあるトイレットペーパーを三角折りにしておき、三角部分がちぎられて使用されていたら、排便があったと判断できる（女性は排尿後も使用するのでこの判断は使用できない）。
こうした変化を排便日誌やカレンダーなどに記録して排便状況を推測する。

引用文献
1）日本消化器病学会関連研究会 慢性便秘の診断・治療研究会編：慢性便秘症診療ガイドライン2017. 南江堂, 東京, 2017：2.

IDEA NOTE
①フィジカルアセスメント
②活動・休息の援助
❸排泄の援助
④清潔ケア
⑤栄養管理・食事の援助
⑥薬剤の管理
⑦医療的ケア
⑧終末期のケア

6 【浣腸】

浣腸は、排便困難型（直腸性）便秘（p.66）に対して行い、グリセリン液を注入することで直腸にある便を強制的に排出させる方法です。基本的な看護技術ですが、危険も多いため、対象と安全な実施方法をしっかり確認して行うべき行為です。

必ず押さえる！

- 処置前に排便状況の確認、腹部の聴診、触診、直腸診を行う。

- イレウス、下部消化管手術直後、腸管内出血、腹腔内炎症、腸管穿孔、全身衰弱は禁忌。

- S状結腸、直腸の生理的な走行に沿うよう、必ず左側臥位で行う。

  >>> 立位前屈での浣腸は直腸前壁にチューブ先端が当たりやすく穿孔のリスクがあるため禁忌。

- 穿孔を避けるため、ストッパーは6cm以下、安全に考慮し5cmに合わせる。

- チューブ先端にゼリー（潤滑剤）またはグリセリン液を塗る。

- グリセリン液はゆっくり15〜30秒かけて注入する（60mLの場合）。

- 便意が高まったら、がまんせず排便するよう促す。

こんなときは医師に報告！

- はじめて浣腸を行うときには指示を受ける。

- 直腸穿孔の疑いがある場合、コアグラ(凝血塊)や出血があった場合は大量出血の予兆と考えられるため、浣腸実施中に認めた場合は中止して医師に相談する。

- 腹部に圧痛や筋性防御、反跳痛（p.26）がある場合。

- 浣腸による迷走神経反射で血圧低下や気分不快が起こった場合。

- 浣腸後24時間以内に血尿がみられた場合はグリセリン液の血管内流入による溶血が疑われるため、報告する。

家族・他職種に伝えること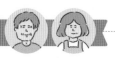

- 処置後しばらくしてから排便がみられる可能性を伝える。

- 処置後に出血や腹痛、気分不快や血尿などがあったときは連絡するよう伝える。

浣腸のコツ

>>> 浣腸液は室温程度にする

浣腸液は人肌程度に温めるように添付文書などに書いてあるが、電子レンジや湯せんで温めると、38℃以上になってしまうことが多い。温度が高いと粘膜を痛める恐れがある。

逆に温度が低くて起こる末梢血管の収縮による血圧上昇は10分程度で回復することがわかっている。このため、浣腸液は室温程度で使用することが望ましい。

>>> シーツや衣服の汚染を防ぐ

便がガスとともに噴出することもあるため、あらかじめビニールを下に敷いたり、おむつを広めに敷いたりして汚染を避ける。また、ガスが出そうなときは、おむつの面を片手で殿部に当ててカバーする。

注入後トイレに移動するときは、必ずおむつやパッドを当ててもらう。

こんなとき どうする？

■ ベッドの右側に壁があって、左側臥位では後ろからアクセスできない場合

処置のときだけ頭をベッドの足側にして左側臥位をとってもらう。
または、看護師のほうを向いて足を屈曲してもらい、看護師は足側のベッドに乗って、肛門をしっかり目視して行う。左手でできる場合は左手で行う。

浣腸前の直腸診で大量の硬便や大きな塊が触れる場合

必ず浣腸の前に摘便を行う。直腸に硬便が大量に貯留しているときは、直腸壁が伸展しているため、グリセリン液を注入することで穿孔を起こす危険がある。

> ⚠ 注意
>
> 長期間便塊が直腸内に貯留していた場合には、直腸に慢性的な虚血や炎症がある可能性が高く、特に穿孔の危険が高い。摘便である程度硬便を排出してから、それでも必要な場合に浣腸を行うようにする。

チューブの先端が途中でつかえて挿入できない場合

処置前には必ず直腸診で硬便が貯留していないことを確認しているため、チューブの先端に当たっているのは直腸壁ということになる。そのまま強い力でチューブを挿入してしまうと、粘膜を傷つける恐れや、穿孔の危険がある。直腸診のときに直腸の方向も確認し、その方向に沿うようにチューブを挿入する。

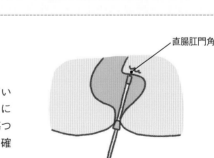

直腸肛門角

直腸肛門角に当たっていることも考えられる

注入したグリセリン液が肛門から漏れてしまう場合

チューブの先端に障害物が当たって抵抗感がある場合、そのまま注入するとグリセリン液が肛門から漏出することがある。抵抗を感じた場合は少し引いて注入してみるとよい。また、肛門括約筋の力が低下している人では、グリセリン液を保持できないことがある。その場合は浣腸の効果が期待できないため、座薬の使用を検討する。そのため、直腸診では肛門括約筋の強さも確認しておく必要がある。

一度直腸内に保持できても、1分ともたずに便意が高まり、先にグリセリン液が出る場合もありますが、異常ではありません。浣腸後に排便を長時間がまんすると迷走神経反射が起こり、血圧低下や気分不快を起こすことがあります。時間にこだわらず、便意が高まったら排出を促しましょう。

IDEA NOTE

① フィジカルアセスメント

② 活動・休息の援助

❸ 排泄の援助

④ 清潔ケア

⑤ 栄養管理・食事の援助

⑥ 薬剤の管理

⑦ 医療的ケア

⑧ 終末期のケア

7 【摘便】

摘便は直腸に便がたまっていて自力で排便できないときに行う手技です。肛門に指を入れて便をかき出されることは、利用者さんにとって、できるだけされたくない行為です。摘便は、浣腸や座薬では排便できないときに検討する最終手段と心得て、極力行わなくて済むように便の性状コントロールを心がけましょう。

必ず押さえる！

- 腸粘膜を傷つけないよう、自分の爪を短く切っておく。

- 摘便前に排便状況の確認、腹部の聴診、触診、直腸診をして直腸内の便の貯留を確認する。

- 摘便を行うほうの手はゴム手袋を2重にする。

  >>> ディスポーザブル手袋は、100枚のうち2.5枚にピンホールが入っていてもJIS規格では合格となる。ピンホールが入っている可能性があると考え、2重に装着する。

- 指の挿入前に肛門をマッサージして肛門括約筋の緊張をゆるめてから行う。

- 挿入する示指には潤滑ゼリーか、ワセリンをたっぷりつけておく。

- 直腸の生理的な走行に沿うよう、必ず左側臥位で行う。

こんなときは医師に報告！

- 指の挿入が困難なほど肛門が狭い、あるいは肛門疾患がある場合は医師の判断と指示を受ける。

- 直腸穿孔の疑いがある場合、とくにコアグラ（凝血塊）や出血があった場合は大量出血の予兆と考えられるため、摘便中に認めた場合は中止して医師に相談する。

- 摘便後に迷走神経反射による血圧低下や気分不快が起こった場合。

- 腹部に圧痛や筋性防御、反跳痛（p.26）がある場合。

家族・他職種に伝えること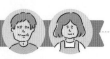

- 処置後しばらくしてから排便がみられる可能性があることを伝える。

- 処置後に出血や腹痛、気分不快や血尿などがあったときは連絡するよう伝える。

摘便のコツ

>>>シーツや衣服の汚染を防ぐ

あらかじめビニールやペットシートを下に敷いたり、おむつを広めに敷いたりして汚染を避ける。衣服は十分にまくり、上着は上腹部のあたりまで上げ、ズボンやパンツは膝のあたりまで下げる。
腹圧をかけると尿失禁する可能性があるため、前側にも尿取りパッドや尿器（男性の場合）を置く。

>>>肛門をゆるめるためにマッサージを行う

示指で肛門の表面をマッサージして肛門括約筋の緊張をとってから行う。くすぐったさを感じない程度に強く、数回繰り返し、肛門がゆるんだらゆっくり示指を肛門に挿入する。指は軽く曲げるくらいの気持ちでやわらかくする。痛みを感じると肛門に力が入ってしまうため、痛みを生じさせないようゆっくりと、やさしく動かすことを心がける。

 枕を使って頭が浮かないように支えると、余計な力が抜けて肛門がゆるみます。

>>>便が処理しやすいように工夫する

摘便した便を置くために、新聞紙を1/4に折った上にトイレットペーパーを長めに置いておく。この新聞紙は肛門近くに置くことで、便の移動距離を短くする。皮膚についた汚れを拭き取るためのトイレットペーパーも、この新聞紙の上に何枚か準備しておく。

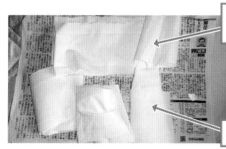

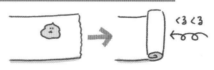

ここに摘便した便を置いていき、そのつどトイレットペーパーを巻きつける

くるくる

汚れを拭き取るのに使用する

摘便が終わったら、トイレットペーパーにくるまれた便と、汚れを拭き取ったトイレットペーパーを新聞紙ごとトイレに持って行き、トイレットペーパーを流す
便がトイレットペーパーに包まれていることで、トイレの汚れを防ぐことができる

 利用者さんや家族から、トイレに流さなくてもよい、と言われることもありますが、ごみからのにおいが強くなるため、なるべくトイレに流すように勧めます。
ごみのまとめ方は各家庭によって異なるため、確認しましょう。

>>>摘便終了のタイミングを見きわめる

直腸内に便が触れなくなったら終了だが、その後にたくさん便が降りてくることもある。直腸内がまだ膨らんでいたり、肛門がゆるかったりする場合は、まだ便意があるサイン。摘便を中断して腹部のマッサージなどを行い、その後もう一度肛門マッサージや摘便をするとたくさん残便が出ることがある。
直腸内も肛門もきゅっと閉まる感覚が得られると、排便終了と考えてよい。

> 注意
> 摘便にあまりに長く時間をかけると利用者の苦痛が大きくなるため、ケアの頻度の見直しも必要となる。

IDEA NOTE
① フィジカルアセスメント
② 活動・休息の援助
❸ 排泄の援助
④ 清潔ケア
⑤ 栄養管理・食事の援助
⑥ 薬剤の管理
⑦ 医療的ケア
⑧ 終末期のケア

>>> 拭き取りの回数はできるだけ少なくする

繰り返しの拭き取りは皮膚への負担になるため、できるだけ少なくする。トイレットペーパーで皮膚に付着した汚れをある程度拭き取り、ウェットタイプのおしり拭きでさらに拭き取ると、洗浄時に汚れが出にくくなる。

▶ **物の工夫**

下に敷いていた尿取りパッドに洗浄用の湯を少し染み込ませて拭き取ることでおしり拭きの代用にすると経済的。

>>> 洗浄はよく泡立てた泡で行う

ビニール袋にボディーソープを入れ、同量程度の湯を入れてからビニール袋を振って泡立てて使用すると洗浄効率がよく、泡切れもよくなる（p.91）。
殿部を洗うときはビニール袋を裏返しにして中に手を入れ、泡を直接皮膚に置くようにして洗うと手の汚染が避けられる。

>>> 洗浄は前側から、次に肛門周囲と殿部を洗浄する

洗浄は、まず仰臥位になって前側を洗浄してから、側臥位になり肛門周囲と殿部を洗浄する。前側に流れないように少し体を後ろに傾ける。また、陰部にタオルを当てて流れ出すことを予防する。
陰部洗浄をした手袋は汚染されていると考え、新しいおむつを扱うときには交換する。

こんなとき どうする？

● ベッドの右側に壁があって、左側臥位だと後ろからアクセスできない場合

処置のときだけ頭をベッドの足側にして左側臥位をとってもらう。または、看護師のほうを向いて足を屈曲してもらい、看護師は足側のベッドに乗って、肛門をしっかり目視して行う。左手でできる場合は左手で行う。

⚠️**注意**
座位での摘便は、直腸穿孔や粘膜損傷の危険があるため、基本的には避ける。
トイレへ行く前に左側臥位で直腸診を行い、自力排便が困難な硬便を摘便しておく。便座に座り、前傾姿勢で腹圧をかけても出しきれない場合は、肛門マッサージや肛門周囲の刺激（ペットボトルで湯をかけるなど）で便意を誘導して排便を促す。指を直腸内に深く入れないようにする。

● 軟便の場合

肛門の背中側を指の腹で圧迫して肛門を開く。すると、軟便が挿入した示指の甲側を通って排出される。同時に、用手的に腹部に圧をかけたり、腹圧をかけてもらったりするとよい。

便の性状が水様〜泥状便で量が多い場合は、おむつから流れ出すことを予防するため、トイレットペーパーやティッシュなどで土手を作っておく。

● 硬便の場合

直腸内に指が挿入できる場合は、指に硬便を引っかけてかき出す。大きな便塊は崩して肛門から出せる大きさ（指2本程度）にしてからかき出す。指は大きく曲げず屈曲を浅くすると痛みが少ない。
指が挿入できないほどの硬便が直腸内にある場合は、肛門付近の便塊を少しずつほぐしてかき出す。指の向きは軟便の場合と同じく背中側に指の腹を向け、背中側に圧をかけてほぐす。
腹側へ圧をかけると、穿孔しやすい直腸前壁に圧がかかるため行わない。

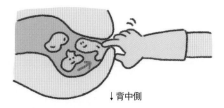

↓背中側

あせらずゆっくりと行うと粘液が指にからまり、かき出しやすくなる。また、肛門付近で指を回すようにマッサージを何回か行うと、直腸内圧が高まってきて排出しやすくなる

8 【尿道カテーテル】

尿道カテーテル（経尿道膀胱留置カテーテル）は、尿路の閉塞や重度の排尿障害、綿密な水分出納管理が必要な場合に、カテーテルを尿道から膀胱へ挿入、留置して尿を排泄させるものです。カテーテル関連尿路感染（CAUTI）の原因にもなるため、適切なカテーテル管理をしながら、常に必要性を検討し、不必要な留置を避ける必要があります。

IDEA NOTE

① フィジカルアセスメント

② 活動・休息の援助

❸ 排泄の援助

④ 清潔ケア

⑤ 栄養管理・食事の援助

⑥ 薬剤の管理

⑦ 医療的ケア

⑧ 終末期のケア

必ず押さえる！

- 尿道カテーテルが本当に必要か、定期的に適応をアセスメントする。

  >>> 尿道カテーテルの適応
  ①綿密な水分出納管理が必要（重症、末期など）
  ②重度の尿路通過障害（前立腺肥大、尿道狭窄）
  ③尿閉による腎機能低下リスク（神経因性膀胱など）

- 前立腺肥大、出血傾向、泌尿器科系の疾患や手術の既往がないか確認する。

  >>> 前立腺肥大がある場合、挿入困難や尿道・膀胱壁面の損傷を引き起こす可能性がある。
  診断がなくても、加齢とともにリスクが高くなるため、男性の場合は医師が行うのが望ましい。

- カテーテルの挿入は無菌操作で行う。

- 採尿バッグへの尿の流出保持のため、採尿バッグは常に膀胱より低い位置に固定する。

- 採尿バッグの排液口は床などに触れない位置に固定する。

こんなときは医師に報告！

- 発熱、疼痛を伴うなど、尿路感染が疑われる場合。

- 出血がみられるなど、尿道損傷が疑われる場合。

- 尿量が極端に少ない場合。
  （乏尿：400mL/日以下、無尿：100mL/日以下）

- 尿量が異常に多い場合。
  （多尿：3,000mL/日以上）

● 尿道カテーテルのイメージ

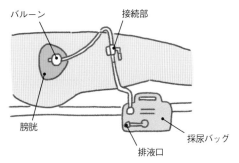

バルーン　接続部　膀胱　排液口　採尿バッグ

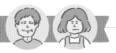

●合併症やトラブルと、その予防について説明する。

●流出保持のため、①接続部を外さない、②カテーテル・採尿チューブのねじれ、閉塞、断裂を避ける、③採尿バッグは膀胱の高さより下に保つことを説明する。

●排尿量測定について、①時間を決めて、採尿バッグから1日に1回以上は尿を廃棄する、②1日尿量のチェックをする、③排液口を閉め忘れないことを説明する。

●陰部のケアについて、毎日入浴あるいはシャワー、陰部洗浄により尿道口の清潔を保つよう説明する。

●尿道カテーテルの合併症と予防方法

合併症	予防方法
尿路感染	●飲水を励行し、陰部を清潔に保つ ●採尿バッグは床に置かない ●尿を廃棄するときは手袋を着用し、排液口が排液用の容器に触れないようにする
尿道損傷	●カテーテルを引っ張らない

●尿道カテーテルのトラブルと対処方法

トラブル	対処方法
尿漏れ・カテーテルの閉塞	●カテーテルの屈曲や閉塞がないか確認し、なければ医療者へ連絡する

尿道カテーテルのコツ

>>> 尿路感染を予防する

尿道カテーテルの使用中には尿路感染が起こりやすく、留置期間が1か月を超える場合はほぼ100％に認められる。ほとんどの場合は無症状であり経過観察でよいが、発熱や疼痛、血尿を伴う場合は治療が必要となる。
カテーテルの挿入時に無菌的に行うことはもちろん、接続部の閉鎖を保ち、採尿バッグの排液口を清潔に操作するなど、菌の侵入を予防するケアが求められる。

●菌の侵入経路

管腔外	会陰や直腸に定着している菌が管を伝って侵入
管腔内	接続部の閉鎖が破られる、排液口から侵入、バイオフィルム形成による菌の放出

>>> カテーテルを挿入するときは環境を整える

寒さや緊張により下肢や腹部に力が入るのを防ぐため、室温を調整し、掛け物を掛ける、カーテンを閉めるなどプライバシーに配慮して、気持ちが落ち着くような静かな環境にする。

>>> カテーテルの挿入前に陰部洗浄を行う

付着している有機物などで消毒効果が低下しないよう、消毒前に尿道口周囲を洗浄する。石けんを用いた場合は残留していると、特にベンザルコニウム塩化物は殺菌効果が減弱するため、石けんを十分洗い流してから使用する。

>>> カテーテルの挿入前に 準備を整えておく

無菌的に挿入するため、消毒後片手で操作できるように準備を整えておく。
すでに採尿バッグとカテーテルが接続されているキットの使用が望ましいが、準備できない場合は無菌的に接続する。

● カテーテル挿入時に清潔を保つポイント

- 尿道口の消毒時は、尿道口を露出している手を挿入時まで離さない
- 女性は尿道口を上から下へ、男性は尿道口を中心から外へ円を描くように消毒する
- カテーテルは滅菌手袋を装着した手か、カテーテルの中袋の先端を切ったもので把持して挿入する
（攝子はカテーテルを破損する恐れがあるため使用しない）

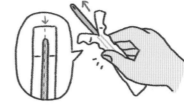

カテーテルの中袋の先端を切ったものを使用する場合

>>> カテーテルは尿道の向きに沿うように固定する

カテーテルにより尿道が圧迫されて血行障害を引き起こさないよう、尿道の向きに沿うように固定する。

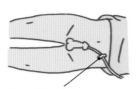

男性は腹部に固定する

> ＼注意／
> (!) 特に男性の場合、カテーテル留置が長期化すると、尿道皮膚瘻が形成されることがある。

>>> 医療関連機器圧迫創傷（MDRPU）に注意する

MDRPU（medical device related pressure ulcer）のリスクが高い場合は、カテーテルや接続部が皮膚にあたって損傷することを避けるため、タオルやハンカチ、手ぬぐいなどを巻く。

>>> テープによる皮膚障害に注意する

カテーテルのテープ類での固定は必須ではない。体を動かす機会が多い場合や、無意識に動いてしまい尿道損傷や自然抜去のリスクの高い場合は固定方法を検討する。
長期間テープを貼付することは皮膚障害の原因となるため、皮膚刺激の少ないテープを選択する、貼る場所を毎日変えるなどの対策を行う。皮膚が脆弱な場合は皮膚保護剤や被膜剤を使用してもよい。

▶ 物の工夫

カテーテルホルダーのように、テープを用いない固定装具もある。上着やズボンにひもやゴム、洗濯ばさみで留めたり、テープ式おむつのテープで固定したりする場合もある。

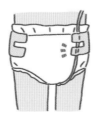

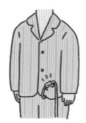

おむつのテープで固定　　　　上着に固定

>>> カテーテルの交換は必要に応じて行う

シリコーンカテーテルの場合は4週間、それ以外は2週間をめやすに交換を行う。ただし、一定の間隔で交換することは推奨されていない。流出不良、尿漏れ、閉塞、著しい混濁などがある場合、あるいは閉鎖式システムに障害があった場合には交換する。

IDEA NOTE
① フィジカルアセスメント
② 活動・休息の援助
③ 排泄の援助
④ 清潔ケア
⑤ 栄養管理・食事の援助
⑥ 薬剤の管理
⑦ 医療的ケア
⑧ 終末期のケア

こんなとき どうする？

● 女性のカテーテル交換時に、股関節が硬く膝が開かない場合や、肥満により小陰唇を十分に開けない場合

家族に手伝ってもらったり、クッションを使用したりして、安定した開脚位をとってもらう。
それでも困難な場合は、側臥位で股関節を屈曲してもらい、後ろから小陰唇を開いて挿入することも検討できる。

● 採尿バッグが日常生活の妨げになる場合

日中は移動や歩行の妨げにならないよう、また、目立たないように、レッグバッグを使用して、夜間のみ容量の大きな採尿バッグを使用することも可能。
肩掛け式やポシェットタイプの採尿バッグを利用すれば、歩行やリハビリテーションのときに邪魔にならない。

> **｜注意｜**
> ❗ 排液口からの尿汚染を避けるためにビニール袋に入れているケースもあるが、排液口が不潔になる可能性が高いため、採尿バッグのカバーは排液口側が開いていることが望ましい。
> また、DIBキャップなどカテーテルプラグを日中使用しているケースもあるが、長時間閉鎖すると流出保持ができず感染や尿漏れの原因となるため、定期的に開放する、清潔操作をするなどの指導が必要となる。清潔間欠的自己導尿（CIC：clean intermittent catheterization）の適応も考慮する。

▶ 物の工夫

採尿バッグカバーはおしゃれなものが市販されているほか、手作りしている人もいる（ウロバッグカバーで検索するとたくさん出てくる）。
また、子ども用のTシャツをかぶせている人もいる。2Lの採尿バッグに対して95〜100cmのTシャツがちょうどよい。

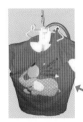

子ども用のTシャツ

● 膀胱結石やカテーテルの閉塞を予防する

長期臥床の人は膀胱内に尿中沈殿物が残存しやすく、膀胱結石やカテーテル閉塞の原因となる。また、尿路感染がある場合には尿がアルカリに傾いて結石を生じやすくなる。
結石を防ぐためには、尿量を確保できるよう飲水を促す、尿のアルカリ化予防のためにビタミンCを摂取する、異物が付着しにくいシリコーンカテーテルを選択する、などがある。

> **｜注意｜**
> ❗ 膀胱洗浄は感染予防効果がないため、血塊や膿尿などによるカテーテル閉塞時以外に行うことは推奨されない。2WAYカテーテルでの膀胱洗浄は、カテーテルと採尿バッグの閉鎖システムを破り、カテーテル内の細菌を膀胱内に押し込むことにつながるため、尿路感染のリスクをさらに高める。

● 尿が漏れる場合

カテーテルの屈曲や閉塞がないのにカテーテル周囲から尿が漏れる場合は、バルーンによる尿道や膀胱粘膜への刺激、感染などが原因の膀胱刺激症状であることが考えられる。
対処としては、粘膜刺激の少ないシリコーンカテーテルの使用、バルーンの容量や位置の調整、カテーテル固定位置の調整、膀胱収縮を抑制する薬剤の投与などがある。
尿漏れが膀胱収縮によるものであれば、自力での排尿が可能と考えられるため、カテーテルの抜去を検討する。

> **｜注意｜**
> ❗ 尿漏れに対してカテーテルサイズを太くすることは、膀胱刺激症状を強めるだけでなく尿道損傷リスクを高め逆効果となる。

⑨【 ストーマケア 】

IDEA NOTE
① フィジカルアセスメント
② 活動・休息の援助
❸ 排泄の援助
④ 清潔ケア
⑤ 栄養管理・食事の援助
⑥ 薬剤の管理
⑦ 医療的ケア
⑧ 終末期のケア

ストーマとは、消化管や尿路を人為的に体外に誘導して造設した開放口のことです。排便や排尿を随意的に制御することができなくなるため、ストーマ用品を使用して排泄物を管理します。ストーマを造設した人（オストメイト）は、新たな排泄方法を獲得しなければなりません。ボディイメージの変化、自律性、自尊心の低下などの課題を理解し、新しい生活を支えるケアが必要です。

必ず押さえる！

- ストーマケアは排泄のケアであることを理解し、自尊心・自律性を尊重する。

- 少しでもセルフケアできるようにかかわる。

- ストーマの分類を確認する。
  >>> 消化管・尿路／永久・一時／単孔式・双孔式／結腸・回腸／回腸導管・尿管皮膚瘻など。

- ストーマ用品はオストメイトが安心して生活するために不可欠なものであることを理解する。
  >>> 漏れない、におわない、かぶれない、を基準に選択する。

- 装具の交換は準備を念入りにして、手際よく行う。

- 装具の交換はみんなが同じ手順でできるよう統一する。
  >>> 皮膚保護剤を使用する場合や、手技が複雑な場合は、写真入りの手順書などを作成しておく。

こんなときは医師に報告！

- ●ストーマ周囲皮膚障害、ストーマ陥凹、炎症性肉芽、ストーマ脱出、ストーマ静脈瘤などのストーマ合併症が疑われる場合。

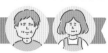

家族・他職種に伝えること

- ●装具交換、排泄物の廃棄、物品の管理などの役割分担を明確にする。

- ●高齢者のセルフケア指導をする際は、家族にも一緒に見てもらう。

●主なストーマ合併症

ストーマ周囲皮膚障害	ストーマ陥凹	炎症性肉芽	ストーマ脱出	ストーマ静脈瘤

ストーマ周囲の皮膚に紅斑やびらんなどの皮膚障害が生じる	ストーマが周囲の皮膚より低くなる	ストーマの周囲に炎症を起こした腫瘤が生じる	ストーマが飛び出す	ストーマ粘膜や周囲の皮膚の静脈が怒張する

●オストメイトの日常生活上の注意点

食事	● 基本的に制限は不要 ● 極端な体重増減は避け、便秘・下痢に注意する ● ガスや便臭に関連する食品について説明する ・ガスの原因となる食品：炭酸飲料、ゴボウ、山芋、大根、アスパラ、カニ、エビ、ガム ・便臭の原因となる食品：ニラ、ニンニク、ネギ、アスパラ、チーズ、貝類 ・便臭を抑える食品：ヨーグルト、乳製品、レモン、グレープフルーツジュース ● 回腸ストーマは脱水予防のため排液量と同じくらいの飲水量をめやすにし、フードブロッケージ（食物塊による閉塞）予防のため、残渣が多い食品は刻む、やわらかく煮る、裏ごしするなど調理方法の工夫や、よく噛んで食べるなどをアドバイスする ● 尿路ストーマは、尿量が 1,500 ～ 2,000mL になるように水分を摂取し、尿臭に関係する食べ物についてアドバイスする。ビタミン C やポリフェノールを含む飲み物や果物は尿を酸性にし、尿路感染症や結石を予防できる
衣服	● 基本的にストーマを圧迫しなければ、制限はない ● ストーマがベルト位置にかかる場合は、サスペンダー、妊婦用のズボンなどを使用する ● 下着による圧迫が心配なときは、ストーマ袋を外に出せるように穴を開ける
入浴	● 結腸ストーマは装具を外して入浴することができる。ストーマから体内に湯が入ることはない。装具を外して入浴する場合は、食前食後2時間を避ける ● 回腸ストーマ、尿路ストーマは装具をつけて入浴する ● 公共機関（温泉・銭湯など）では入浴用の装具やシートなどを使用。共同の脱衣所や体を洗う場所では、右のストーマは右端、左のストーマは左端を使用すると目立ちにくい。温泉では早い時間帯などは人が少ない

ストーマケアのコツ

>>> 装具交換前に念入りに準備しておく

ストーマからは不随意に排泄物が出るので、装具交換をする際には、処置用シーツを腹部の下に敷く、衣服を洗濯ばさみなどで留める、ストーマの下の腹部に袋をテープで貼るなどの方法で汚染を予防する。
物品は使用する順番に並べておくと、処置を飛ばしたり、あわててしまったりすることを防げる。

>>> ストーマトラブルに注意し、ストーマと周囲の皮膚を観察する

トラブルの多くは入院中ではなく退院後、在宅で起こるため、ストーマと周囲の皮膚（近接部、皮膚保護剤部、皮膚保護剤外部）は必ず観察、記録する。ストーマのサイズも定期的に測定して写真を残しておく。

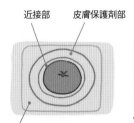

近接部　皮膚保護剤部

皮膚保護剤外部

ストーマのサイズは体位で容易に変化する。仰臥位時に縦の長さは最大、高さは最短となり、前屈位では横の長さが最大となる。

>>> 面板はやさしくはがす

装具交換のたびに面板の剥離刺激が生じ、皮膚に負担がかかるため、必ず剥離剤（リムーバー）を使用する。
剥離剤にはワイプタイプ、スプレータイプ、ボトル（液体）タイプがある。いずれも面板と皮膚の間に使用して、面板を引っ張らずにすーっとはがれていく感覚を感じながらはがす。

スプレータイプの剥離剤は、直接吹きかけると冷たいと感じる人もいる。その場合はスプレーのキャップにスプレーして液体をため、それを垂らして使用すると冷たい感じがなくなる。

>>>ストーマ周囲はやさしく洗浄する

排泄物が常に触れる部位であること、剥離刺激を繰り返し受けることなどから、皮膚障害を起こしやすいため愛護的に洗浄する。

ベッドサイドで洗浄する場合は、洗い流しが不要な拭き取りタイプの洗浄剤を活用すると、利用者さんも介護者も負担を軽減できます。

● 洗浄のポイント

- 専用の洗浄剤でなくてもよいが、皮膚への刺激が少ない弱酸性や泡状のボディソープなどを使用する
- 消化管ストーマは外側から内側へ、尿路ストーマは内側から外側へ、泡で汚れを浮きあがらせて洗い流す
- 粘着剤が残っている場合は、新しく貼った装具がはがれやすくなるため、二度洗いするか、剥離剤を使用する
- 洗浄後はやさしく押し拭きする

>>>装具を貼付するときは腹部のしわを伸ばす

装具を貼付する前に、皮膚がしっかり乾燥していることを確認し、腹部のしわをしっかり伸ばして貼付する。面板のストーマ孔の中にストーマがしっかり入るようにする（粘膜の上に面板が乗ると漏れにつながる）。面板が皮膚になじむようにストーマ近接部から外側へ向けて貼り、なじむまで手で押さえておく。

>>>社会福祉制度について説明する

永久的ストーマの保有者は、身体障害者手帳を取得し、日常生活用具としてのストーマ装具の給付や、税金の控除・免除、医療費の自己負担額の補助など、等級によって各種サービスを受けることができる。詳細は市区町村によって異なるので確認する。

● 申請と給付の流れ（2021年8月現在）

ストーマ造設術を受けることが決まったときに、市区町村の障害福祉担当課に「ぼうこう又は直腸機能障害」の身体障害者手帳を申請する

交付までに2か月程度かかる

身体障害者手帳が交付されたら、ストーマ装具販売業者に見積書を依頼し、市区町村の福祉課窓口に申請書類とともに提出すると、給付券が送付される
- ストーマ装具の購入費に使用できる日常生活用具給付券は、市区町村によって年間2〜6か月ごとに分けて給付される
- 給付基準額も市区町村によって異なるが、消化管ストーマ装具8,858円／月、尿路ストーマ装具11,639円／月程度
- 自己負担は原則として基準額の1割となる

給付券をストーマ装具販売業者に渡すと装具購入時に使用され、自己負担額を請求される

>>>装具の管理について説明する

手持ちの装具が2週間分程度になったら注文してもらう。装具の箱に記載されている使用期限は3〜5年だが、購入してから1年以内に使うことが望ましい。
装具の保管方法としては、高温・多湿、直射日光が当たる場所は避ける。冷蔵庫で保管しない。

> **注意**
> 装具に不具合があった場合は箱の製造番号（LOT）を確認して、販売業者に連絡し、箱ごと返却。異なる製品番号のものを使用する。

IDEA NOTE

① フィジカルアセスメント

② 活動・休息の援助

③ 排泄の援助

④ 清潔ケア

⑤ 栄養管理・食事の援助

⑥ 薬剤の管理

⑦ 医療的ケア

⑧ 終末期のケア

こんなとき　どうする？

皮膚保護剤を使用する場合

皮膚保護剤は、用途に合ったものを使用する。ストーマ周囲の腹壁にしわや凹凸がある場合は用手形成皮膚保護剤や板状皮膚保護剤を使用して補正し、面板貼付部分の平面を得る。

びらんがある場合は粉状皮膚保護剤を使用し、滲出液を吸収させる。粉状皮膚保護剤を使用した場合、余分な粉は払い落さないと、面板がはがれやすくなる。

ストーマの形が正円でない場合

ストーマ孔（初孔）をカットして任意の大きさにできるフリーカットの装具を選択する。ストーマ孔はストーマのサイズより1〜2mm大きくする。大きすぎるとストーマ周囲皮膚障害のリスクが高くなり、小さすぎるとストーマ粘膜を傷つけるリスクが高くなる。カットした部分の剥離紙をとっておき、次回から型紙に使用するとよい。型紙から写した線の内側をカットするとストーマ孔が小さくなってしまうため、線の外側をカットする。

単品系の装具の場合、ストーマ袋を一緒に切らないよう、袋を持ってカットするとよいです。はさみを進めるよりも、面板を回しながらカットするほうが、カット面がギザギザせずきれいになります。

装具からの漏れが生じた場合

はがした面板の裏面やストーマをよく観察し、原因を推測して、皮膚保護剤を使用する、交換頻度を変えるなどの方法を試してみる。

それでも漏れが続く場合は、装具の変更が必要な場合もあるため、ストーマ外来などと連携する。連携時は最近のストーマのサイズや漏れたときの面板の写真、生活状況などの情報を提供する。

● 漏れが生じた場合の観察ポイント

- 何時方向から漏れが生じているのか、それはストーマのしわ、凹みの場所と一致しているか（あらゆる体位で確認）
- どんなときに漏れやすいか
- 面板の何時方向がどのくらい溶解・膨潤しているのか、それは皮膚障害部位と一致しているか
- 装具交換の頻度は適切か（膨潤・溶解が10mm以下で交換することがめやす）
- 滲出液による影響はあるか
- ストーマのサイズや体形の変化、排泄量の変化はないか

災害対策

1か月分の装具を備蓄しておき、半年〜1年をめどに交換する。また、非常持ち出し袋には、1週間〜10日分の必要物品をまとめておく。

● 非常持ち出し袋に準備するもの

- 装具（カットしてあるもの）
- 水のいらない洗浄剤
- ウェットティッシュ　●ごみ袋　●はさみ
- メモ（製品番号・製品名・サイズ・販売店の電話番号や住所・手術をした病院を記載したもの）など

災害時は、市役所・販売店・病院などでストーマ用品の支援物資を受け取ることができますが、日ごろ使用している装具とは限りません。

ストーマのことを否定的にとらえている場合

受容の段階や対象者にもよるが、「すごくいいストーマですね、かわいいです」など、ストーマを肯定的にとらえられるような声かけをする。「梅干しちゃん」「私のバラ」など愛称をつけている人もいる。

ただし、受容できていない人の場合は逆効果となることもあるので注意する。ストーマケアのときにまったく違う話題をするほうがよい場合もある。反応をみながら対応する。

参考文献
1）西村かおる編：コンチネンスケアに強くなる 排泄ケアブック. 学研メディカル秀潤社, 東京, 2009.
2）松原康美編：ストーマケア実践ガイド. 学研メディカル秀潤社, 東京, 2013.

IDEA NOTE

[アイデアノート]

清潔ケア

1 【 清潔ケアの全体像 】

清潔ケアは本来、自立して行うセルフケアです。できるところは自分で行えるように環境や手順を整え、安全性を確保したうえで誘導・介助を行います。利用者さんにどのような清潔ケアが必要か、また、どのように行えば安全で安楽であるかなどを、その人に合わせて考えていきます。

身体への影響をふまえてケア方法を選択する

利用者さんの身体状況・体力をアセスメントして、適切なケアを選択し、個々に適したケア方法・手順を考えます。

 健和会では、安心して任せてもらえるように、個々の利用者さんの「手順書」を作成し、基本的な手順はスタッフ間で共有しています。

● 清潔ケアの方法と留意点

ケア	効果	適応	注意点
入浴 湯船につかって体を温める 洗浄する	●垢や皮脂の除去 ●血液循環の促進 ●疲労回復 ●爽快感を得る	●入浴に耐えられる体力がある場合	●血圧変動や心臓への負荷に留意して入浴時間や湯温・湯量を設定する ●食直後・空腹時は避ける ●転倒に注意する
シャワー浴 シャワーの湯で体を洗浄する		●体力消耗が激しく、入浴は身体的負担が大きい場合	●冷えを感じやすいため、浴室の温度や隙間風に注意する ●転倒に注意する
部分浴（手浴・足浴など） 部分的に湯につけて洗浄する	●垢や皮脂の除去 ●末梢循環の促進 ●リラクゼーション効果（睡眠の促進、疼痛の緩和など）	●冷えや浮腫がある場合 ●寝たきりでも臥位で実施可能	●麻痺や末梢神経障害で皮膚の温度感覚の鈍麻がある場合は特に湯温に注意する（40℃前後）
清拭（全身清拭・部分清拭） ホットタオルで全身または身体の一部を拭く	●垢や皮脂の除去 ●マッサージ・リラクゼーション効果	●短時間で簡易的に保清ケアを行いたい場合	●不要な露出を避ける ●ケア中はタオルの温度の低下に注意する ●上下肢の清拭時は関節を支えて負担を避ける
陰部・殿部洗浄 シャワーボトルの湯などを使って陰部・殿部を洗浄する	●排泄物や分泌物による汚れの除去 ●尿路感染・皮膚粘膜損傷の予防 ●爽快感を得る	●尿や便で陰部・殿部が汚染されやすい場合	●洗う際の摩擦などで粘膜損傷を起こさないように力加減に注意する ●汚れのたまりやすいところもていねいに洗浄する
洗髪 シャワーやシャワーボトルなどの湯で頭皮・頭髪を洗浄する	●頭皮・頭髪の汚れの除去 ●頭皮の血行促進 ●抜け毛予防 ●爽快感を得る	●寝たきりの人でも紙おむつやケリーパッドを使用して臥位での実施が可能	●臥位で行う場合はベッドの高さ・利用者の頭の位置などを調整し、利用者にとって安楽で、介護者がケアしやすい環境を整える

利用者とその家庭に合わせた方法で、気持ちよく効率的に行う

　家の中の環境はそれぞれの家庭で異なり、用意できる物品も変わります。経済状況などにより、使用する物品や実施頻度を考慮しなければならない場合もあります。また、清潔習慣も人それぞれです。

　一方、訪問時間には限りがあるため、事前準備の徹底や使用物品の工夫、片づけの簡便化などで効率的に行えるようにします。

「家のお風呂が一番ほっとする」。退院後の利用者さんからよく聞く言葉です。清潔ケアの目的は体をきれいにすることだけではありません。心身の緊張を緩和させ、言えなかった本音をポロっと吐き出せる場になったりもします。

標準予防策を行う

　血液や体液などを介した感染を防ぐため、状況に応じて手袋、マスク、エプロン、ゴーグル、長靴（入浴介助時）などを着用します（p.10）。

利用者と家族、双方のプライバシーに配慮する

　自宅は利用者さんと家族の生活の場です。病院と同様に、双方のプライバシーに配慮して環境を整える必要があります。

● **プライバシーに配慮するポイント**

- ケア中は部屋のドアや窓、カーテンを閉める
- 掛け物などで覆い、不要な露出を避ける
- 臭気への対応（適切な換気・消臭剤の使用・おむつの中の便はトイレに捨てるなど）
- おむつなどの汚物の処理（汚物が外から見えないように新聞紙などで包む・小さくまとめる）

利用者の残存機能を活用する

　洗体や衣服の着脱の介助を行っていると「こんなことまでできなくなった」「赤ちゃんに戻っちゃった」と話す利用者さんがいます。

　本来自分で行っていた清潔ケアを人の手に委ねなければならなくなることは、排泄の介助を受けることと同じように、自尊心に大きく影響します。気持ちをくみ取ったうえで、すべてを介助するのではなく、できるところは自分でやれるように支援します。

　場合によっては自助具や福祉用具を活用し、その人ができる方法や、やりやすい方法を探していきます。

例えば、自分でズボンに足が通せなくても、床から足を浮かせるところはがんばってもらう、首を通すのは手伝っても、腕を通すところは自分でやってもらう、など工夫しましょう。ちょっとしたことが自信につながり、生活リハビリテーションになります。

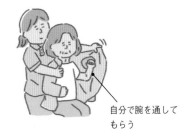

自分で腕を通してもらう

IDEA NOTE

① フィジカルアセスメント

② 活動・休息の援助

③ 排泄の援助

❹ 清潔ケア

⑤ 栄養管理・食事の援助

⑥ 薬剤の管理

⑦ 医療的ケア

⑧ 終末期のケア

利用者の全身を観察する

　清潔ケアは、利用者さんの全身を観察する機会にもなります。新たな皮膚障害はないか、褥瘡はないか、やせが進んでいないか、浮腫がないかなどを確認していきます。

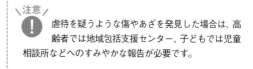

> 注意
>
> 虐待を疑うような傷やあざを発見した場合は、高齢者では地域包括支援センター、子どもでは児童相談所などへのすみやかな報告が必要です。

利用者と家族にとって、やりやすい方法を見つける

　清潔ケアは家族が参加しやすいケアです。ケアされる・することが、利用者さんと家族の対話や、お互いにとって癒しの時間になることもあります。

　一方、毎日繰り返し行わざるをえないおむつ交換などは、家族が負担感を感じやすいケアでもあります。利用者さんの体格や身体機能などによってケアの困難さも変わってきます。利用者さんと家族にとってやりやすい方法を一緒に見つけていくことが大切です。

　入院中、家族にケアを経験してもらうことで、在宅での介護生活のイメージをもつことにも役立ちます。退院後の生活を見据え、病院の看護師との情報共有と連携が大切になります。

　また、家族が行うこと、看護師やヘルパーなどが行うことを明確にし、分担して定期的に見直します。家族ががんばりすぎないで介護を継続できるように支援します。

清潔ケアに役立つ「三種の神器」は、訪問バッグに入れておくと便利です。家族にも手軽に使ってもらえます。

● 清潔ケアの三種の神器

ペットボトル	●陰部洗浄のほか、洗髪、創洗浄などで洗浄ボトルとして使用できる ●ボトル本体は訪問先でも手に入りやすいので、キャップにキリで数か所穴を開けたものを持ち歩いておくとよい。炭酸飲料のペットボトルのほうが耐久性があるのでお勧め ●100円ショップで購入できるドレッシングボトルはやわらかいので握力の弱い女性介護者でも扱いやすい。ベビーバスでの乳幼児の洗髪ではマヨネーズボトル（p.98）が便利 ペットボトルのキャップに穴を開けたもの
ごみ袋 （45〜90L）	●ケア中に寝具や床などを汚さないための敷物や、スライディングシート（p.45）の代用品としても使うことができる ●雨の日は訪問バッグの下に敷いたり、カッパの代わりにもなったりする、万能アイテム
新聞紙	●おむつ交換時は手元や足元にあらかじめ新聞紙を広げておき、汚物はすぐに新聞紙の上に置くようにする（シーツや衣服の汚染は汚物を運ぶ動線上で起こりやすいため、動線を短くするのがポイント） ●衛生材料を広げたいとき、在宅では清潔区域の確保が難しい場合があるため、新聞紙を敷いた上を清潔区域とするとよい ●吸引や口腔ケアなどでティッシュのごみが多く出る場合は、新聞紙で箱を折っておき、その中にごみをまとめておくと散らばらず、片づけもスムーズにできる

2【清拭】

清拭は、入浴に比べて呼吸や循環動態に及ぼす影響が少ないため、入浴による身体負荷に耐えられない人に行うことが多い清潔ケアです。衰弱が進んでいる場合が多いので、ケアを行いながら、身体状況を把握します。皮膚の状態や褥瘡の好発部位を観察するほか、膝立てが可能か、ベッド柵をつかめるかなどの動作により、関節可動域や拘縮の進行具合なども確認します。

必ず押さえる！

- ケアを行う前にバイタルサインの測定、全身状態の観察を行い、全身清拭が可能な状態であるか、部分清拭に変更するかなどを判断する。

- 汚れに応じて、部分的な石けん清拭や洗浄の実施も検討し、皮膚の状態に応じて、拭き方や力加減を調整する。
  >>> 皮膚のバリア機能が低下した高齢者や、出血傾向、浮腫がある場合などは、こすり拭きをせず押し拭き・当て拭きにする。

- 清拭後は冬季だけでなく、年間を通して保湿クリームや保湿ローションを塗布する。
  >>> 皮膚の乾燥は掻痒感や皮膚損傷などの誘因になるため。

- ホットタオルで拭いた後は乾いたタオルで水分を拭き取り、すみやかに着衣する。
  >>> 水分は蒸発するときに冷えを感じるため。

こんなときは医師に報告！

- 皮膚障害の発生や皮膚状態の変化を確認した場合（かゆみや痛み、腫脹や熱感などの炎症所見がある場合、褥瘡発生時など）。

家族・他職種に伝えること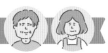

- かゆみや痛みがある場合や皮膚の様子がいつもと違うと感じた場合は、医療者に相談するように伝える。

- 利用者の病状や皮膚の脆弱性を考慮した適切な方法を伝え、共有する。

「ホットタオルを肌に乗せたら最低6秒は当てたままにする」というのはヘルパー直伝の知恵です。
人が「あったかい。気持ちいい」と感じるには6秒必要とのこと。やってみると確かにそうだと感じます。

IDEA NOTE
①フィジカルアセスメント
②活動・休息の援助
③排泄の援助
❹清潔ケア
⑤栄養管理・食事の援助
⑥薬剤の管理
⑦医療的ケア
⑧終末期のケア

清拭のコツ

>>> 状況にあった清拭剤を選択する

在宅では訪問入浴や通所先で入浴サービスを使う場合も多いため、石けんを用いた清拭の機会は少ない。また、石けんが皮膚に残っていると、掻痒感や発赤などの誘因となるため、複数回の拭き取りが必要になる。手早く安全に行うため適宜、清拭剤の使用も検討する。

>>> ホットタオルは電子レンジを活用

水で絞ったタオルをビニール袋に入れ、1本につき30秒〜1分程度加温するとホットタオルができる。ディスポーザブルの清拭タオルも同様。
温めたタオルはケアまでの間に冷めないように、布団の中や保冷バッグに入れておく。

> **注意**
> ⚠ 電子レンジは本来食材を温めるものなので、人によってはタオルを温めることに抵抗を感じる場合もある。必ず利用者・家族の了解を得てから使用する。

>>> ケア中もタオルの温かさをキープする

肌にホットタオルを乗せて、その上に乾いたタオルをたたんで乗せることで保温効果が高まる。肩を温めながらマッサージすると、喜んでもらえることが多い。
タオルは端から冷えていくため、体を拭くときは手のひらサイズにたたんで厚みをもたせ、冷えた部分が肌に当たらないようにする。
また、タオルは皮膚から離すと再び触れたときに冷えを感じやすくなるので、できるだけ肌から離さずに連続して拭く。

● 蒸し清拭でサウナ気分

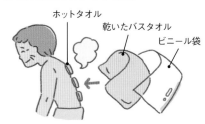

ホットタオル　乾いたバスタオル　ビニール袋

4つ折りのホットタオルを背中に3枚並べて乗せ（胸腹部・手足でも同様）、上から乾いたバスタオルとビニール（ごみ袋など）を掛けて、好みの時間で当てておく

こんなとき どうする？

● 体動で痛みの増強が予想される場合

がん性疼痛などで、ケア中に痛みの増強が予想される場合は、予防的にレスキュー（頓用薬）（p.173）の使用も検討する。
利用者や家族の協力が得られる場合は、訪問時間に合わせて事前服用・投与を勧める場合もある。

● ケア中の不穏などが予想される場合

転落の危険が生じ、利用者と介護者の安全の確保が難しくなる場合があるため、実施する時間帯やタイミングが適切であるか、介護者の人数や技術が十分かなどの判断が必要になる。

● 終末期などで衰弱が進んでいる場合

身体負荷を最小にするために、手順や方法を個別に検討する。全身の清潔ケアを一気に行うことは負担が大きいので、今日は上半身の清拭、明日は下半身、というようにケアを分割し、1回のケアは短時間で手早く済ませる。ヘルパーと分担しながら行うことも検討する。

 病状や体格により、介護者1人での実施が困難な場合は、複数名の看護師による訪問や、ヘルパーと看護師の2人での訪問ができるよう、ケアマネジャーに相談する場合もあります。

NOTE IDEA

① フィジカルアセスメント

② 活動・休息の援助

③ 排泄の援助

❹ 清潔ケア

⑤ 栄養管理・食事の援助

⑥ 薬剤の管理

⑦ 医療的ケア

⑧ 終末期のケア

3 【 更衣 】

寝間着から日常着に着替えることは、単調になりがちな生活にメリハリをつけ、気分をリフレッシュさせる効果もあります。介護を受けていると、着脱のしやすさが優先されがちですが、衣服は個性や社会性の表現手段でもあります。その人の装いに対する好みや価値観も大事にしましょう。

必 ず 押 さ え る ！

- 手足の動き、座位時の体幹の安定性を評価して衣服・方法を選択する。

- 麻痺などで脱力がある部位を袖やズボンに通すときは、脱臼や骨折などの事故を防ぐため、関節部を支えながら行う。

- 麻痺や痛みがあるときは、脱健着患（健側から脱いで患側から着る）で介助する。

  >>> 無理に動かすと脱臼や骨折などの原因にもなる。

こんなときは医師に報告！

- 脱臼や骨折などが疑われる場合（動かしたときにひどく痛がる、腫れている、熱をもっている、脱力が強いなど）。

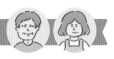

家族・他職種に伝えること

- 特に経験の浅い介護者は、脱がせること・着せることに集中してしまい、関節を無理に動かしたりして利用者に痛い思いをさせてしまうことがある。関節可動域や痛みの出やすい動きを共有し、利用者に合った方法を共有する。

更 衣 の コ ツ

>>> 状態に応じて着脱しやすい衣服を選択する

麻痺がある、拘縮が強い、寝たきりの場合は、袖を脱ぎ着しやすいものや、伸縮性があってゆとりのあるもの、前開きのものを選択する。
袖やズボンを加工することで、着脱を楽にすることもできる。

● 袖やズボンの加工の例

- 袖の両サイドを切ってマジックテープやスナップボタンをつける
  ➡ 着脱時の袖通しが不要
- ズボンの両サイドを裁って、マジックテープやスナップボタンにする
  ➡ 腰上げをしなくてもおむつ交換・下衣交換が可能

こんなとき どうする？

● しまってあるタオルや衣服を取り出しにくい場合

利用者が手指の変形などにより指先でつまむことが難しい場合、ロール状にしておくことで、自分で握って取り出すことができる。

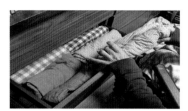

引き出し内の物をロール状にして
取り出しやすくしている例

● 発汗が多い場合

発熱などにより汗が多い場合は、背中と衣服の間にタオルを1枚挟んでおくとよい。
汗を吸ったらタオルを首から引き抜くことで、発汗のたびに更衣する手間を減らすことができる。

● 麻痺やパーキンソン病などで体幹が安定しない場合

一時的に座位がとれても、徐々に体幹が傾き、ずり落ちなどのリスクが生じる。
適宜、深く座りなおしてもらう、健側でベッド柵などを把持してもらう、肘掛けや背もたれつきの椅子に座ってもらうなど、安定した座位がとれるようにする。

● 上肢・肩関節の拘縮がある場合

前開きの着替えやすい服を選択する。かぶるタイプの服は肩関節を90°近く動かす必要があるが、前開きの服は20～30°の関節可動域があれば着ることができる。

 関節を動かす場合は、事前に関節周囲のマッサージやストレッチを行い、関節可動域を把握しながら介助します。

● 腕が上がらない場合

片麻痺などで腕が上がらない場合、かぶるタイプの服を着るときには、肩回りを肘の上まで通すと1人でも着やすい。「肘の上まで（服の）肩のところを上げてみましょう」が声かけのポイント。このときに袖のねじれを直しておくと、きれいに着ることができる。

袖の肩のラインを肘の上まで
上げ、ねじれを直す

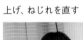

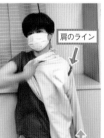

頭を通す

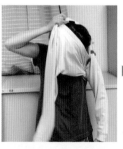

健側の袖を通す

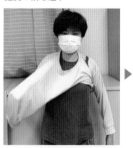

身ごろを整える

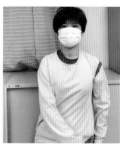

※モデルにより撮影

浮腫が強い場合

患部を締めつけない衣服を選択する。

● 浮腫の部位と衣服の選択の例

上肢の浮腫	甚平や作務衣
腰回りの浮腫	ウエストはゴムではなくひものもの
下肢の浮腫	ネグリジェや浴衣
足部の浮腫	やわらかい素材の靴下か、靴下の履き口にはさみでカットを入れる

ボタン、ファスナーが閉めにくい場合

指先に麻痺やしびれがある場合などはボタンやファスナーが閉めにくくなる。できるだけ大きめのボタンの服を選ぶか、ファスナーの場合は引手にひもや金属のリングをつけて、指を引っかけやすくする。
下着はマジックテープ式のものを選択するとよい。

● 靴が履きにくい場合の工夫

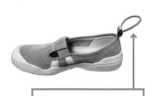 ▶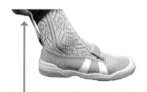

踵の部分にひもをつける	ひもに指を引っかけて履く

 靴の踵の部分にひもやリングをつけることで、履きやすくなる場合もあります。

エピソード 「パジャマってどこで買えばいいの？」

「女性物のパジャマってどこで買えばいいの？」と、利用者さんのご主人に尋ねられたことがあります。それまで食事の準備や買い物は奥さんが担っていたため、何をどこで買えばいいのかわからないとのことでした。
高齢の介護者や男性介護者は、衣服の選択や購入に慣れていない場合があります。何をどこで買えばいいのかや、おおよその価格などがわからないために、条件に合った衣服が準備できないこともあります。着脱などの技術的な援助だけでなく、選択や購入の方法などについても具体的に伝えていく必要があると感じました。

IDEA NOTE

(1) フィジカルアセスメント
(2) 活動・休息の援助
(3) 排泄の援助
❹ 清潔ケア
(5) 栄養管理・食事の援助
(6) 薬剤の管理
(7) 医療的ケア
(8) 終末期のケア

4【 陰部洗浄 】

陰部洗浄では、皮膚・粘膜がやわらかく傷つきやすいため、強くこすらないよう注意が必要です。また、頻繁な洗浄はバリア機能の破綻につながるため、便付着時などを除き、石けんを使った洗浄は1日1回としましょう。ヘルパーや家族が実施する場合はこれらの注意点を共有し、誰が行っても安全にできるよう支援します。また、事前の準備を万端にし、シーツ・衣服の汚染を防ぐことも大切です。

必 ず 押 さ え る ！

- 1日1回を基本とし、適切な頻度で行う。
  - >>> 担当者会議などで、いつ誰がケアを行うか役割分担し、ケア上の注意点や、具体的な技術を共有する。

- シーツ・衣服の汚染を防ぐため、ビニールや新聞紙を敷く。

- 粘膜・皮膚への負担を最小にするため、泡で洗うようにし、強くこすらないよう注意する。
  - >>> 泡のほうが洗浄力も上がり、切れがよい。

- 皮膚障害の有無を確認する。

こんなときは医師に報告！

- 新たな皮膚障害の発生や皮膚状態の変化（失禁関連皮膚障害：IAD、p.160）を発見した場合。

● 汚れのたまりやすい部位

男性	包皮の内側、陰茎の根本、陰嚢の裏など
女性	大陰唇と小陰唇の間
共通	鼠径部（特に肥満の場合）

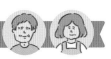

家族・他職種に伝えること

- 排泄物の付着により皮膚障害を起こす可能性があることを伝え、陰部洗浄を適切な頻度・方法で実施できるようにする。

- 構造上汚れがたまりやすい部位や、洗い残しが生じやすい部位を考慮した洗い方を伝える。

- 利用者の病状や皮膚の脆弱性を考慮した適切な方法を伝え、共有する。

IDEA NOTE

① フィジカルアセスメント

② 活動・休息の援助

③ 排泄の援助

❹ 清潔ケア

⑤ 栄養管理・食事の援助

⑥ 薬剤の管理

⑦ 医療的ケア

⑧ 終末期のケア

陰部洗浄のコツ

>>> 限られたおむつ交換・保清でいかに皮膚障害を防ぐかを考える

在宅では病院のように頻繁におむつ交換することが難しいため、失禁に伴う皮膚炎などの皮膚障害の有無を確認する。

適宜、ワセリンや撥水効果のある皮膚保護剤（セキューラPO、リモイスバリアなど）を塗布する。

尿取りパッドの当て方の工夫で、パッドの尿汚染を限局的にして皮膚と尿の接着面を少なくすることもできる（p.61）。

>>> 汚物の移動距離は最短にする

手元に新聞紙を広げておき、汚物や汚れたおむつはすぐにその上に置く。移動距離を短くすることで、ベッドの上に汚物を落として汚してしまうことを防ぐ。

> \注意/
>
> ⚠ 陰部洗浄時のシーツ・衣服の汚染は新任の訪問看護師が起こしやすいアクシデントのひとつ。不要な汚染は利用者に不快感を与えることに加え、家族などに洗濯の手間を強いることにもなるため、注意する。

>>> シーツ・衣服の汚染を防ぐ

事前にシーツの上にビニール袋などを敷く。このとき、ビニール袋の上端は腰の上までくるようにし、下に寄り過ぎないようにする。ビニールの袋の上に上着の裾が乗っていると、洗浄水がビニールを伝っていき濡れてしまうことが多い。上着の裾は、ビニール袋の上端のさらに上までしっかりたくし上げ、濡らさないようにする。

また、タオルを帯状にして土手をつくるように陰部を囲み、水が流れ出ることを防ぐ。

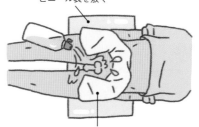

ビニール袋を敷く

帯状にしたタオルで土手をつくるように陰部を囲む

>>> 十分な泡で洗う

新たに購入する場合は泡状ボディソープを準備してもらう。液状ボディソープや固形石けんを使う場合は、ビニール袋の中に少量の湯と一緒に入れて口を握り、袋を振ると泡をつくることができる。

> ▶ 物の工夫
>
> 抗真菌成分を含む石けん液も市販されているため、皮膚の状況に合わせて選択する。

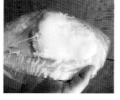

ビニール袋でつくった泡

泡立てたビニール袋を裏返して、泡のついていない外側を手にかぶせると、ビニール袋を手袋代わりにして洗浄することができます。手に泡がつかないので、すすぎやすくなります。

>>> 石けんの泡を拭き取ることで、
すすぎの湯を少なくする

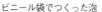

すすぎの前に石けんの泡をタオルなどで拭き取っておくことで、使用する湯の量が少なく済み、手早くケアを行うことができる。

> ▶ 物の工夫
>
> 使い捨てのおしり拭きとして、古くなったタオルやTシャツをハンカチサイズに切っておいてくれる場合もある。市販のおしり拭きなどを活用するのもよい。

こんなとき どうする？

● 肉づきがよい人の場合

鼠径部や殿裂部などの皮膚が重なっている部位に石けんや水分が残りやすく、皮膚障害の原因になりやすい。すすぎや拭き取りは、皮膚を伸ばしてしっかりと行う。

● やせている人の場合

やせ型で骨ばっている人は、殿部洗浄時に前方に泡や水分が流れやすいため、タオルを股間に挟むなど、流れ込みを防ぐ工夫が必要になる。

● 尿道カテーテルを留置している場合

尿道カテーテルを留置している場合は、逆行性尿路感染の予防として、毎日、誰かしらの介護者が陰部洗浄を実施できる体制を確保する。カテーテルの圧迫による陰唇の潰瘍や尿道口の裂傷、びらんなどの異常が生じていないかを確認する。

● 側臥位で殿部を洗っているとき、失禁や湯が前に回り込むことでシーツを汚してしまう場合

体が向いている側におむつやパッドを広めに敷いておく。また、男性は陰茎をパッドで包んでおく。女性はタオルやパッドを股間に挟んでおくと前に回り込むのを防げる。

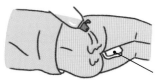

タオルやパッドを股間に挟んでおくと湯が回り込むのを防げる

「パッド1枚でここまで洗えるんですね」と、新人の訪問看護師さんに感心されることがあります。

おむつやパッドのごみは結構かさばります。また、在宅ではコストも考えなければなりません。1枚のおむつ・パッドをどう使ってケアするかが、看護師の腕の見せどころだったりもします。

濡れた部分に肌が触れないように折り込んで、空いている面で湯を受けるなど、それぞれの看護師が経験から工夫を重ね、自分のやり方を見つけているように思います。

● トイレやポータブルトイレに座れる場合

座ることのできる利用者には、座った状態で陰部洗浄を行うことも考える。深めに座ってもらい前から陰部を洗浄した後、浅めに座り直してもらい、背面から殿部を洗浄する。洗浄便座の洗浄機能も活用できる。
上衣の裾を濡らしやすいので、あらかじめたくし上げて胸の下で結んだり、洗濯ばさみで挟んでおく。

● 利用者が陰部や殿部を触ってしまう場合

衣服やタオルで軽く手を包んだり、丸めたハンドタオルなどを握ってもらうことで手が伸びにくくなることがある。汚物で手を汚してしまいそうな場合は、ディスポーザブル手袋をつけてもらう場合もある。

エピソード そこまで洗うんだ！

私が訪問看護を始めたばかりのとき、先輩看護師が臍付近まで広範囲に洗っていることに驚きました。利用者さんはとても気持ちよさそうにしていました。
在宅では、病院ほどおむつ交換を頻繁に行うことができません。長時間の排泄物により、皮膚刺激や蒸れなどにより皮膚障害を起こすこともあります。それ以来、私もおむつで隠れる部分は洗い流すことを心がけています。

IDEA NOTE

① フィジカルアセスメント

② 活動・休息の援助

③ 排泄の援助

❹ 清潔ケア

⑤ 栄養管理・食事の援助

⑥ 薬剤の管理

⑦ 医療的ケア

⑧ 終末期のケア

5【手浴】

手は日常生活で最もよく使用するため、汚れやすい部位です。ホットタオルやウェットティッシュによる拭き取りだけでは、手垢やにおいは十分に取れません。洗面所での手洗いが難しい場合は、手浴または流水による洗浄を計画しましょう。温湯浴・マッサージ浴は血行促進やリラクゼーションの効果があります。

必ず押さえる！

- 湯桶は安定した場所に置く。

- ビニール袋やパッドなど敷いてシーツの汚染を避ける。

- 手指関節の変形や拘縮が強い場合は、ゆっくり温めながら手首側から指先に向けてさするようにアプローチし、関節をゆるませる。

  >>> 力任せに関節を伸ばすことは骨折などの原因になるため禁忌。

● 拘縮が強い手のマッサージ

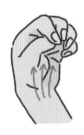

手首から指先に向けてマッサージ・ストレッチを行う

手浴は比較的に手軽に行えるケアなので、終末期などで「何かしてあげたい」と望む家族に対してお勧めしやすいケアでもあります。

こんなときは医師に報告！

●指間や手掌部に浸軟や湿疹、白癬の症状（小さな水疱の形成、皮膚の乾燥、剥離、爪囲炎など）、爪の食い込みによる手掌の皮膚損傷などがある場合。

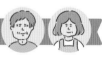
家族・他職種に伝えること

●利用者の病状や皮膚の脆弱性を考慮した適切な方法を伝え、共有する。

●こまめに手浴ができない場合は、ウェットティッシュやホットタオルでの拭き取りなど、手軽な方法を提案し、汚れの蓄積を予防する。

手浴のコツ

>>> 姿勢が安定し、ベッドを汚さないように
セッティングする

ギャッチアップ座位が可能で体幹の傾きがない場合は、正面のオーバーテーブル上に湯桶を置くと両手を湯桶に入れることができる。
高すぎて手が桶に入りきれない場合などは大腿の上にお盆などを置いてその上に湯桶をセットするか、ベッド上に湯桶を置いて片方ずつ洗う。
座位が難しい場合は、側臥位で片手ずつ行う。適宜、上腕や肘の下に枕などを入れて洗う側の上肢を安定させる。

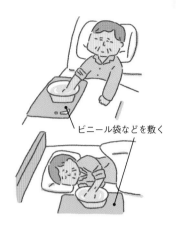

ビニール袋などを敷く

>>> アロマの香りでリラックス

手浴や足浴では、湯の中にアロマオイル（精油）を数滴垂らすと、香りを楽しむことができる。
ラベンダーやカモミールはリラックス効果があり、不眠の改善にも効果があるといわれている。
就寝前に手浴・足浴を行うのは手間がかかるが、アロマオイルを垂らした湯でつくったホットタオルでの清拭は、家族にも提案しやすい。

> ⚠ 注意
> アロマオイルには子宮収縮を促す作用をもつものもあるため、妊産婦に使用する場合は、医師などに相談してから慎重に行う。

こんなとき　どうする？

● 湯桶を使用することが難しい場合

側臥位の保持が困難な場合や、側臥位になっても肘・肩関節の拘縮が強く、湯桶に手を入れることができない場合は、泡洗浄を行う。

● 手指の拘縮が強い場合

手指拘縮が強く、常時手を握りしめている状態では、蒸れや汚れによって、手掌や爪に白癬症が生じやすくなる。定期的な洗浄と外用薬の塗布を行い、指間ピローを使用して蒸れを予防する。

● 泡洗浄の方法

❶ ビニール袋の中に少量の石けんと湯を入れ、袋の中で泡立てる（p.91）。100円ショップの泡立てネットなどを使うとよく泡立つ
❷ ビニール袋に上肢を入れ、袋の中でマッサージ・泡洗浄を行う
❸ 袋の口を押さえて上肢を抜くと、泡を取りのぞくことができる
❹ 石けんをホットタオルでよく拭き取る（腕の下におむつやパッドを敷いて、その上から洗浄ボトルで湯をかけてもよい）

▶ 物の工夫

指間ピローは、綿手袋の中に手芸用のポリエステル綿を入れてつくることができる。綿の量で硬さを調整し、利用者の手に合わせることができる。丸洗いも可能。

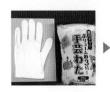

参考文献
宮下輝美，矢野理香：臨床における手浴の実態調査．日本看護技術学会誌 2008；7（2）：31.
https：//www.jstage.jst.go.jp/article/jsnas/7/2/7_30/_pdf/-char/ja（2021.08.10 アクセス）

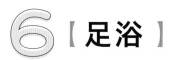 # 6 【 足浴 】

足浴にはリラクゼーション効果があり、疲労の回復・安眠などに有効といわれています。麻痺や糖尿病による末梢神経障害では、足部の皮膚損傷や潰瘍に気づきにくいため、異常の早期発見も目的となります。足浴後は爪がやわらかくなるため、爪切りとセットで行うことが多いです。

必 ず 押 さ え る !

- 足部の皮膚損傷や潰瘍の有無を確認する。

- 爪の周りや皮膚と爪の間に汚れがたまっていたら、爪ゾンデや歯ブラシなどを用いてやさしく除去する。

こんなときは医師に報告!

- 外傷や潰瘍を発見した場合(特に末梢神経障害がある場合)。

- 足白癬・爪白癬が疑われる場合(足趾間や足底のかゆみ・発赤・皮膚剥離、水疱形成、皮膚・足爪の肥厚や変形)。

- 急激な浮腫の増強を確認した場合は、心・腎疾患、栄養状態の低下など、疾患との関連性をふまえてアセスメントし、報告する。

家族・他職種に伝えること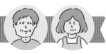

- 利用者の病状や皮膚の脆弱性を考慮した適切な方法を伝え、共有する。

- こまめに足浴ができない場合はホットタオルでの拭き取りや泡洗浄など手軽な方法を提案し、汚れの蓄積や皮膚状態の悪化を予防する。

足浴 のコツ

>>> 姿勢が安定し、ベッドを汚さないようにセッティングする

端座位が安定している場合は、ベッドサイドで実施する。歩行可能な場合は浴室でシャワーを使って行うこともある。仰臥位で行う場合は膝下に枕を入れて下肢の緊張をゆるめ、姿勢を安定させる。

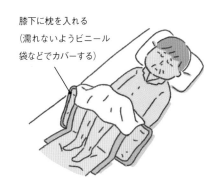

膝下に枕を入れる
(濡れないようビニール袋などでカバーする)

IDEA NOTE

① フィジカルアセスメント

② 活動・休息の援助

③ 排泄の援助

④ 清潔ケア

⑤ 栄養管理・食事の援助

⑥ 薬剤の管理

⑦ 医療的ケア

⑧ 終末期のケア

>>> 湯温を保つ工夫をする

ビニール袋の中に湯を張った湯桶を入れて、足を入れたらビニール袋の口を軽く縛る。
さらに湯桶を大きめのバスタオルや毛布でくるむと、湯温を保つことができる。

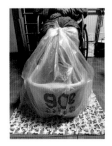

▶ 物の工夫

炭酸ガスが発泡するタブレット状の入浴剤を4分の1程度に割って入れると、温熱効果を高めることができる。足浴専用のタブレット剤も市販されている。
また、好みのアロマオイルを数滴垂らすことで、リラックス効果が期待できる。
ただし、創がある場合は入浴剤やアロマオイルの使用は避ける。

>>> 終了後も足を冷やさないように工夫する

足浴でせっかく温まった足も、湯から出して片方の足をケアしている間に冷えてしまう。写真のようにタオルで足を包んでおくことで、ケア中の冷えを防ぐことができる。滑りにくいのでこのまま立ち上がったりすることも可能。

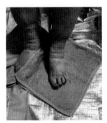 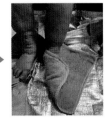 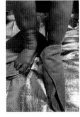 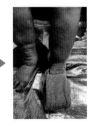 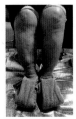

フェイスタオルを半分に折ったもので足をスリッパのように包む

こんなとき どうする？

● 膝・股関節の拘縮が強く、湯桶に足を入れるのが困難な場合

湯洗浄または泡洗浄（p.94）を行う。

● 湯洗浄の方法

> ❶足をホットタオルで包んでビニール袋をかぶせ、数分間置いて汚れを浮かせる
> ❷清拭を行うか、下肢の下におむつまたはパッドを敷き、洗浄ボトルで湯をかけて洗浄する

● 足趾間の蒸れや、白癬による表皮剥離が目立つ場合

足趾間に帯状に折ったガーゼを互い違いに入れると、蒸れを防ぐことができる。靴下は、通気性のよい綿製の5本指靴下を勧める。

● 爪の周りや皮膚と爪の間に汚れがたまっている場合

爪の周りや爪と皮膚の間は垢や汚れがたまりやすい。特に、足浴後に爪切りを予定している場合は、皮膚損傷を防ぐため、爪と皮膚の境目を確認できるようにしておく必要があるため、やわらかめの歯ブラシを使ってやさしくブラッシングし、ていねいに汚れを取り除く。

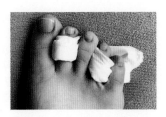

帯状に折ったガーゼを互い違いに入れる

IDEA
NOTE

① フィジカルアセスメント

② 活動・休息の援助

③ 排泄の援助

❹ 清潔ケア

⑤ 栄養管理・食事の援助

⑥ 薬剤の管理

⑦ 医療的ケア

⑧ 終末期のケア

7 【 洗髪 】

洗髪は、一般にベッドの上で行うイメージがないため、利用者さんは頭皮・頭髪のべたつきやにおいが気になってもがまんしていることがあります。看護師から声をかけていきましょう。洗髪は湯の使用による体熱放散の増大などから、疲労が生じやすいケアです。また、同一体位を保持しなくてはならないため、その体力があるかどうかの判断も大切です。

必 ず 押 さ え る ！

- 洗髪に耐えられる体力があるかどうか確認する。

  >>> バイタルサインの変動が激しい場合や発熱時は実施を見合わせる。

- 利用者と介護者双方が安楽な姿勢を整える。

- ケリーパッドの代わりにおむつやパッドを使用する場合は、利用者と家族に了解を得ておく。

  >>> おむつの本来の使い方ではないので、抵抗を感じる人もいる。

こんなときは医師に報告！

- 状態が変化した場合(意識状態の低下、バイタルサインの変動、嘔吐、めまいが生じた場合など)。

家族・他職種に伝えること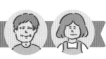

- 利用者の病状や皮膚の脆弱性を考慮した適切な方法を伝え、共有する。

- 意識状態をはじめとした状態の変化に気づいた場合は、医療者に相談するように伝える。

● 洗髪の方法とコツ

❶肩～肩甲骨下の範囲に防水シート（またはビニール袋など）を敷き、その上にバスタオルを敷く

【コツ】洗浄後におむつを取り除いたら、敷いていたバスタオルで頭部を拭く

❷首に帯状に折ったタオルを巻き、頭部の下におむつを横方向に敷く。股ぐりのギャザーを立て、首に沿って当てる。

【コツ】ギャザーはタオルの上端より上にくるようにし、タオルがはみ出ないように当てることで、湯が流れ込むのを防ぐ

❸後頭部を洗浄するときは、頭を横に向けて洗浄する

【コツ】首を動かすことや頭部を持ち上げることが難しい場合は、首の下に筒状に丸めたタオルなどを入れて高さを出すことで、仰臥位のままでも後頭部に手が入り洗浄しやすくなる

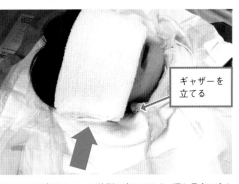

ギャザーを立てる

はじめは頭部をおむつの片側に寄せておき、濡れ具合に合わせておむつを矢印の方向にずらし、全体を使って吸水する

洗髪のコツ

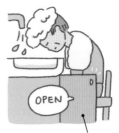

>>> 洗髪が行いやすく、安楽な姿勢を整える

【座位で前屈みになれる場合】
洗面台や、台所のシンクで行う場合もある。洗面台の下に足が入れられると座ったまま洗浄がしやすいため、足元に収納がある場合は扉などを開き、足が入れられるスペースを確保する。

洗面台の下に足を入れる

【ベッド上で行う場合】
ベッドの高さを調整し、介護者が過度に屈む姿勢を避ける。枕を外し、頭部を看護師側の端に寄せるか、ヘッドボードを外して頭側に立ってケアする。ベッドは腰の高さぐらいまであらかじめ上げておく。

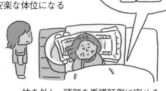

軽く膝を立てて膝と下腿の下にクッションを入れ、踵は軽く浮かせることで、腹部と下肢の緊張がやわらいで安楽な体位になる

枕を外し、頭部を看護師側に寄せる

ヘッドボードを外し、看護師が頭側に立つ

>>> すすぎ用の湯量はなるべく少なくする

在宅では床上で洗髪を行う場合、ケリーパッドや洗髪車の代用として紙おむつやパッドを使用する場合が多い。すすぐ前にタオルで泡をざっと拭き取っておけば、すすぎ用の湯量を少なく済ませられ、紙おむつ1枚と夜用尿取りパッド1枚程度で十分吸水できる。

▶ 物の工夫

洗浄ボトルの代用品として、100円ショップのマヨネーズボトルや、ペットボトルの飲み口に装着できる園芸用ジョウロが便利。

マヨネーズボトル　　園芸用ジョウロ

こんなとき どうする？

● ケリーパッドを家にあるものでつくる場合

❶ バスタオルまたは2枚重ねたバスタオルを巻いて棒状にする。棒状に丸めた新聞紙を芯にしてバスタオル1枚を巻きつけてもよい。

❷ 棒状にしたバスタオルをUの字に曲げて大きめのビニール袋に入れる。90Lのごみ袋がベスト。

❸ バスタオルの両端を大きめの洗濯ばさみで留めてU字に固定し、頭の下に設置して、ビニール袋の端を排水用のバケツに固定する。

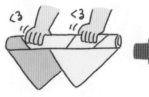

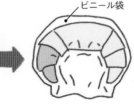

ビニール袋

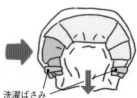

洗濯ばさみ

バケツに固定

● 湯を使った洗髪が難しい場合

洗髪は爽快感が得られるが、エネルギー消費の大きいケアであり疲労も伴う。また、同一体位の保持が必要であるため、人によっては苦痛も生じやすい。洗髪に耐えうる状態でない場合は、適宜市販のドライシャンプーなどの使用も検討する。

ドライシャンプーの前後にホットタオルで頭部を包み、蒸し拭きを行うとさらに汚れがとれ、爽快感も得られる。

8 【 入浴・シャワー浴 】

入浴・シャワー浴はエネルギー消費が大きく、循環動態にも影響するので、できる状態にあるのかを適切に判断する必要があります。また、浴室内での転倒にも注意が必要です。安全で心地よい時間をもてるように、利用者さんとその家庭にあった方法を一緒に考えていきます。

必 ず 押 さ え る !

- 湯温は 40℃前後にして、長湯は控える。

  >>> 湯温が高いと入浴後の気化熱作用も高まり、皮膚の乾燥が強くなるため、ドライスキンの場合は 38℃程度が望ましい。

- 心負荷に注意を要する場合は、浴槽の水位を低くして、半身浴を検討する。

- 血圧の変動を防ぐため、食事後の入浴は避け、入浴中は急に立ち上がらないようにする。

- 脱水予防のため、入浴前後には水分を補給する。

こんなときは医師に報告!

- 状態が変化した場合(意識状態の低下、バイタルサインの変動、嘔吐、めまいが生じた場合など)。

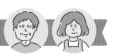

家族・他職種に伝えること

- 利用者の病状や皮膚の脆弱性を考慮した適切な方法を伝え、共有する。

- 意識状態をはじめとした状態の変化に気づいた場合は、医療者に相談するように伝える。

● 入浴の作用と注意点

温熱作用	● 末梢血管が拡張し血液循環が促進され、疲労回復、疼痛緩和、緊張緩和などの効果がある 【注意】心拍数増加、血圧上昇、脱水、脳梗塞、心筋梗塞
静水圧作用	● 体の表面にかかる水圧によるマッサージ効果や、静脈圧が上昇し血流量が増加する 【注意】呼吸数増加、心負荷の増大、脳血流減少による立ちくらみ
浮力作用	● 浮力により湯の中では体重が約 10 分の 1 になり、筋肉や関節への負担が軽減される

IDEA NOTE

① フィジカルアセスメント

② 活動・休息の援助

③ 排泄の援助

❹ 清潔ケア

⑤ 栄養管理・食事の援助

⑥ 薬剤の管理

⑦ 医療的ケア

⑧ 終末期のケア

入浴・シャワー浴のコツ

>>> 脱衣所と浴室の温度差を少なくする

急激な温度差にさらされると、収縮していた血管が一気に拡張し脳貧血となるヒートショックを起こしやすい。また、脱衣所や浴室の寒さを理由に入浴を嫌がる場合もあるため、脱衣所と浴室の温度調整は重要である。

入浴後、暖まった脱衣所に移動したときにも寒さを感じやすいので、浴室内で体の水分をよく拭き取ります。

● 温度差をなくす方法

- 脱衣所にヒーターやストーブなどを準備し暖める
- 浴槽のふたを開けておき、浴室を暖める
- 準備中にシャワーを出しっぱなしにして、蒸気で浴室を暖める。特にタイルは冷えているため、床や壁に湯を当てる
  （シャワーを出したままにすると「もったいない」と感じる人もいるので、あらかじめ了解を得てから行う）

>>> 浴室での転倒を予防する

脱衣所・浴室の床に水分や石けん分・ぬめりが残っていると転倒の危険があるため、利用者が入る前に床を確認する。

>>> 洗体時には寒さを感じさせないよう 工夫する

足湯をしながら洗体を行う。背部を洗っているときは利用者にシャワーを持ってもらい、前面にかけるよう声がけをする。肩にタオルを掛けて湯をかけることで温かさを持続させることができる。
シャワー浴で浴槽に入らない場合は、肩のタオルをバスタオルにするとよい。

入浴介助用のエプロンは湯上りの体に触れるとヒヤッとさせてしまうため、お湯を使い終わって濡れる心配がなくなったら、裾を巻きあげて腰ひもに引っかけ、濡れた面が利用者さんに触れないようにしましょう。

>>> 入浴後はスキンケアを行う

入浴後は気化熱作用で急激に皮膚の乾燥が進むといわれるため、入浴後すぐ（10〜15分以内）に保湿ローションやクリームなどを塗布する。浴室内で手早く塗布してから居室に移動してもよい。

保湿ローションやクリームは、皮膚に浸透しやすいよう皮溝に沿って塗る（p.158）。

>>> 後片づけにも配慮する

シャワーチェアの座面や滑り止めマットはカビが発生しやすいので、使用後は水でよく流し、風通しのよいところで乾燥させる。
浴室内のカビ発生を予防するために、最後に全体にシャワーで水をかけて換気をする。

浴槽のまたぎが不安定な場合

つかむものがあれば立位保持が可能な場合は、壁側に縦手すりを設置することで手すりをつかんで立ったまままたぐことができる (p.194)。
立位保持が難しい場合は、座った状態でまたぐ方法を検討する。

浴槽からの立ち上がりが難しい場合

体育座りからの立ち上がりが難しい場合は、浴槽内椅子を設置して座面に高さをもたせることで立ちやすくなる。立ち上がる際に足のふんばりをきかせるために、浴槽の底には滑り止めマットを敷く。浴槽内椅子は、出入りの際のステップ台としても利用できる。

> 浴槽内椅子に座った状態では肩が湯につからないので、肩にかけ湯をする。肩に掛けたタオルの上から湯をかけることで温かさが持続する。半身浴時にも有効。

気管切開をしている場合
（気管切開部への水の流入を防ぐ方法）

気管切開部を覆うものとして、理美容師が使うネックシャッターがお勧め。マジックテープで留めることで、首回りに密着させることができる。

ギプス固定をしている場合

ギプスを濡らさないよう、食品用ラップをしっかり巻きつけ、その上からタオルとビニールで覆う。
ビニール・タオルの隙間を伝って侵入した水もラップでガードできる。

ドレーン類を留置している場合

入浴時の挿入部の保護方法を、事前に医師に確認しておく。

● 手順の例

> ❶挿入部をフィルム材で保護し、水が入らないようにして入浴する
> （浴槽から上がったあと、フィルム材をはがして、シャワー洗浄で有機物を除去する場合もある）
> ❷入浴後、挿入部を消毒する

● 浴槽の縁が高すぎる場合

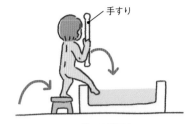

手すり

浴槽をまたぐときに椅子を使用する

● 浴槽の底が深い場合

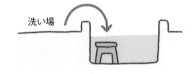

洗い場

浴槽内に椅子を設置する

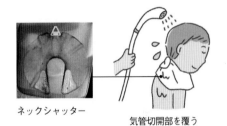

ネックシャッター

気管切開部を覆う

IDEA NOTE

① フィジカルアセスメント

② 活動・休息の援助

③ 排泄の援助

❹ 清潔ケア

⑤ 栄養管理・食事の援助

⑥ 薬剤の管理

⑦ 医療的ケア

⑧ 終末期のケア

● 入浴補助用具を使用する場合

手すり・浴槽内椅子・シャワーチェアなどの入浴補助用具（p.194）は、個々の利用者の身体状況・住環境に応じて適切なものを選んでいく必要がある。利用者の状態・家屋状況・用具の種類や特徴を把握している訪問看護師は、利用者や家族が用具を選んでいくうえでの重要なサポーターである。

> ⚠️ **注意**
> 入浴補助用具の多くは直接肌に触れる用具であるため、レンタル適用ではない。介護保険利用者の場合、介護保険適用の購入商品になる（償還払い：購入費の全額を支払った後、市区町村に保険給付分の費用を請求する。実質、価格1〜3割の自己負担で購入できる）。滑り止めマットは介護保険適用にならない。
> 据えつけの手すりは、介護保険で住宅改修の適用となる。

● 入浴補助用具の設置例

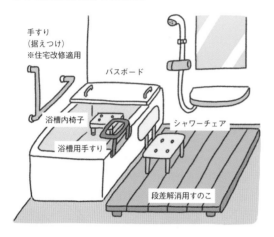

手すり
（据えつけ）
※住宅改修適用

バスボード

浴槽内椅子

浴槽用手すり

シャワーチェア

段差解消用すのこ

● 入浴補助用具選びのポイント

① 利用者が安全に動けるか
② 利用者が安心して入浴できるか
③ 介護者の負担は最小か

---

❶両手で手すりを持って横歩きがしやすい人の例
浴槽をぐるっと囲むように手すりを設置

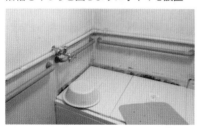

❷片麻痺がある人の例
シャワーチェアの足ゴムの上に別のゴムをかぶせて使用

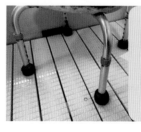

> 一定の力がかかると横滑りするので、座ったまま自分の足を使って浴室内を50cmほど移動できる（元のゴムでは滑らない）

---

❸小刻み歩行であり方向転換が苦手な人の例
浴室に入ったらあえてシャワーを背にしてシャワーチェアに座り、前方の横手すりを持って立ち上がりバスボードへ移動できるように設置（動線を短く）

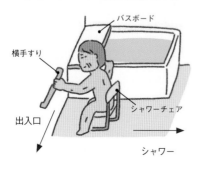

バスボード

横手すり

シャワーチェア

出入口

シャワー

❹浴槽の出入りに支えが必要な人の例
シャワーチェアの背もたれを手すり代わりに使用

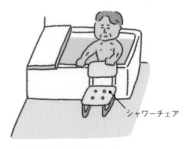

シャワーチェア

※介護者は椅子が倒れないようにしっかり押さえて固定する

入浴ケアを拒否する場合

「1年以上お風呂に入れていないんです。看護師さん、力を貸してください」
ケアマネジャーよりそんな声がかかる場合がある。特に認知症の利用者の場合このような相談を受けることが多い。
入浴拒否に至っている理由として、以下のようなことが考えられる。

❶ 必要性を感じていない、いつ入浴したか覚えていない（記憶力の低下）

❷ 自分の体の衛生状況を客観的に理解できない（思考力・判断力の低下）

❸ 衣服の着脱や入浴などの手順がわからない、考えるのが面倒（実行機能障害）

❹ 介助される必要性がわからない（自分でできると思っており、できていないことを認識できない）

❺ 入浴に対してマイナスのイメージをもっている（寒い、シャワーが怖い、無理やり入れられ嫌だった経験があるなど）

❶・❷の場合

入浴を強調せずに、トイレに行ったついでのような感じで自然に脱衣所・浴室に誘ってみる。
例：「ちょうどお湯が入っているので入りましょう」
　　「背中に湿布を貼りますから、脱衣所に行きましょう」
※汚れやにおいを指摘するのは相手を傷つけることもあるが、「薬を塗る前にきれいにしましょう」「暑くなってきて汗疹が心配だから汗を流しましょう」などの声かけがうまくいくこともある。

❹の場合

入浴そのものは受け入れても、他者にケアされることを拒否する場合は、できるだけ自分でできる環境をつくり、最小限の介助で行えるようにする。
タオルやシャンプーなどの物の配置、滑り止めマットや手すり、シャワーチェアの準備など、その人が入浴がしやすく安全な環境を整え、介助は見守りを基本とし、背中側などに控えていて、背中を流すときなど必要なタイミングだけ声をかける。

その他

「腰が痛い」「おなかが張る」などと言われたときに「温めて痛みが楽になるかやってみましょうか」と声かけし、ホットタオルで清拭を行った、孫が結婚することが決まったとき、「結婚式に出るためにきれいにしましょう」と話したら清潔ケアを少しずつ受け入れてくれるようになった、「髪が伸びたなあ」と言ったとき「きれいに散髪しますよ」と提案して散髪・洗髪まで行えた、などの例もある。

❸の場合

利用者に合わせて、戸惑うことがないように誘導する。
例：袖口を通すまで介助したら「袖を通してくださいね」「次は頭を通してくださいね」などと、自然に次の行動に移れるように誘導
※このケースでは、いったん入浴すると「気持ちよい」と喜ばれることも多いため、「お風呂は気持ちいいこと」「看護師さんは楽にお風呂に入れるように手伝ってくれる人」とポジティブな印象をもってもらえるようにする。

❺の場合

脱衣場・浴室を暖かくするほか、浴室に入ってから脱いでもらうこともある。
シャワーをかける場合は、必ず「シャワーをかけますよ」と声をかけ、利用者に見えるよう足元などからかける。

どうしても拒否する場合は、手を拭く・爪を切る・髪をとかすなど、嫌がらないケアを見つけていくとよいでしょう。
手を拭くことから始めて、手浴➡清拭➡足浴を経て1年がかりで入浴できたケースもあります。

IDEA NOTE

① フィジカルアセスメント

② 活動・休息の援助

③ 排泄の援助

❹ 清潔ケア

⑤ 栄養管理・食事の援助

⑥ 薬剤の管理

⑦ 医療的ケア

⑧ 終末期のケア

9【 爪切り 】

爪切りは実施頻度の多いケアであり、同時に、皮膚の損傷や出血などのインシデントも起こしやすくなっています。その背景には、ケア環境の不備が多く見受けられます。ケアがしやすく負担の少ない環境・姿勢が、利用者さんにとっても安全で安楽な姿勢・環境になることに留意しましょう。

必ず押さえる！

● 爪を切る前に、爪の割れ、はがれ、肥厚、巻き爪、爪周囲の炎症などがないか確認する。

● 爪と皮膚の境目を確認し、刃で皮膚を傷つけないように注意する。

>>> 可能であれば入浴・手浴・足浴後の爪がやわらかく清潔な状態で行う。

● 使いやすい爪切りを選択する。

こんなときは医師に報告！

●ケア施行時に出血などがあった場合。

高齢者には、視力の低下や屈む姿勢をとることが難しくなることから、爪を切ることができず困っている人が多くいます。指の力がなくなるので、利き手ではないほうの手で爪切りを使うことが難しくなり、左手の爪はきれいに切れているのに右手の爪は伸びていることもよくあります。

家族・他職種に伝えること

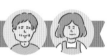

●短く切りすぎないよう伝える。

●難しいと思ったら無理はせず、医療者に相談するよう伝える。

● てこ（クリッパー）型爪切り

- 自分で切ることを前提に設計されている
- 曲刃と直刃がある
- 足爪の場合、曲刃は深く入りすぎてしまうことがあるので注意が必要
- 大きい爪切りで一気に切るより、小さい爪切りで中央部から左右の順で少しずつ切るほうが安全

直刃　　　　　　　　　　曲刃

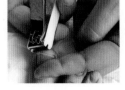
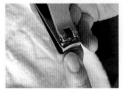

● ニッパー型爪切り

- 大きく刃を広げることができるので、足の硬い爪や肥厚爪のカットに適している
- 細かな動きができるので巻き爪のケアにも適している
- 下刃を爪の裏側に当てて上の刃で切るので、下の刃が皮膚に触れなければ皮膚を切ることはない

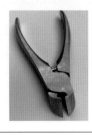
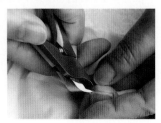

爪切りのコツ

>>>切る前に指と爪をよく観察する

高齢者の場合、皮膚のたるみや垢などにより爪と皮膚の境目がわかりづらいことがある。確認が不十分なまま切ってしまうと出血につながるため、事前に指と爪の状態を確認し、どのぐらい切るか見当をつけてから切る。

>>>深爪を避ける

爪床は毛細血管が多く、外傷や感染に敏感な部分である。深爪はそれを露出させ、爪囲炎の原因となる場合があり、足爪の場合は巻き爪の誘因にもなる。

爪は白い部分を少し残し、皮膚から1〜2mm程度上のところまで切る。指の先端の皮膚を刃に挟まないように、皮膚を下方に押し下げて切るとよい。

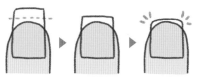

白い部分を残してまっすぐに切ってから、角をやすりで丸くする

物の工夫

爪の間に汚れがたまっている場合は、歯ブラシ、爪ゾンデ、斜めにカットしたストローなどで、やさしく取り除く。

斜めにカットしたストロー

利用者さんが、「短く切ってほしい」と希望することもありますが、理由を説明して適切な長さを保ちましょう。

その人によって好みの長さがあります。切る前には、どの程度切るかを相談しましょう。「これぐらいでどうですか」と看護師の爪を見せると、利用者さんも答えやすいです。

>>>保湿ケアも忘れずに

爪の乾燥は割れや二枚爪の原因にもなるため、特に冬季は、手と一緒に保湿クリームやローション、オイルなどを擦り込むようにする。

爪が割れやすい人には爪の保護のためにマニキュアを勧める場合もある。

>>>介護者がケアしやすい環境をつくる

特に寝たきりで拘縮の強い利用者の爪切りを行う場合に、介護者が過度に屈む姿勢や、体をねじってのぞき込むような姿勢で切っている様子も目にする。無理な姿勢での爪切りは、皮膚損傷や出血などの事故につながりやすく、大変危険である。

そのため、事前に利用者の姿勢を調整し、ケアしやすい環境を整える。また、適宜間接照明などを利用して照度を確保する。

● 爪切りの姿勢と環境調整

仰臥位の場合	<ul><li>介護者は足先の正面に座る。ベッドのフットボードが外せる場合は外して足元に座り、ベッドを適当な高さに調整する</li><li>フッドボードを外せない場合などは、ベッドの上に看護師が乗って足元に座ることもある</li><li>利用者の膝下にクッションなどを入れて高さを確保する</li></ul> 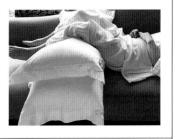
座位の場合	<ul><li>足の爪を切る場合、切るほうの足を椅子などの上に乗せて安定させる（足の爪切りでは、仰臥位のほうが安定感があり、足元も見やすい）</li></ul> 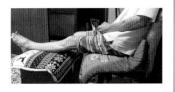

IDEA NOTE

① フィジカルアセスメント

② 活動・休息の援助

③ 排泄の援助

❹ 清潔ケア

⑤ 栄養管理・食事の援助

⑥ 薬剤の管理

⑦ 医療的ケア

⑧ 終末期のケア

こんなとき どうする？

● 手指・肘関節の拘縮が強い場合

脳梗塞後などで手指の拘縮が強い場合、常に手を握りしめている状態になるので、伸びた爪が手掌に食い込んで傷をつくってしまう場合がある。伸びすぎないようにまめにケアを行う必要がある。

爪切り前に拘縮をゆるませる目的でマッサージ、ストレッチを行う（p.93）。手指は手首から指先に向けて1本ずつ伸ばす。痛みがある場合などは無理に伸ばさない。こまめに爪やすりで長さを整えておけば、爪切りの頻度も減らすことができる。爪やすりは皮膚損傷も起こしにくいので、家族でも安全に使用できる。ガラス製の爪やすりは皮膚に触れても傷がつきにくく、よく削れるのでお勧め。

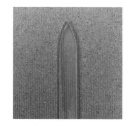

ガラス製の爪やすり

● 巻き爪で痛みがある場合

爪の周囲に腫れや出血などの炎症所見があるような場合は禁忌だが、歩行時などの一時的な痛みで炎症所見がない場合、コットンパッキング法やテーピング法を行う場合がある。

足趾と爪の中にたまった垢や角質が圧迫を助長している場合もあるので、ていねいに洗浄し、爪ゾンデなどを使って汚れを取り除いておく。

● コットンパッキング法

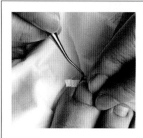

● コットンを爪ゾンデなどを使って、痛みのある爪と皮膚の間に挟む
※コットンが薄すぎると効果はなく、厚すぎるとさらに圧迫されて痛みが増すため、痛みの具合を確認しながら厚みを調整する

● コットンの代わりにサージカルマスクに使われている不織布を切って代用することもできる。不織布の場合は濡れてもすぐに乾くので入浴のたびに交換する必要がなく、炎症の心配がなければ次回の訪問まで入れたままにしておく場合もある

● テーピング法

❶ 伸縮性のある1～2cm幅のテープを7cm程度用意する

❷ テープの端を爪の横のきわギリギリのところに貼る。爪と皮膚の間を広げるように強く引っ張りながら足趾の下に通し、反対側へ回す

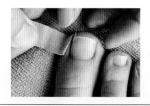

※最初にテープを引っ張りはじめてから最後まで力をゆるめないようにする

❸ 足趾の下から回したテープを足趾の上を斜めに回しながら引っ張る

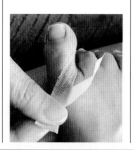

❹ 足趾の上にテープを貼る

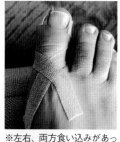

※左右、両方食い込みがあって痛む場合は反対側も同様に貼る

> ⚠ 注意
>
> 繰り返す巻き爪や肥厚爪、胼胝などのケアは在宅では困難な場合もあるため、皮膚科やフットケア外来につなぐことが大切。特に糖尿病の場合は感染症のリスクが高いので、無理なセルフケアは避けて医師に相談する。

足の巻き爪などの爪の変形は、食い込みによって痛みが生じ、結果的に活動性の低下を招くこともあります。糖尿病では末梢血管障害、神経障害から足病変を合併しやすいため、予防と早期発見のために継続的な観察とケアが必要になります。

IDEA NOTE

① フィジカルアセスメント

② 活動・休息の援助

③ 排泄の援助

❹ 清潔ケア

⑤ 栄養管理・食事の援助

⑥ 薬剤の管理

⑦ 医療的ケア

⑧ 終末期のケア

10 【 口腔ケア 】

口腔ケアは口臭やう歯、歯周病の予防、唾液の分泌の活性化、摂食嚥下機能の維持、誤嚥性肺炎や人工呼吸器関連肺炎（VAP：ventilator associated pneumonia）の予防などのため、継続的に行う必要があります。利用者さんや家族が実施する場合もあるので、簡便で効率的であり、利用者さんと介護者の双方が安全・安楽に行える方法を提案していきます。

必ず押さえる！

- 義歯の有無や残歯の状態、開口障害の有無、口内炎などの有無を観察し、ケアの方法や用具を選択する。

- ケア中の誤嚥を防ぐため、姿勢を整え、唾液や水分が咽頭に流れ込まないようにする。

- 歯の表面に堆積したプラーク（バイオフィルム）は歯ブラシで除去する。
  - >>> プラークはうがいでは取れず、う歯や歯周病の原因になる。

- 舌苔のケアも合わせて行う。
  - >>> 舌苔で舌の表面にある味蕾が覆われると味覚が低下し、塩分の摂りすぎや食欲低下などにつながる。

こんなときは医師に報告！

- 歯肉炎、歯周病、う歯、口内炎、口腔内の異常などがある場合。

- 義歯が合っていない場合や、調整が必要と思われる場合。

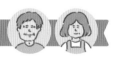
家族・他職種に伝えること

- 利用者の病状や口腔内の状態を考慮した適切な方法を伝え、共有する。

- 異常があった場合は医療者に相談するよう伝える。

 注意

義歯は歯茎のやせや経年変化に伴い合わなくなる場合があるが、「こんなもんだ」と思って合わない義歯を使い続けている利用者も少なくない。
装着時の痛みや違和感の有無、発声時や咀嚼時の安定性などを確認し、異常がある場合は歯科診察につなぐことも大切である。通院が難しい場合は訪問歯科の利用の提案も検討する。

口腔ケアのコツ

>>>ケア中の誤嚥を防ぐ

体位は可能であれば座位とし、ベッド上で行う場合は
ギャッチアップしてファーラー位またはセミファーラー位
で行い、下顎を上げないようにする。
ギャッチアップができない場合は、側臥位または顔だけは
横に向ける。

> ＼注意／
> 唾液や水分が口腔内にたまった場
> 合は、咽頭へ流れ込まないよう、吐
> き出すように促す。
> 自分で吐き出すのが難しい場合は、適宜、口
> 腔内清拭や、吸引などで対応する。

>>>口腔内へのアプローチは段階的に行う（頬・口回りを触る➡口腔マッサージ➡口腔ケア）

特に意識障害がある場合は、突然口の中を触られたり歯ブ
ラシなどを入れられたりすることで緊張を招き、危険も生
じる。声かけをしながら頬や口回りに触れ、口腔マッサー
ジを行い、段階的にケアを進める。

● 汚れのたまりやすい部位（黄色部分）

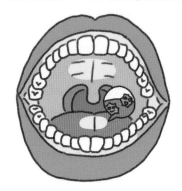

>>>口腔内の汚れやすい部分を把握してアプローチする

短時間で効率的に行えるように、その人の汚れがたまりや
すいところを把握しておく。

>>>舌苔のケアには、はちみつとパイナップルジュースが使用できる

はちみつには抗菌・消炎作用があるため、口腔ケア後に舌に
ティースプーン1杯程度のはちみつを垂らし、なじませる
ことで舌苔の除去・減少が期待できる。
また、舌苔の多くはタンパク質の汚れが固まったものなの
で、タンパク質分解酵素を含むパイナップルジュースを用
いることで汚れが取れやすくなる。認知症などでケアに非
協力的な場合でも、甘みを感じることで受け入れてくれや
すくなる場合もある。

> 舌苔は糸状乳頭の間に汚れが
> 付着した状態です。舌の表面
> が薄く白い程度であれば正常
> と判断し、こすりすぎて舌表
> 面を傷つけないように注意しましょう。

>>>歯ブラシは硬すぎず、ヘッドが小さめのものを選ぶ

歯ブラシは歯茎を傷めない硬さで、細かくみがける小さめ
のヘッドのものを選ぶ。

>>>スポンジブラシはティッシュで拭きながら使う

スポンジブラシは、コップに入れた水で洗い
ながらケアを行うが、口の中を拭き取った後
にスポンジ部をティッシュで拭いてからコッ
プの水で洗うと、コップの水の汚れが少なく
なり、頻繁に水を交換する手間を省くことが
できる。

● **口腔ケアの用具と特性**

目的による分類	代表的な用品	適応・特徴など
歯や義歯そのものに使用する用具	歯ブラシ、歯間ブラシ	歯がある場合に使用する
	義歯用ブラシ	義歯に使用する
粘膜に使用する用具	舌用ブラシ、歯肉マッサージブラシ、乳児用のゴム製ブラシ	舌苔の除去や、歯肉マッサージに使用する
歯・粘膜の両方に使用できる用具	スポンジブラシ、くるリーナブラシ、口腔ケア用ウェットティッシュ	素材がやわらかいので口腔粘膜を傷つけにくい、十分開口できなくても使いやすい
口腔ケア用剤	歯みがき剤、洗口剤	汚れを落としやすくする、口臭予防効果がある
	保湿ジェル	口腔内乾燥の予防や、口腔内マッサージの潤滑剤として使用する
洗浄時の注水に使用する用具	コップ、ストロー、吸いのみ、注射器	口腔内に洗口用の水を含む
洗浄時の排水に使用する用具	ガーグルベイスン、吸引器、吸引チューブつき歯ブラシ	自分で吐き出せない場合は吸引器、吸引チューブつき歯ブラシを使用する
ケアを効果的に行うための補助用具	舌圧子、開口器、バイトブロック	開口障害がある場合に使用する
	懐中電灯	ケア時、視界確保のために使用する
	リップクリーム	ケア後、口唇の乾燥予防に使用する

IDEA NOTE

① フィジカルアセスメント

② 活動・休息の援助

③ 排泄の援助

❹ 清潔ケア

⑤ 栄養管理・食事の援助

⑥ 薬剤の管理

⑦ 医療的ケア

⑧ 終末期のケア

こんなとき どうする？

● 口腔内の乾燥がある場合

唾液を出すため、唾液腺（耳下腺、顎下腺、舌下腺）マッサージを取り入れる。

酸味のあるものの摂取や、脱水の改善なども選択肢に入れて介入していく。

口腔内に保湿ジェル・スプレーを塗布する場合もある。口腔ケア前の口腔内マッサージで潤滑剤としても使用できる。

保湿ジェルを厚く塗り重ねると、保湿ジェル自体が固まってしまう場合がある。保湿ジェルは厚く塗るのではなく、万遍なく薄く塗り拡げるように心がける。ジェルを手袋をつけた手の甲に出し、少しずつとって使う。

● 食いしばりが強く開口が難しい場合

指をかまれてしまう危険があるため、開口させて行うケアは看護師が担当し、家族には開口せずに行う唇・頬と歯の間の拭き取り・表側の歯のブラッシングなどをメインに行ってもらう。

K‐ポイント（歯列沿い、臼後三角最後部のやや後方）の圧迫刺激により開口を促すことができる。

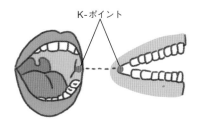

K‐ポイント

● 義歯の場合

義歯の洗浄のほか、残歯・口腔粘膜の清掃も行い、口腔内の清潔を保つ。義歯を取り外すときに口腔内の状態を観察する。

入れ歯安定剤を使っている場合、義歯および歯茎にノリ状になった安定剤がはりついている場合があるので、ていねいに除去する。

義歯の洗浄が不足すると、カンジダ菌の増殖や義歯床下粘膜の義歯性口内炎などを引き起こしやすくなります。

高齢者などで、自分で洗面所へ行くことが難しくなると、定期的な洗浄を行わず、何日も装着しっぱなしになっていることもあります。注意して観察しましょう。

その他の整容ケアのポイント

【耳掃除】

実施は月2回程度

- 頻回な実施は外耳の皮膚を傷つけ、外耳炎などの原因となる。
- 外耳の壁側は強くこすらない。すべて取りきる必要はないため、無理はしない。

耳孔から1cmをめやすに行う

- 耳垢を鼓膜のほうへ押し込んでしまうことで鼓膜を傷つける恐れがあるため、耳かき・綿棒の挿入は耳孔から1cmぐらいまでとする。

【洗顔】

- 利用者の状態により、ベッド上または洗面所で行う。
- 洗顔が難しい場合は、ホットタオルで顔を清拭する。自分で拭けるところは拭いてもらう。
- 顔は長細く3つ折りにしたホットタオルを顎、両ほほに三角に乗せて（鼻の部分が開くように）蒸し拭きすると気持ちがよい。髭剃り前にも効果的。

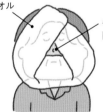

ホットタオル　　鼻の部分を開ける

- 耳孔や耳の裏、首回りなど、拭き残しが多い部分は適宜介助する。
- 実施後のスキンケアも忘れずに行う。

【髭剃り】

使いやすい物品を選ぶ

- 高齢者の場合、皮膚の乾燥やたるみによって髭剃りが難しくなる。
- 介護者が女性の場合、カミソリは使い慣れていない場合が多いので、電気シェーバーの利用を勧める場合もある。剃り残しがある場合は、部分的にカミソリを使用するなどの方法をとる。

前後のスキンケアを行う

- 髭剃り前にホットタオルを当てるなど、髭をやわらかくしておく。
- カミソリを使う場合は、シェービングフォームや石けんを使用し刃の滑りをよくする。
- 実施後は保湿剤やアフターシェーブローションなどを塗布し、皮膚に油分・水分を補う。

こまめに剃毛する

- 伸びすぎるとケアに時間を要し、皮膚にも負担をかけてしまう。きれいに剃りきれなくても、毎日軽く剃っておくように指導する。

【整髪】

- くしやブラシを使って髪をとかす。髪が絡まっている場合は、無理に引っ張ったりせず、根元を押さえながらやさしくブラッシングする。
- 自分でとかすことで肩関節や上肢挙上の機会になるため、可能な範囲で促していく。

IDEA NOTE

[アイデアノート]

栄養管理・食事の援助

※在宅静脈点滴・皮下点滴、在宅中心静脈栄養（HPN）は
　「⑥薬剤の管理」参照（p.133、137）

1 【 栄養状態のアセスメント 】

食べることは生きるために欠かせない行為であり、日常生活の中で繰り返されています。入院中の食事は病院に管理されていますが、在宅では、その人の習慣により栄養が偏ることや、食事への興味がなくなって気づかないうちに栄養が不足していることもあります。その人の食習慣をふまえ、体調を維持・改善しながら食事を楽しめるように支援していきましょう。

必ず押さえる！

- 利用者や家族の食事に対する考え方を確認する。

- 食事内容と栄養バランスを確認する。

- 排便の性状、間隔を確認する。

- 体重を1か月に1回は測定できるように設定する。
  - >>> 自宅で測定できない場合は、デイサービス、銭湯などで測定してもらう。

- 消化器疾患、内分泌疾患、がんなどにより、体重の変動や浮腫が生じていないかなどを確認する。

- 1日または1週間の大体の摂取エネルギー量を確認し、エネルギーやタンパク質の1日あたりの目標量を設定する。

こんなときは医師に報告！

- 定期的に体重を伝え、体重の増減が大きいときはその原因を共有する。
- 血液検査が定期的に行えていない場合は相談する。

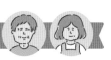
家族・他職種に伝えること

- 1日の摂取エネルギー量やバランスにこだわりすぎず、2～3日の平均摂取エネルギー量やバランスで考えるよう伝える。
- 食事摂取量、時間、排泄状況を共有できるよう、記録してもらう(一定期間でもよい)。

コラム 食事に対する考え方はさまざま

「野菜や果物は嫌いで、病院では仕方なく食べていたけれど、家では数十年食べていない。今まで食べていなかったから食べたくない」という人もいました。また、クッキーやプリンなど、気に入っている1つの食品だけで過ごしている人もいます。食習慣や考え方は、人によってさまざまです。

NOTE IDEA

① フィジカルアセスメント

② 活動・休息の援助

③ 排泄の援助

④ 清潔ケア

❺ 栄養管理・食事の援助

⑥ 薬剤の管理

⑦ 医療的ケア

⑧ 終末期のケア

栄養状態のアセスメントのコツ

>>> 食事の内容を確認する

「今日、何か食べましたか？」「食事は終わりましたか」など、はじめはざっくり聞いて、前日から今日までの食事内容を聞く。加えて、1週間くらいの間に何を食べたかを聞く。記録しておいてもらったり、写真を撮っておいてもらったりするとよい。

「ごはん食べましたか？」と聞くと、パンやめん、粥を食べている人は「ごはん食べていません」と答えることも。「食事しましたか」のほうが正しく情報を取れることがあります。

>>> 栄養バランスを確認する

4つの食品群あるいは3大栄養素とビタミン、ミネラルがバランスよく摂れているかを確認する。改善が必要と感じたときは、利用者や家族、食事を用意している人に相談し、できることを一緒に考えていく。献立の工夫の例を紹介するのもよい。

● 物の工夫

食塩摂取量を計算できるWebサイトや、エネルギー量の計算などができる食事管理アプリなど、便利なものが各種出ている。活用できそうな人には紹介してみるとよい。

● 献立の工夫の例

目的	献立の工夫の例
エネルギーの摂取	● おひたしではなく、油で炒める
カルシウムの摂取	● 卵かけご飯にじゃこや青菜をのせる
タンパク質の摂取	● ジュースより豆乳、エネルギーチャージ飲料よりプロテイン入り飲料を飲む
野菜の摂取	● 青汁や野菜ジュースを飲む
減塩	● しょう油はかけずに、つけるようにする ● 真空ボトルのしょう油を使う ● 減塩のしょう油やみそを使用する

こんなとき どうする？

● サルコペニアが疑われる場合

歩くことができる利用者では、両手の母指と示指で輪っかをつくり、ふくらはぎの最も太い部分を囲む「指輪っかテスト」で確認する。すき間ができている場合はサルコペニアの可能性が高い。

● 指輪っかテスト

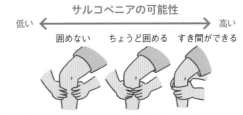
サルコペニアの可能性
低い ← → 高い
囲めない　ちょうど囲める　すき間ができる

東京大学 高齢社会総合研究機構 田中友規、飯島勝矢：フレイル予防ハンドブック. より引用

● 認知症のため、食べたことを忘れて食事量が増えてしまう場合

「今からつくりますね。できるまで飲んで待っていましょう（これを一緒にやってみましょう）」などと、利用者の意図をくみ取りながら、ほかのことに集中できる環境をつくる。
また、ゆっくり話を聞いて食事から気持ちをそらす、食事が終わったあとの食器を置いておくなどの方法もある。

● 体重を測定できない場合

めやすとして、ベルトの穴が1つ縮むと体重が2kg減っていると考えられる。
寝たきりで体重を測定できない場合は、腹囲を測ってめやすにする、あるいは家族が抱きかかえるか、背負って体重計に乗ってもらう方法もある。

● 低栄養のめやす

- 体重減少が6か月間に−2〜3kg または6か月で−3％
- BMI ＝（体重 [kg] ÷身長 [m]^2）が 18.5 未満
- 血清アルブミン値が 3.5g/dL 未満
- 血中コレステロール値が 150mg/dL 未満

2 【 摂食嚥下機能のアセスメント 】

入院中に誤嚥性肺炎予防のためペースト食だった場合、自宅に帰ってから必要な栄養を摂ることができず、体力が低下して寝たきりになってしまうことがあります。摂食嚥下機能をアセスメントし、本人の食べたい気持ちを受けとめたうえで、どうしたら食べられるかを一緒に考え、食べる楽しみを支援しましょう。誤嚥しても肺炎にならないよう、身体機能を整えることも大切です。

必 ず 押 さ え る ！

- 利用者の食べる意欲を確認する。

- 身体の状態を確認する（体重の変化、活動量、口腔内の状態、血液データ、薬剤など）。

- 食事の様子を観察する（食事量、食事形態、味覚変化、食べこぼし、姿勢、時間など）。

- 嚥下機能アセスメントシートや、在宅でできる嚥下機能テストを確認する。
>>> KTバランスチャート、EAT-10（イートテン）、嚥下障害リスク評価尺度改定版、反復唾液嚥下テスト、改訂水飲みテスト、段階的フードテスト、ブクブクうがいテストなど。

- 嚥下訓練や口腔ケアを日常生活の中に組み込む。
>>> 嚥下機能維持のリハビリテーションとして、頭上げ体操、咳の体操、舌回し体操、発声の体操などがある。

こんなときは医師に報告！

● 利用者の思い、希望を伝える。

● 食事の形態を変えたいときは、あらかじめ挑戦してみて、成功したら伝える。

● 発熱があった場合は誤嚥性肺炎を疑い、呼吸音やSpO$_2$の値、呼吸困難の有無を確認して報告する。嚥下機能の低下により水分摂取量が低下し、尿路感染症や脱水を起こしていることも考えられるため、水分摂取量や尿の性状、においも報告する。

● 薬剤の影響が考えられる場合は相談する。

家族・他職種に伝えること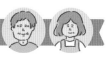

● 利用者の思いや希望を共有する。

● とろみをつける場合は、とろみの強さを統一する。

● 摂食嚥下障害の主な原因

- 加齢、認知機能の低下、脳血管障害
- 頭頸部がん術後の口腔・咽喉の変形、機能低下
- 神経筋疾患（パーキンソン病、脊髄小脳変性症、筋萎縮性側索硬化症）
- 精神疾患（詰め込み食い、丸のみ、異食、注意散漫、錐体外路症状、遅発性ジスキネジア、口腔乾燥など）
- 薬剤

●とろみのめやす[1]

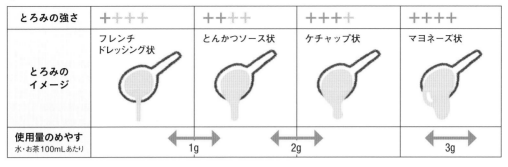

とろみの強さ	＋＋＋＋	＋＋＋＋	＋＋＋＋	＋＋＋＋
とろみの イメージ	フレンチ ドレッシング状	とんかつソース状	ケチャップ状	マヨネーズ状
使用量のめやす 水・お茶100mLあたり	←1g→	←2g→		←3g→

> **コラム** とろみをおいしくつける工夫
>
> 食事にとろみをつける場合、とろみ剤をお湯で溶かしたものを加えると味が薄くなります。かといって、塩分制限をしている場合などは、味を濃くするために塩分を増やすことは望ましくありません。そこで、塩分のないだし汁でとろみをつけると、うま味があるため食べやすくなります。
>
> また、とろみ剤の代わりに、マヨネーズや山芋（とろろ）などを使用する方法もあります。ただし、マヨネーズは塩分や脂質、山芋はカリウムが含まれているため、食事制限がある場合は注意が必要です。

摂食嚥下機能のアセスメントのコツ

>>>食べる機能を評価し、食べられない原因を知る

口腔の状態、環境、認知機能などの食べる機能を評価して、食べられない原因を知る。
義歯が合わない、筋力の低下により腕が上がらない、好き嫌い、姿勢やテーブル・椅子の高さなど、さまざまな原因で食べられないことがある。

義歯が合っていない場合は、歯科に調整を依頼しましょう。

>>>摂食嚥下機能は1回だけでなく何度か評価する

病院などで「誤嚥する可能性があるので、食べさせてはいけない」と言われた場合でも、利用者に食べたいという意思があるならば、1回の評価だけであきらめず、何度か評価することも大切。

> ！注意 唾液でも誤嚥する。禁食によって嚥下機能の低下は進行していくことに注意する。

>>>口腔ケア時に嚥下反射の有無を観察する

口腔ケアを行っているとき、むせたり、咳をしたりする場合は、嚥下反射があると考えられる。誤嚥の危険がある場合は、吸引器を準備しておく。

好みの液体を口腔ケアに取り入れると、むせも少なくなります。

>>>経口摂取後に発声をして確認する

経口摂取をしたあとに声を出してもらい、嗄声（ガラガラ声）になっていないか確認する。
嗄声になっている場合は、何も口に入れないで飲み込んでもらうか、ゼリーを一口飲み込んでもらい、喉に残らないようにする。

IDEA NOTE
① フィジカルアセスメント
② 活動・休息の援助
③ 排泄の援助
④ 清潔ケア
❺ 栄養管理・食事の援助
⑥ 薬剤の管理
⑦ 医療的ケア
⑧ 終末期のケア

こんなとき どうする？

● 利用者の食べたいという意思が、関係者に伝わらない

医師の意見と訪問看護師の意見が違う場合は、「私は…の理由で少し…が食べられると思います」と、医師や家族に伝える。また、協力者や賛同者を見つけることが大切となるため、医師周辺の関係者と話し、協力してくれそうなスタッフを探す。

> 嚥下機能評価を行っている訪問歯科や、歯科外来などもある。こうした機関で評価してもらうことで、理解を得ていくと同時に、安全に食べることにつなげることができる。「摂食嚥下関連医療資源マップ」を利用して周辺の機関を探すことが可能。
> 摂食嚥下関連医療資源マップ
> https://www.swallowing.link/
> （2021.08.10 アクセス）

● 嚥下機能評価を行う場合

嚥下機能評価を行う場合にはさまざまな方法があるが、下記のような流れで行うとスムーズにできる。

◉ 嚥下機能評価を行うまでの流れの例

```
┌─────────────────────────┐
│ 1．利用者の状態を確認する        │
│ ● 口腔ケア時の唾液の飲み込み方     │
│ ● 食べることへの意欲          │
│ ● 流涎の有無              │
└─────────────────────────┘
```

誤嚥があり、
嚥下機能評価
を行う場合

```
┌─────────────────────────┐
│ 2．利用者と家族の希望を確認する    │
│ ● どの程度食べたいか          │
│ ● 評価の方法              │
│   ❶ 訪問診療を依頼する        │
│   ❷ 外来を受診する          │
└─────────────────────────┘
```

食べることへの意欲があっても、嚥下評価や嚥下のためのケアにはお金をかけたくないという利用者さんもいます。そんなときは、食べられるだけ食べてもらうという方法もあります。
その結果として発熱を繰り返した場合などでは、本人が嚥下が難しいことを受けとめ、経口摂取をあきらめることもあります。

❶ 訪問診療の場合

医師、家族、訪問看護、ケアマネジャーなどの関係者で話して予約する。
初診時など、経過を伝えるときには訪問看護師が同席すると情報交換がスムーズにでき、目標が明確になる。同席できない場合は、連絡方法を決めておくとよい。

❷ 外来の場合

医師に意向を伝え、嚥下評価を行っている医療機関に情報提供書を発行してもらう。

● はじめて経口摂取する場合

誤嚥しても負担が少なくなるように、少量の水かお茶から勧める。
喉頭隆起（のどぼとけ）周辺が上下する動きで飲み込んだことを確認してから、次の食べ物を口に入れる。

参考文献
1）日本介護食品協議会：とろみ調整食品のとろみ表現に関する自主基準
https://www.udf.jp/about_udf/section_05.html（2021.08.10 アクセス）

IDEA NOTE

① フィジカルアセスメント

② 活動・休息の援助

③ 排泄の援助

④ 清潔ケア

⑤ 栄養管理・食事の援助

⑥ 薬剤の管理

⑦ 医療的ケア

⑧ 終末期のケア

3 【食事の準備】

病院では、看護師はあまり食事の準備にはかかわりませんが、訪問看護では、いつ・誰が・どのように食事の準備をしているのかにも配慮する必要があります。利用者さんや家族にとって食事の準備が身体的・金銭的な負担となり、自宅で過ごすことが困難にならないように支援しましょう。

必ず押さえる！

- 摂食嚥下障害の有無を確認する。

  >>> 脱水が嚥下機能低下を引き起こし、補正すると正常になることもある。

- 食事中に姿勢を保つための体力や集中力があるか確認する。

- 食事開始時は、利用者が食事をすることを理解しているか、覚醒しているかを確認する。

- 発病以前の食習慣を確認する（食事をしていた時刻、主食、嗜好など）。

- 1日の活動状況を確認し、生活の中で、食事と嚥下訓練、口腔ケアを行える時間を確保する。

- 誰がどのように食事の準備、片づけ、必要なケア（嚥下訓練、口腔ケア、食事介助、姿勢の調整）を行うかを確認する。

こんなときは医師に報告！

- 食事摂取量や、体重が変化したとき。

- 発熱したときは、呼吸音、咽頭喘鳴の有無などを確認して報告する。

- むせが強く食事摂取が進まないことが2食続くときは、脱水予防のためにも報告する。

家族・他職種に伝えること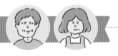

- 利用者や介助する家族の負担にならないよう、回数、量、内容などを工夫し、食事が楽しみの時間になるようにしてもらう。

- 食べたい、食べたくない、食べられないなど、利用者の思いを尊重してもらう。

- 食べやすそうと感じたものや、食事が進んだ状態を共有する。

- むせたとき、喉に詰まったときの対処方法を伝え、シミュレーションしておく（咳を強くしてもらい落ち着くことを待つ、ハイムリック法、掃除機による吸引など）。

- 食事時に姿勢の調整が必要な場合は、同じ姿勢が保てるように共有する。

- とろみは決まったとろみ量で統一する。

食事の準備のコツ

>>> 生活リズムを整え、食事の前には覚醒を促す

日ごろから生活リズムを整え、特殊感覚刺激(味覚、知覚、聴覚、嗅覚、触覚)により、段階的な離床、自発的な行動が行えるような介助を行う。
食事の前には、ホットタオルで顔や手を清拭するなど、覚醒を促す。

>>> 食事に適した姿勢を整える

嚥下にかかわる筋力が有効に発揮できるように、リラックスした姿勢を整える。嚥下体操も効果がある。
安楽で食事がしやすく、誤嚥しにくい姿勢を整えることがポイントとなる。

>>> 食事に集中できる環境を整える

むやみに話しかけないようにし、テレビは消して、利用者の視線に動くものがないか確認しておく。
集中力が低下している人は、壁に向かって座ってもらったり、一品ずつ目の前に準備したりすることで、集中しやすくなる場合がある。

>>> 食べやすい食形態で準備する

食具は使い慣れたものを準備し(何でもスプーンが食べやすいとはかぎらない)、ご飯におかずを乗せて丼物にするなど、その人にとって食べやすいよう工夫する。
配食弁当の場合は、容器から器に移して盛りつけると食欲が出やすくなる。
硬いもの(にんじんなど)は、細かく刻むと口の中でバラバラになるため、やわらかくゆでてつぶすほうが食べやすくなる。
ゼラチンで固めたものは口の中の温度で液体に変わりむせやすいため、寒天を使用するとよい。

>>> むせにくい方法で介助する

食事介助では、ティースプーン1杯程度を舌の奥に落とすように、ゆっくりむせないように口の中に入れる。カレースプーンは大きすぎるため使用しない。

>>> 家族のつらさにも配慮する

家族が、「準備しても食べてくれない、おいしくないと言われた」「食べられるものを探してきたのに、一口しか食べなかった」といったつらさを抱え、モチベーションの維持が難しくなることがある。
利用者に、家族が行っていることを言葉にして伝え、「助かりますね」「ありがたいですね」といった言葉を添えるとよい。こうしたことで、利用者から肯定的な言葉を引き出せることがあり、それを家族に伝えることも大切である。

● 食事に適した姿勢

頸部は軽度前屈とする
➡あごが上がると気管に入りやすくなるため

背中は丸くならないようにする
➡不安定な場合はクッションで支える

足底は床にしっかりとつけて姿勢を安定させる
➡足がつかない場合は台を置く

> 急いで食べすぎてしまう人に対しても、一品ずつ出すことでゆっくり食べてもらえることがあります。

> お粥を選択しがちだが、嚥下機能評価を行い食べられるならば、ピンポン玉やうずらの卵くらいのおにぎりを自分で持って食べるほうが食事が進むこともある。思い込みをなくし、お粥が嫌い、自分のペースで食べたいなど、本人の思いを確認することも大切。

IDEA NOTE

① フィジカルアセスメント

② 活動・休息の援助

③ 排泄の援助

④ 清潔ケア

❺ 栄養管理・食事の援助

⑥ 薬剤の管理

⑦ 医療的ケア

⑧ 終末期のケア

こんなとき どうする？

● 唾液が少なく口腔内が乾燥している場合

唾液腺のマッサージや口腔体操を行い、口腔内の準備を整える。太めの綿棒を濡らして凍らせ、使用前に水にくぐらせたものや、氷水に浸したスポンジブラシを使ってアイスマッサージを行うと、刺激により唾液が出やすくなる。また、食事の前に嚥下体操や口腔ケアができない場合は、水分を一口摂ってから食事を始めると、咀嚼しやすくなる。

利用者さんが好きな飲み物を使って行うと、食事と認識してくれる場合があります。

● 時間をかけても食べ進められない場合

体力も集中力も続かない状況では、食事を切り上げる。調子のよさそうなときを見はからって小分けにして出すほうが食べてくれる。

食べることで体力を使ってしまう場合は、嚥下体操は食事と食事の間の時間に行い、食べることに負荷をかけないように工夫する。

● 飲み込みが遅く、咀嚼に時間がかかる場合

いつまでも咀嚼している場合は、口の中で食物がまとまらず、送り込みが苦手であると考えられる。とろみをつけて混ぜると、まとまりがよくなる。（p.115）。
飲み込むきっかけが必要な場合は、水分を摂取してもらったり、空のスプーンをもう一度口に入れたりすることで、嚥下を促せることがある。

> ⚠ 注意
> とろみは障害の程度によって調整する。とろみのつけすぎは、喉に貼りつき窒息につながる危険がある。最初にとろみをつけるときは、乳製品などではなく、水やお茶から、薄くつけて試してみる。毎回同じとろみをつけるためには、食器やスプーンは同じものを使用する。

● 食事量が少ない場合

分割食にするほか、毎回食事の形態や温度、味を変えるなどメリハリをつける工夫をする。

● 薬物療法の副作用によって食事が進まない場合

今までの好き嫌いにとらわれず、口にできるものを探すこともある。アイスなど冷たい物は、においが少ないため食べられる人もいる。
特定の食べ物を食べられる場合、お粥なら米飯への変更を勧め、米飯ならタンパク質のおかずを足す、ゆで野菜なら油を足すなどの工夫をするとよい。また、食事が苦痛にならないように、「生きるために食べる」「がんばらなくてもよい」など、方向性を示しながらかかわる必要がある。

薬物療法を行う目的を共有し、今は食事が苦痛であることに共感することも大切です。「今は味がなくておいしくないかもしれませんが、生きるための薬だと思って口にしてみませんか」などと勧めることもあります。また、薬物療法が終了すれば、必ずおいしく感じる時期が来ることを伝えるのもよいでしょう。

● 栄養補助食品を利用する場合

通販でも購入できるため、紹介するとよい。ただし、サンプルやカタログを渡すだけでは、選択しきれないことがあるため、初回だけでも看護師が手伝うと、その後は自分で注文しやすくなることもある。

▶ 物の工夫

栄養補助食品に粉末のコーヒーを足して風味を楽しんでいる人もいる。栄養補助食品にはさまざまな味があるが、甘いものが多い。甘いものが苦手な場合は、普段の食事にタンパク質の粉を足すこともある。

参考文献

1）日本摂食・嚥下リハビリテーション学会医療検討委員会編：日本摂食・嚥下リハビリテーション学会嚥下調整食分類 2013. 日本摂食嚥下リハビリテーション学会誌 2013；17（3）：255–267.
https://www.jsdr.or.jp/wp-content/uploads/file/doc/classification2013-manual.pdf （2021.08.10 アクセス）

4 【経鼻経管栄養】

経鼻経管栄養は、鼻腔から胃まで通したチューブから栄養を摂取する方法です。摂食嚥下障害があり誤嚥性肺炎を繰り返す場合や、脳血管障害、神経筋疾患で必要な栄養を経口摂取できない場合などに行います。経鼻経管栄養法で経過をみながら胃瘻の造設に至る場合もあります。利用者さんと家族の QOL を考え、3か月後、6か月後、1年後の利用者さんを想像しながら支援します。

必 ず 押 さ え る ！

- 経鼻経管栄養を行っていることに対して、理由を理解しているか、どのように思っているかを確認する。

- 実際にかかわる介護者の手技や管理方法を確認する。

- チューブのサイズ、挿入されている長さ、挿入した月日、固定している皮膚の状態を確認する。

- 栄養剤の内容、水分量、注入時間、注入にかける時間、姿勢、チューブの先端が胃に挿入されているか（エアー音、胃液・胃内容物の確認）、発熱の有無を確認する。

- 口腔ケアを行う時間や方法を確認する。

こんなときは医師に報告！

- 発熱、嘔吐などの症状があるとき。

- チューブの長さが変化して対応したときや、チューブの先端が胃に挿入されていることが確認できないなどのトラブルが発生したとき。

- 利用者が経口摂取を希望している場合、気持ちや状況が変化した場合は、経口摂取ができないか相談する。

- 経口摂取や排泄の状況が変化したときや、体重が1か月で2～3kg以上変化したとき。

家族・他職種に伝えること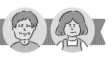

- 経鼻経管栄養を行っている理由を言葉で共有する。

- 注入前にチューブの先端が胃に入っていることが確認できない場合は、注入しないで医療者に連絡するよう伝える。

- 注入中に嘔吐やチューブの抜去があった場合は注入を止め、誤嚥しないよう横向きにしてから医療者に連絡するなど、対応方法を伝える。

- 口腔ケアを行うことで、唾液の排出を促し、消化を助けることと、口腔内の細菌が少なくなり、誤嚥しても肺炎のリスクが減ることを伝える。

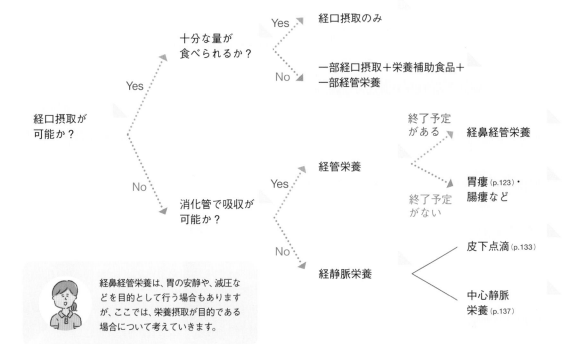

●経管栄養適応の考え方

経口摂取が
可能か？

Yes → 十分な量が
食べられるか？
- **Yes** → 経口摂取のみ
- **No** → 一部経口摂取＋栄養補助食品＋
一部経管栄養

No → 消化管で吸収が
可能か？
- **Yes** → 経管栄養
  - 終了予定がある → 経鼻経管栄養
  - 終了予定がない → 胃瘻(p.123)・
腸瘻など
- **No** → 経静脈栄養
  - 皮下点滴(p.133)
  - 中心静脈栄養(p.137)

経鼻経管栄養は、胃の安静や、減圧な
どを目的として行う場合もあります
が、ここでは、栄養摂取が目的である
場合について考えていきます。

経鼻経管栄養のコツ

>>>チューブの固定では、抜去と皮膚障害に注意する

チューブをテープ固定するときは、鼻先と頬または耳の2か所で固定
するとゆるみにくい。
また、土台用のテープを皮膚に貼ってから、その上に、固定用のテープで
チューブを挟むように貼ると皮膚が傷みにくく、チューブが抜けにくい。

> 注意
>
> ! チューブにたるみがあると、
> 指が引っかかってチューブ
> が抜けてしまうことがある。
> そのため、チューブはたるみをつく
> らず、かつ、皮膚に押しつけないよ
> うに固定する。

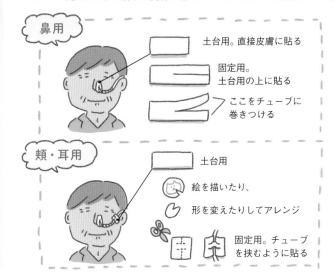

鼻用
- 土台用。直接皮膚に貼る
- 固定用。
土台用の上に貼る
- ここをチューブに
巻きつける

頬・耳用
- 土台用
- 絵を描いたり、
- 形を変えたりしてアレンジ
- 固定用。チューブ
を挟むように貼る

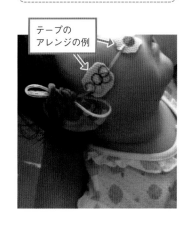

テープの
アレンジの例

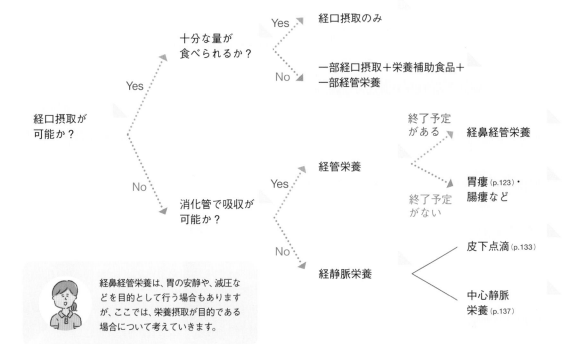

NOTE
IDEA

①フィジカル
アセスメント

②活動・休息の
援助

③排泄の援助

④清潔ケア

❺栄養管理・
食事の援助

⑥薬剤の管理

⑦医療的ケア

⑧終末期のケア

>>>チューブの詰まりに注意する

薬剤を懸濁して投与する場合、適さない薬剤を注入するとチューブの詰まりの原因となるため、あらかじめ薬剤師に相談しておく。

●懸濁に注意が必要な薬剤と対処方法の例

薬剤	対処方法の例
酸化マグネシウム	粉末ではなく錠剤で懸濁する、溶解性・通過性の高いマグミットに処方変更を相談する
タケプロンOD（ランソプラゾール）	常温の水で懸濁する

こんなとき どうする？

● 小児のチューブ固定

指が引っかからないよう、鼻腔ギリギリに固定する。その際、チューブにより鼻腔に圧がかかっていると褥瘡ができるため注意する。

● チューブが長い場合

注入口の近くに布テープを貼り、安全ピンで固定したり、ボタンホールを開けて衣服につけたりする。
臥床している場合は、ハンカチなどで包んでまとめると引っ張られにくくなる。

● チューブを繰り返し抜いてしまう場合

注入回数を減らし、注入する前にチューブを挿入して注入後に抜く方法を検討する（間歇的口腔食道経管栄養法）。

●小児のチューブ固定の例

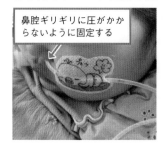

鼻腔ギリギリに圧がかからないように固定する

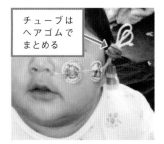

チューブはヘアゴムでまとめる

●チューブ先端の固定の例

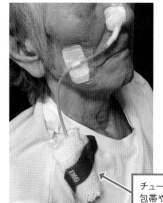

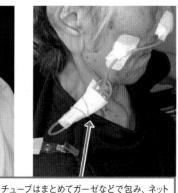

チューブはまとめてガーゼなどで包み、ネット包帯や輪ゴムでまとめて服に固定する

エピソード 間歇的口腔食道経管栄養法を選択

栄さん（仮名）は経口摂取だけでは体力が低下してしまいますが、体に穴を開けたくないため、経鼻経管栄養を選択しました。しかし、眠っている間にチューブを抜いてしまい、朝起きると手にチューブを握っていて、奥さんがあわてて訪問看護師に電話をかけるということを繰り返していました。
そこで、栄さんが、大切な管を抜いてしまったことに自責の念を感じることなく、また、体に穴を開けないという希望をかなえるにはどうしたらいいか、本人を含む関係者で話し合いました。
その結果、毎朝、鼻からチューブを入れ、最後の注入が終わったら抜いて寝ることにしました。朝、看護師が訪問すると、「お願いしま〜す」と、待っていてくれた栄さんの笑顔が忘れられません。

NOTE IDEA

①フィジカルアセスメント

②活動・休息の援助

③排泄の援助

④清潔ケア

❺栄養管理・食事の援助

⑥薬剤の管理

⑦医療的ケア

⑧終末期のケア

5 【胃瘻】

胃瘻は、胃に開けた穴からチューブを挿入して栄養を注入する方法です。嚥下機能の障害や、口腔から胃の噴門までの間に通過障害が起こっている場合など、必要な栄養が口から摂取できない場合に選択します。経口摂取ができなくなるわけではないため、あくまでも栄養を補う手段として考えます。

必ず押さえる！

● 胃瘻により栄養を摂ることに対して、理由を理解しているか、どのように思っているかを確認する。
>>> 「味わう程度でも食べられたらいい」など、経口摂取を希望しているかを確認する。

● 実際にかかわる介護者の手技や管理方法を確認する。

● チューブのサイズ（太さ）、タイプ、挿入されている長さ、挿入した月日、次回交換日、皮膚の状態を確認する。

● 栄養剤の内容、水分量、注入時刻、注入方法と時間、姿勢を確認する。

● 口腔ケアを行う時間や方法を確認する。

こんなときは医師に報告！

● 発熱、嘔吐、下痢などの症状があるとき、瘻孔からの出血や肉芽がみられるときは報告する。

● 利用者が経口摂取を希望している場合、気持ちや状況が変化した場合は、経口摂取ができないか相談する。

● 経口摂取や排泄の状況が変化したときは報告する。

● 体重が1か月で2〜3kg以上変化したときは、報告する。

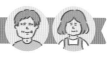
家族・他職種に伝えること

● 注入中に嘔吐やチューブの抜去があった場合は注入を止め、誤嚥しないよう横向きにしてから医療者に連絡するなど、対応方法を伝える。

● 注入前に口腔ケアを行うことで、唾液の分泌を促し、消化を助けることと、口腔内の細菌が少なくなり、誤嚥しても肺炎のリスクが減ることを伝える。

● 瘻孔から滲出液が出るため、保清の仕方や、肉芽、埋没の有無を確認することと、潰瘍予防のためチューブを回転させて可動を確認することを伝える。

● 胃瘻の種類

ボタン型バルーン	チューブ型バルーン	ボタン型バンパー	チューブ型バンパー
注入口 腹壁 胃壁 バルーン	チューブ　接続口	注入口	チューブ　接続口 バンパー

胃瘻のコツ

>>> チューブの詰まりに注意する

薬剤を懸濁して投与する場合、適さない薬剤を注入するとチューブの詰まりの原因となるため、あらかじめ薬剤師に相談しておく（p.122）。

>>> 瘻孔の清潔を保つ

瘻孔は毎日洗うと滲出液が減少する。滲出液がある場合には、Yガーゼ、ティッシュ、キッチンペーパーなど家にあるものを挟み、適度に交換することで皮膚障害を防ぐ。

こんなとき どうする？

● チューブが気になって引っ張ってしまう場合

ゆるい腹巻をしてその中にチューブをしまうなど、チューブが気にならないような工夫をする。
注入時に気になってしまう場合は、半固形の栄養剤にし、注入中には誰かが近くで見守る。
栄養剤の形状が変えられない場合は、イルリガートル（ボトル）とチューブを本人の後ろに置く、臥床時はチューブをズボンの裾に通すなど、見えないようにする。

● 瘻孔からの滲出液による皮膚障害が発生している場合

何の滲出液か（胃液、注入の内容物、創からの滲出液など）を確認し、処方薬を塗って過湿潤を防ぐ。リップクリームやワセリンで代用することもある。

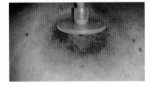

瘻孔周囲の皮膚障害

エピソード　食道瘻を選択し、夫婦の時間を大切に過ごす

胃の手術をした関さん（仮名）は、会社員の奥さんと2人暮らし。手術をしてから食事をしても発熱を繰り返し、やせていく一方でした。認知症の症状も現れ始め、日中1人で過ごすことが難しいかもしれないと感じ始めたころ、誤嚥性肺炎で入院しました。
病院で、食道瘻か24時間の高カロリー輸液を提案されたところ、「24時間の輸液は、関さんが抜いてしまい、日中1人で過ごせない可能性がある。食道瘻なら、食事以外は自由に過ごして

もらうことができる」と考え、食道瘻を造設して退院しました。首元にはおしゃれなスカーフを巻き、チューブが気にならないようにしました。注入は、朝と夕方は奥さんが行い、昼は訪問看護師が毎日訪問して行いました。
訪問時、関さんは認知症がありながらも、ユーモアのある受け答えで楽しませてくれました。奥さんも仕事を続けることができ、生活環境をなるべく変えず、夫婦の時間を大切にしてもらうことができました。

IDEA NOTE

[アイデアノート]

薬剤の管理

※鎮痛薬は「⑧終末期のケア」参照（p.171）

1【内服薬の管理】

内服薬の管理は訪問看護での依頼が多く、薬物療法を適切に進めるためには不可欠です。訪問看護師は、服薬カレンダーに薬をセットするだけでなく、飲んでいる薬剤の種類や回数が正しいかを把握し、医師に服薬状況を伝え、変更が必要なときには相談します。

必ず押さえる！

- 利用者に内服が必要な理由を説明する。

>>> 利用者が自覚している症状や困りごとをていねいに洗い出して、それに効く薬であることを説明するとよい。

- 利用者が内服できる環境をつくっていく。

>>> 自分の体を守るために薬を飲むという意識づけをしていくことが大切。

- 医療機関や薬局、他職種と連携する。

>>> 複数の医療機関にかかり、それぞれから処方が出て内服が複雑になっていることも多い。多剤併用（ポリファーマシー）が生じていないか確認し、内服が確実に行えるよう、医師や他職種に相談する。

こんなときは医師に報告！

- 受診の際に内服がどれくらいできているか報告し、飲めていない場合は回数やタイミングの調節、一包化などを必要に応じて相談する。

- 薬の副作用が出現した場合は報告し、中止を含めた対処方法を相談する。

医師は基本的に「飲めている」と考え処方しています。実際に飲めているかを確認し、飲めていない場合は、どうしたら飲めるのかを考えていくことが大切です。
例えば、朝食を食べないから朝薬を飲んでいない、という人がいたら、内服方法の記載を「昼食後」としてもらうなど、飲める方法を相談しましょう。

家族に伝えること

- 利用者が「食事をしていないので薬を飲まない」と言う場合は、牛乳1杯、クッキー1枚でも口にし、胃の中を食後に近い状態にしてから内服してもらう。

- 実際に薬が飲めていない場合は、どのようにすれば飲めるのか一緒に考えていく。

- 決められた内服時間に飲めない場合は、どの時間であれば利用者が飲みやすいか、あるいは飲ませやすいかを確認し、調整する。

① フィジカルアセスメント

② 活動・休息の援助

③ 排泄の援助

④ 清潔ケア

⑤ 栄養管理・食事の援助

❻ 薬剤の管理

⑦ 医療的ケア

⑧ 終末期のケア

他職種に伝えること

● 食後など決められた時間の内服介助が難しい場合は、変更が可能なこともあるため、医療者に相談するように伝える。

● 食事を摂らなかった場合に内服はどうするかなどの判断が必要な場合は、医療者に相談するよう伝える。

ヘルパーから内服薬を渡してもらう場合は、1日分ごとにまとめておくなど、渡しやすいように準備しておきましょう。また、袋ごと手渡す、利用者さんの手に載せる、口の中に入れて飲み込むまで見守る、など、細かく依頼するとよいです。

内服薬の管理のコツ

>>> 服薬のゴールを決める

必ず内服しなければならないものは何か、そうでないものはどの程度の内服でよいのか、ゴールを設定する。
利用者のADLや認知機能、家族関係、生活スタイルなどを評価し、その人に合った方法を検討する。

必ず内服しなければならない薬は、ヘルパーが服薬介助できる朝食後にしてもらう、デイサービスに行く日は連絡帳に挟んでおき、デイサービスで服薬介助をしてもらう、などの調整を行う。

>>> 内服に関する思いを聞き、飲めない場合は理由を確認する

利用者が今までどのように管理をしてきたかを聞いたり、探ったりする。
内服ができない理由としては、飲み忘れのほかにも、「朝ご飯を食べないから、朝薬は飲まない」という場合や、身体機能の低下や副作用のために内服できていない場合もある。確認し、必要に応じて医師に相談する。

「私も風邪薬などを飲み切ったことはないですよ」などと共感を示すと、利用者さんの思いを聞き出しやすいです。

>>> 「飲めています」と言う人でも、実際に飲めているかを確認する

自分では、「内服管理ができている」と言う人でも、実際にはまったくできていなかったということもある。処方されている薬を見せてもらい、状況によっては残数確認を行う。
内服できていなくても指摘せず、「見せてくれてありがとうございます」と言い、把握しておく。そのうえで、どうしたら内服できるかを考えていく。

内服薬を大量に隠していた、外の側溝に大量に捨てていたのを近所の人が教えてくれた、といったこともありました。

>>> 薬の処方内容は必ず確認する

薬をセットする場合、必ず薬の説明書やお薬手帳などと照らし合わせて、薬剤名、量、回数、タイミング、用法を確認する。

処方内容がわからずお薬手帳も見つからない場合は、薬局にFAXで送ってもらう。

>>> 薬のセットには利用者にも参加してもらう

薬のセットは、利用者に参加してもらうことで、内服している薬の内容や作用を確認してもらう場にもなる。薬包を分ける・貼りつけ用のテープを切る・ホチキスで留めるなど何らかのかたちで行ってもらう。薬の管理への介入を嫌がる人にも効果的。

注意
⚠ 看護師がセットする場合は、広い場所を確保して、セット前、中、後に見直す。セット中話しかけられると間違いやすいので、集中させてほしいことをあらかじめ説明して協力してもらう。

● 服薬カレンダーにセットする場合の工夫

●服薬カレンダーをはじめて使用する場合、100円ショップなどの簡単なものから使用して、使いやすいか試すのがよい

●手指の力の調整が難しい場合、薬を取り出すときに破れやすい100円のカレンダーではなく、材質のしっかりしたカレンダーを選ぶとよい

●上段を必ず月曜日にする必要はなく、その人がわかりやすい順番でセットする（訪問した日を上段にして、上から内服を開始し、次の訪問日には全部なくなっているようにする場合も多い）

●日付や曜日の認識があいまいになりやすい人に対しては、日付・曜日の表示のある時計などを目につくところに置く

●混乱しやすい人は、訪問のつど最低限だけセットするか、当日分だけが見えるようにしてほかは布や紙で覆う（家族やヘルパーに協力してもらう）

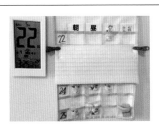

高齢の夫婦の服薬カレンダー。デジタルカレンダーの近くに薬をセットし、一部を発泡スチロールのシートで覆って当日分が目立つようにした

こんなとき どうする？

● 薬をなかなか見せてくれない場合

できていないことを指摘されるのは嫌なものなので、毎回見ると嫌がられることが多い。受診日の前の訪問時などに「足りない薬を一緒に確認しましょう」などと理由づけをして見せてもらうとよい。

● 服薬カレンダーから取り出しにくい場合

次の処方時期が遠く、すぐに一包化が難しい場合は、1回分ずつ薬をビニールの小袋に入れてカレンダーにセットする。「朝」「昼」「夕」と書いたシールなどを貼り、目立つようにする。
服薬カレンダー以外で管理する場合は、利用者が朝起きてからどのように動くか、その動きの中で一番目につきやすいところはどこかなど、その人の視点でアセスメントし、生活に無理なく自然に取り入れられる方法を見出す。

日付のシートを作成して小袋の中に入れると、小袋を再利用できます。小袋は持ち歩いておくと便利です。

● 服薬カレンダー以外で管理する工夫

●紙に日付と「朝」「夕」と書いて薬をテープで留め、目につく場所に1日分ずつ貼り出す

●卓上カレンダーを加工して「月」「火」などと曜日を記入し、そこに薬を貼りつけて毎日めくり、内服してもらう

●壁掛けカレンダーに直接薬を貼り、日付ごとに取ってもらう

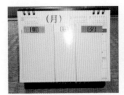
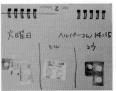

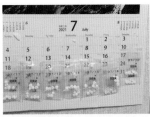

●透明な瓶などに薬を入れ、食卓など目立つところに置く（袋に入れると新聞などの下に隠れて見えなくなることがあるため）

●目覚まし時計に貼りつける

●枕元に置く

① フィジカルアセスメント

② 活動・休息の援助

③ 排泄の援助

④ 清潔ケア

⑤ 栄養管理・食事の援助

❻ 薬剤の管理

⑦ 医療的ケア

⑧ 終末期のケア

▶ 物の工夫

手元に置いておきたい人には、1週間分を写真のようなケースに入れてセットするのもよい。

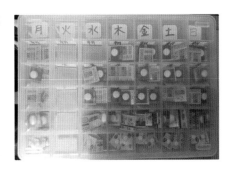

薬が取り出しにくい場合

指先の巧緻動作が低下して薬を1つ1つ取り出すのが大変な場合や、1回に飲む錠剤の数が多い場合、薬の種類によって1日2回、3回など複雑な場合などは、薬を一包化してもらえるよう医師に相談する。

一包化は基本的に医師の指示が必要です。1割負担で28日分に約130円かかります。薬局での待ち時間も通常より長くなるため、利用者さんと家族に説明し了解を得てから依頼しましょう。

薬が飲みにくい場合

まずは飲みにくくなっている原因を探し、原因によって、姿勢の見直しや服薬補助ゼリーの使用などを検討する。顎を挙げて上を向いて飲んでいる場合は、正面を向いて、飲み込み時は軽く顎を引くなどの助言をするとよい。
粉薬・錠剤・カプセル薬など特定の形状が飲みにくい場合は、小さい錠剤や、口腔内崩壊錠などへの変更を相談する。簡易懸濁法での服薬も検討できるが、適さない薬もあるので、薬局に確認してから行う（p.122）。

セットしていない薬から取り出してしまう場合

セットしていない薬は、玄関の靴箱の中、シンクの上の棚など、目の触れないところに保管する。
どうしても自宅での管理が難しい場合は、了解を得て訪問看護ステーションで保管し、訪問時に薬を持参することもある。

下剤を使用する場合

目標とする便の排泄状況を医師や介護者などと共有し、医師にそのつど報告しなくても看護師が調整できるようにしておくとよい。

▶ 物の工夫

包装から押して取り出せる道具（例：おくすりパンチ）、薬を半分に割る道具や、服薬時間が来るとブザーで知らせてくれる配薬ロボットもある。

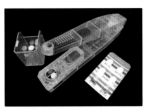

商品の例：おくすりパンチ（写真提供：ぶんぷく）

> 注意
> 高齢者は薬を一気に飲むことが難しく、内服時の飲水量が少ないと、薬が咽頭に残ってしまうことがある。
> 一口二口の飲水でコップを置いてしまう人が多いので、訪問中に会話をする合間に、こまめに飲水を勧める。薬を飲む際の飲み物を好みのものに変えてみる、という方法も検討できる。
> ただし、薬によっては牛乳やお茶で飲んではいけないものもあるため、添付文書で確認する。

> 注意
> 滴下下剤（ラキソベロンなど）を使用する場合、容器が硬いため、滴下できているか、1滴量は適切かなどを確認する。手指の力が弱く滴下しにくい場合、力を入れすぎて過剰に滴下している場合もある。実際に見てみたら、ぎゅーっと握っていて、一押しで3滴くらい出ていたこともある。

2【外用薬の管理】

外用薬とは皮膚や粘膜に直接塗ったり貼ったりして使う薬であり、軟膏、クリーム、外用液剤、点眼薬、点鼻薬、座薬、貼付薬、吸入薬、舌下錠があります。使用する部位をきちんと確認し、定められた使い方を守れるようにしましょう。

必 ず 押 さ え る !

● 薬の保管の基本原則として、高温・多湿・直射日光を避ける。

>>> 冷凍保存や遮光保存の必要なものもあるため注意する（特に座薬や点眼薬など）。

● どこに・何を・いつまで使用するのかを整理する。

>>> 複数の外用薬が処方されている場合、外用薬一覧表などを作成し、最新の指示薬・塗布部位・指示医療機関などがわかるようにしておくとよい。

● 医師の指示した使用期間を守る。

>>> 使用期限は容器に記載されているが、未開封の期限であるため、開封後は早めに使用する。特に点眼薬は開封後1か月で使い切る。

こんなときは医師に報告！

● 外用薬を使用して症状が悪化した場合や副作用が出現した場合は報告し、中止を含めた対処方法を相談する。

● 処方されている軟膏を指示された部位以外に使用したい場合は、相談してから使用する。

● 外用薬が継続処方され、残薬が多くなってしまった場合は相談する。

家族に伝えること

● 外用薬は、高温・多湿・直射日光を避け、子どもの手が届かない場所に保管してもらう(押し入れや引き出しの中、蓋つきのお菓子の缶やタッパーに入れるなど)。

● 使用期限が切れた外用薬は変質している場合があるため、処分してもらう。

● 外用薬を使用して異常が出た場合は、すぐに医療者に相談するよう伝える。

NOTE IDEA

① フィジカルアセスメント

② 活動・休息の援助

③ 排泄の援助

④ 清潔ケア

⑤ 栄養管理・食事の援助

❻ 薬剤の管理

⑦ 医療的ケア

⑧ 終末期のケア

他職種に伝えること

- 保清後に軟膏などを塗布する場合や、点眼薬、貼付薬使用時に介助してもらう場合は、使用部位と具体的な方法、量、使用期間を説明し、どうなったら連絡を誰にするか明らかにしておく。

- ワセリンなどは、同じ薬剤を陰部と口に使う場合もあるので、その場合は容器を分け、"口用"などと記入してもらう。

 利用者さんあるいは家族が貼付薬を貼れない場合、デイサービスに持っていき貼ってもらう方法もあります。

外用薬の管理のコツ

>>> 使用期限と残薬を管理する

残薬が多くなり過ぎている場合は、いったん処方を止めてもらうこともある。処方がないと不安という場合は、残薬がわかりやすいように透明袋に入れ、使用期限ごとに整理しておくとよい。

> ＼注意／
> ⚠ 抗菌薬やステロイド点眼薬を使用し始めるときは、耐性菌をつくらないよう、評価日を設けて使用の中止または継続を決定する。特に点眼薬は忘れがちなので注意する。

>>> 軟膏の適量は「FTU」

FTU (finger tip unit)は、指の第一関節までの長さ分の量で、約0.5gとなり、この量を手のひら2枚分の範囲に塗布する。塗った後にティッシュを載せると張りついて落ちないくらいがめやすとなる。

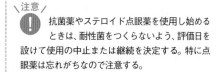

FTU
第一関節までの長さ
＝1円玉の大きさ

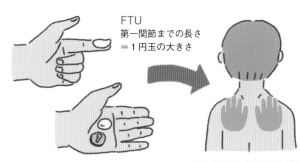

手のひら2枚分の範囲に塗布

>>> 抗真菌薬は水分を除去してから塗る

白癬に使用する抗真菌薬は、入浴後、タオルで水分をしっかり除去したあとに塗布するのが効果的。
足趾間の水分が十分に除去できない場合は、炎症を助長しない範囲で、ドライヤーで乾かしてから塗布することもある。

 貼付薬は一般的な湿布と混同されることもあるため、注意しましょう。認知症の利用者さんが「腰が痛い」とホクナリンテープやフェントステープを貼っていた、というケースもあります。

>>> 貼付薬は貼る部位を変えて
　　　皮膚障害を防ぐ

同じ部位に貼っていると、赤くかぶれてかゆくなることが多いため、位置を変えて貼る。

> ＼注意／
> ⚠ ケトプロフェンの貼付薬（モーラステープなど）は光線過敏症に注意。はがした後も生じることがある。

>>> 座薬挿入時は潤滑剤を使用する

座薬挿入時は痛みを伴うこともあるため、ワセリンか、ない場合は食用油などを塗って挿入する。
「口でふーっと息をしてください」などとリラックスできるように声かけをすることも大切。

>>> 舌下錠は飲み込まないようにする

狭心症発作の際に使用する舌下錠（ニトログリセリン）は
飲み込んでしまわないように注意する。飲み込むリスク
が高い人はスプレー剤への変更なども検討する。

 ALS*で狭心症の既往があった利用者さんでは、胸苦しさを訴えた場合は、看護師が臨時訪問してスプレー剤を使用していました。

＊ALS：amyotrophic lateral sclerosis, 筋萎縮性側索硬化症

こんなとき どうする？

● 点眼がうまくできない場合

点眼の際は、「目をつぶってもいいですよ」と伝えると力を抜いてもらうことができる。眼の下にティッシュを折り畳んで置き、ティッシュを押さえながら上瞼をそっと開くと点眼しやすい。後ろから声をかけると顔が上がるので、そのタイミングで行うとよい。
目にうまく当たらない場合は、臥床してもらうことで点眼しやすくなることもある。

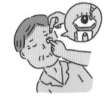

ティッシュで眼の下を押さえる

▶ 物の工夫

市販の自助具もあるが、身近なものでも活用できる。

①容器を押して液を出すことが難しい場合
容器の大きさに合わせて切った消しゴムを割りばしで挟み、ビニールテープで巻いたものを活用する

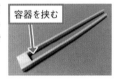
容器を挟む

②うまく目にさせない場合
小さいカップ状のものや、洗眼液の付属カップを活用する

容器を入れる

● 2種類の座薬を併用する場合

2種類の座薬を使用する場合、同一基剤の場合は5分空けて、緊急性の高いものを先に使用する。
水溶性と脂溶性の2種類の場合は水溶性を先に使用し、おおむね30分以上空けてから脂溶性を使用する。

● 水溶性座薬と脂溶性座薬の例

ジアゼパム［水溶性］とアセトアミノフェン［脂溶性］
ドンペリドン［水溶性］とモルヒネ塩酸塩［脂溶性］

● 吸入がうまくできない場合

高齢者が在宅で指示どおりに吸入を行うことは難しいため（うまく吸えない・指示回数どおりに実施できないなど）、家族やヘルパーの協力を得て、指導を行う必要がある。また、スペーサー*の利用などについても方法を指導していく。

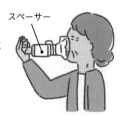
スペーサー

＊スペーサー：噴霧と吸入のタイミングを合わせるのが難しい場合に使用を勧める器具。
　スペーサーの中に吸入薬を噴霧してから吸入する。

● ステロイド吸入薬使用後にうがいができない場合

ステロイド吸入薬使用後にうがいができておらず、口内炎を起こす人が多い。そのため、ベッドサイドにうがいセットを準備しておく、洗面所で吸入するなど、うがいができる環境を整える。また、家族やヘルパーにうがいの促しや介助をしてもらう。
どうしてもうがいができない場合は、吸入後に水分を摂ってもらう、食前に吸入するという方法もある。

I
DEA
N
O
T
E

① フィジカルアセスメント

② 活動・休息の援助

③ 排泄の援助

④ 清潔ケア

⑤ 栄養管理・食事の援助

❻ 薬剤の管理

⑦ 医療的ケア

⑧ 終末期のケア

3 【 在宅静脈点滴・皮下点滴の管理 】

在宅での点滴は、経口摂取では脱水や栄養状態の改善が困難である場合や、治療として薬剤の点滴が必要な場合などに、医師の指示によって行います。静脈確保が困難な場合や、認知症などで本人の抵抗が強く自己抜去の危険性が高い場合などでは、皮下点滴を行うことがあります。

必ず押さえる！

- 実施する前に、医師の指示と6R（正しい薬剤、用量、用法、時間、利用者、目的）を確認する。

- 医師の指示、実施基準、管理方法および予測されるトラブルと対処方法を利用者と家族・介護者に指導する。
  >>> 緊急連絡が必要な場合と合わせて伝えておく。

- 薬液の準備は安全なスペースを確保し、清潔操作で行って感染を防止する。

- 針刺し事故が起きた場合の対策も念頭におく。

- 点滴が長期化する場合、経腸栄養や中心静脈栄養への変更を検討する。

こんなときは医師に報告！

- 静脈確保が困難な場合は、経路の変更も含め相談する。

- 点滴に伴う副作用の出現があった場合、相談する。

家族に伝えること

- 起こりやすいトラブルとその対処方法を伝え、どのようなときに連絡してほしいかを説明する。説明用紙を渡すとよい（p.136）。

他職種に伝えること

- 点滴の見守りは基本的にヘルパーには依頼しないが、点滴実施中にケアを行う場合には、起こりやすいトラブルとその対処方法、どのようなときに連絡してほしいかを説明する。

 静脈点滴の場合、投与中の抜去などの危険性を考慮し、健和会では原則家族などの付き添いをお願いしています。

● 皮下点滴

- 腹壁や肋間にプラスチック製の留置カテーテル（21〜23G）を留置し、1日 500〜1,000mL 程度の輸液を投与する。
- 利点として、出血や感染などの合併症が少なく、管理が容易なので比較的安全に実施できることが挙げられる。
- 欠点としては、急性期治療には不適切で、注入できる薬剤が制限されることがある。

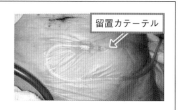
留置カテーテル

在宅静脈点滴・皮下点滴の管理のコツ

>>> 点滴の指示は文書でもらう

点滴は文書による指示のもと、医療機関の物品で実施する。指示内容が確実に実施できるよう、点滴指示書のコピーや点滴実施確認表などを用いて、事前確認を確実に行う。

正式な文書が間に合わない場合は、口頭指示受け用紙などを用いて、必ず指示を出している医療機関に確認しましょう。

>>> 点滴の準備を清潔・安全に行える スペースを確保する

点滴の準備は、使用前のビニール袋を敷く、台を消毒するなど、清潔なスペースを確保して行う。また、小さな子どもやペットが入って来ない場所を選ぶ。

> 注意
>
> 訪問看護師は基本的に1人で訪問するので、点滴実施前のダブルチェックができない。薬剤準備時・実施前・実施後の6Rの確認を徹底して行う。

>>> 点滴開始時は物品を揃えておく

点滴を開始する際、穿刺時にはすべての物品を手元にそろえておく。テープもあらかじめ切っておく。また、点滴ボトルを下げる場所は看護師の立ち位置からベッドを挟んで壁側になることが多いため、クレンメにすぐ手が届くよう、あらかじめ手元近くまで下げておくとよい。

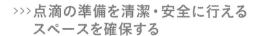

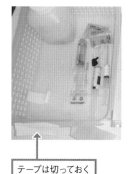
テープは切っておく

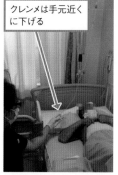
クレンメは手元近くに下げる

>>> 穿刺部位の選択に注意する

穿刺部位として、患側、利き手、蛇行している血管や関節付近、神経損傷や動脈損傷の危険性が高い部位は避ける。

▶ 物の工夫

肘窩に近い場合や、角度や動きで滴下に変動が生じやすい場合は、新聞紙を重ねてシーネをつくり、タオルなどをクッションにして固定するとよい。

>>> ルートは抜けにくいように固定する

点滴の刺入部に直接圧がかかって抜けないよう、ループをつくって固定する。
認知症などで抜去のリスクがある場合は、手が届かないように衣類やタオルなどで刺入部を保護したり、ルートをズボンに通して下から出すようにしたりする。

IDEA
NOTE

① フィジカルアセスメント

② 活動・休息の援助

③ 排泄の援助

④ 清潔ケア

⑤ 栄養管理・食事の援助

❻ 薬剤の管理

⑦ 医療的ケア

⑧ 終末期のケア

>>> 点滴終了時の対応を家族・介護者に説明しておく

点滴終了後、看護師が再度訪問して抜針する場合は、ボトルの50mLくらいのところにマジックで線を引いて、看護師を呼ぶめやすにしてもらう。

看護師が来るまでに時間がある場合は、クレンメが止められるように矢印をマジックで記入し、家族・介護者が、聞いたことを忘れても思い出せるようにするなど工夫する。

針刺し事故の心配がない場合などは、家族に抜針を行ってもらう場合もある。

看護師を呼ぶめやすを
記入する

>>> 使用済みの物品は注意して保管・廃棄する

安全に保管できる環境である場合、必要物品は利用者の自宅で保管する。

使用済みの針は医療用の針捨てボックスか、開口部が広く、硬い蓋つきの容器（コーヒー飲料のボトル缶など）に捨て、医療機関で廃棄する。それ以外のごみ（空の点滴の袋、針の部分を切った点滴のチューブなど）は、各自治体の決まりに沿って廃棄する。

針以外のものは、一般ごみで捨てるところが多いです。捨てるときにはなるべく中身が見えないように配慮しましょう。

こんなとき どうする？

点滴台がない場合

点滴台は自費のレンタルで約1,000円/月かかる。点滴台がない場合、S字フックや針金のハンガーなどを使用し、安定していて落下しない、直射日光が当たらない場所に掛ける。

掛ける前に、必ず利用者や家族に確認し、了承を得ておく。

S字フックは点滴のほかにも、バルーンなどの管がついている人の移乗の際にも使えるので便利です。

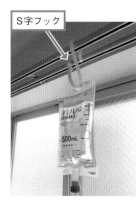

針金のハンガー

S字フック

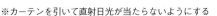

※カーテンを引いて直射日光が当たらないようにする

皮下点滴で、滴下がスムーズに行かない場合

皮下に刺入して滴下がスムーズでないときは、1mmくらい引き戻すと滴下がよくなる。

途中で滴下しにくくなった場合は、刺入部付近を少し圧迫したり、針を軽く引いたり、体位を少し変えることで改善する場合もあるため、家族に説明しておく。

また、ベッドの高さが変わると滴下速度が変わるため、ベッドの高さは大きく変更しないようにしてもらう。一時的に変えた場合は、元に戻してもらう。

点滴を開始すると一時的に皮膚が硬くなりますが、ゆっくり吸収されていくため心配はありません。利用者さんや家族にも説明しておきましょう。

● **点滴静脈注射の説明用紙の例**

点滴静脈注射を実施されるご本人・ご家族へ

１．実施前
❶点滴静脈注射（以下点滴）中に排尿したくなることがありますので、実施前にご本人は排泄を済ませてください。
❷点滴中にご本人が安静にできる場所と、点滴を吊るしておける場所の確認を看護師が行います。
❸ご自宅にあるハンガーやひも、Ｓ字フックなどを利用して点滴が吊るせるように工夫します。
❹点滴台をご希望の場合は、自費レンタルになります。
❺ご本人に感染症のある場合は点滴前にお知らせください。

２．点滴中
❶点滴をしている間は、注射液の漏れを防ぐために針を刺したほうの手はなるべく動かさないようにしてください。
❷点滴の管が体の下に敷きこまれたり、引っ張られたり曲がらないようにしてください。

次のようなときはご連絡ください。
〈ご本人の症状〉
❶吐気　　❷気分不快　　❸薬剤の副作用　など
❹同じ姿勢をとっていることによる苦痛や関節痛
〈針を刺したところの状態〉
❶赤くなっている　　　❷腫れている　　　　❸熱をもっている
❹痛みがある　　　　　❺出血している
❻針が抜けている　　　❼固定のテープや衣類・寝具が濡れている
〈点滴の状況〉
❶注射液が減っていない　❷点滴の液が落ちていない
❸血液が点滴の管内を逆流している　など

３．終了時
点滴が終了したらご連絡ください。点滴の液がなくなってしまっても、血管内に空気が入ることはありませんので心配ありません。

【ご家族が針を抜く場合】　実際の方法は、看護師が説明します。
安全に抜針できるように、またご家族の手に針が刺さらないように、以下の点にご注意ください。
●点滴のクレンメ（点滴の速さを調整するための部位）を閉める。
●針を固定しているテープ類をはがし、アルコール綿を針の刺入部に添える。
●注射針をすみやかに抜き、アルコール綿で１〜２分程度、止血できるまで押さえる。
●固定テープを貼る。
●抜いた針はキャップをせずに、専用の容器に捨てる。

【使用済みの針の管理方法】　点滴・注射をする場合、インスリン注射・血糖値測定をする場合　など
ご家族が誤って針を刺してしまうことがないように、以下の点に注意してください。
●針を捨てる容器は、きちんとふたができる広口の容器を準備してください。
　※針捨て用の専用の容器は、ガラス瓶やペットボトルなどを用意してください。
●使用した針はキャップをせずに、そのまま容器に捨ててください。
●針を容器に捨てた後は、その都度しっかりふたを閉めてください。
●針捨て用の容器は、倒したり落ちたりしない場所に置きましょう。
●針捨て用の容器は家庭ごみでは捨てられません。回収（廃棄）方法は、かかりつけ医と相談しましょう。

　上記にあげたような異常時や、そのほか気になることがありましたら、いつでも下記にご連絡ください。

　連絡先：＿＿＿＿＿＿　訪問看護ステーション　TEL＿＿＿＿＿－＿＿＿＿－＿＿＿＿

健和会で使用している説明用紙をもとに作成

IDEA NOTE

① フィジカルアセスメント

② 活動・休息の援助

③ 排泄の援助

④ 清潔ケア

⑤ 栄養管理・食事の援助

⑥ 薬剤の管理

⑦ 医療的ケア

⑧ 終末期のケア

4 【 在宅中心静脈栄養(HPN)の管理 】

中心静脈栄養（TPN:total parenteral nutrition）は、中心静脈にカテーテルを留置し、そこから高カロリー輸液を注入する方法です。在宅で行う場合はHPN（home parenteral nutrition）といい、体外式カテーテルと皮下植え込み式カテーテル（ポート）の2つの方法があります。

必 ず 押 さ え る ！

- ● ポートの構造と、起こりやすいトラブルの対処方法を理解しておく。

- ● 薬液の準備は安全なスペースを確保し、清潔操作で行って感染を防止する。

- ● 針刺し事故が起きた場合の対策も念頭におく。

- ● 災害の可能性も考慮して予備の物品があるようにしておく。

● ポートの構造

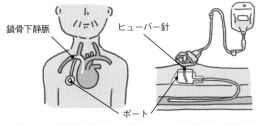

鎖骨下静脈　　ヒューバー針　　ポート

ポートは、投与時以外はカテーテルを外すことができます。そのため、行動制限がなく感染リスクを減らすことができ、選択されることが多くなっています。

投与方法は、24時間持続注入する方法と、8〜14時間かけて注入する方法がある
利用者と家族の要望や状況に応じ、医師の指示のもとで、どちらの方法で行うかを選択する

こんなときは医師に報告！

- ●カテーテル刺入部の感染徴候(発赤、熱感、腫脹)や発熱がみられた場合、HPNの中止も含めて報告、相談する。

他職種に伝えること

- ●輸液ポンプを使用している場合、アラームが鳴ったら看護師に知らせるよう伝える。

- ●体位変換や移乗介助を行う際、ルートが体の下敷きになったり、引っ張られたりしないよう、注意してもらう。

家族に伝えること

- ●点滴バッグの交換の仕方、入浴の仕方、輸液ポンプを使用する場合はアラーム対処の方法など、必要に応じて説明する。

在宅中心静脈栄養（HPN）の管理のコツ

>>> 入院中から、点滴バッグの交換などを練習してもらう

輸液製剤の混合や点滴バッグの交換などは、家族や利用者自身が行うことが多い。そのため、入院中から手技の練習を行い、どこまでできるようになったかを確認して、継続看護を行う必要がある。

アラームについては、実際に閉塞状況をつくって、アラーム音を聞いてもらうとよいでしょう。

>>> チェックリストなどを用いて、確実に実施する

HPNは持続で行うため、基本的に点滴指示書は発行されない。訪問看護指示書の、「在宅患者点滴注射に関する指示」の欄に記載される。
看護師が交換する場合などは、抜けがないよう、指示内容がわかるようにしておき、実施時はチェックリスト（p.196）を使用するとよい。

>>> どのような種類のカテーテルが入っているか確認する

HPNのカテーテルにはグローションタイプ、オープンエンドタイプがあり、医療機関や利用者によって使用する種類が異なる。
種類によりロックの際にヘパリンナトリウムが必要かどうかが異なるため、入浴や差し替えのときに注意が必要となる。

> ⚠ 注意
> 「一方弁つき」という、逆血禁止のカテーテルもある。知らずに使用すると、逆血がないため「詰まっている」と勘違いしたり、強い力で逆血させようとして弁を破損させたりすることがある。

●カテーテルの種類

	グローションタイプ	オープンエンドタイプ
しくみ	閉鎖 注入 吸引 注入時あるいは吸引時にスリットが開く	カテーテルの先端が開放されている
逆血	あり	あり
ロック	生理食塩水	ヘパリンナトリウム 生理食塩水

> **エピソード** 病院と訪問診療で物品が違うことも
>
> ポートを造設して退院した利用者さん。退院直後は病院の物品を使用していたので問題なかったものの、訪問診療の物品に変わってから点滴が漏れるようになりました。確認すると、ヒューバー針が、入院中に使用していた病院のものと、訪問診療医が準備したものとで長さが変わっていたことがわかりました。

>>>ヒューバー針の穿刺は医師または看護師が行う

ヒューバー針の穿刺は医師または看護師が行う。頻
度は医師の指示によるが、おおむね週1～2回とな
り、入浴や清拭の日に合わせて行うことが多い。

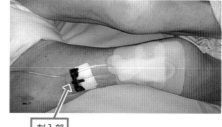

刺入部は観察できるようにフィルム材で固定する。
ヒューバー針とポートと皮下の厚さが合わない場合
は、滅菌ガーゼを2枚使い、刺入部が見えるように固
定し、Yガーゼは使用しない

刺入部

>>>点滴の準備は清潔区域をつくって行う

点滴の準備は、感染予防の観点から清潔操作が必要
となる。専用のトレイなどはないことが多いので、お
盆やプラスチックのケースを専用のトレイ代わりに
し、消毒して使用するとよい。

>>>点滴バッグを掛ける場所を確認する

24時間持続で点滴する場合は輸液ポンプを使用す
ることが多い。その場合は、点滴台を使用する必要
はなく、高い位置にする必要もないので、ベッド柵に
Sフックで掛けるなどでよい。

▶ 物の工夫

点滴バッグを収納し、自宅でも移動中でも点滴が
できる専用のバッグやリュックもある。

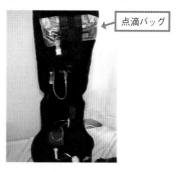

点滴バッグ

>>>ルートは抜けにくいように固定する

点滴台を押しながら室内を動く場合、特に高齢者は
うっかり点滴の存在を忘れて動いてしまい、ルート
を引っ張ってしまうことも多い。そのため、テープと
安全ピンを使うなど、抜けないように固定するとよ
い。ボタンホールで衣類に固定する方法もある。

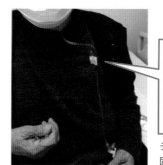

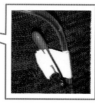

テープと安全ピンで
固定

こんなとき どうする？

● 自分で抜いてしまう危険がある場合

認知症などで点滴の認識が難しい場合は、自分で抜いてしまう危険がある。その場合は、穿刺部のテープがはがれに
くいようにテープを丸く切る、爪を短く切っておくなど、抜けにくいようにしておく。
ルートをはさみで切ってしまう場合もあるため、ルートが見えないようにする環境整備も必要となる。

IDEA NOTE

① フィジカルアセスメント

② 活動・休息の援助

③ 排泄の援助

④ 清潔ケア

⑤ 栄養管理・食事の援助

❻ 薬剤の管理

⑦ 医療的ケア

⑧ 終末期のケア

5【 インスリン療法の管理 】

インスリン療法は、インスリンが体内で産生できない1型糖尿病や、2型糖尿病でインスリンを分泌させる薬が効かなくなった場合に行うことが一般的です。糖尿病の服薬管理やインスリン療法の自己管理指導は、訪問看護で依頼を受けることが多いため、インスリン製剤の特徴と正しい使用方法を理解しておきましょう。シックデイの対応や指導も大切です。

必ず押さえる！

- インスリン製剤の特徴を理解し、正しい使用方法を利用者・家族に指導する。

- 利用者ができることを見きわめて支援していく。
- >>> 血糖測定や注射は毎日のことなので、本人が疲弊しないように励ましながら、継続できるようにする。

- 指示された内容を実施できているか、状況をこまめに確認し、医師に報告する。
- >>> 実施が難しくなってきている場合は、インスリン製剤の種類や投与回数の変更を相談する。

- シックデイ（感染症にかかり、発熱、下痢、嘔吐、食欲不振などによって食事ができなくなった状態）の対応方法を医師に相談しておく。

- 低血糖の対応法について、利用者・家族に指導する。

こんなときは医師に報告！

- 低血糖症状があり、ブドウ糖で改善しない場合や、高血糖で意識の状態に変化がある場合は報告し、受診などが必要か相談する。

- シックデイにはインスリン注射の実施についてどうするか、事前に相談しておく。

家族に伝えること

- 低血糖の症状(動悸、手足の震え、冷汗、顔面蒼白など)や対処法について、具体的に説明しておく。

他職種に伝えること

- インスリン注射実施の声かけ、見守りなどをヘルパーに依頼することもあるため、その場合は注意点を伝えておく(食事が摂れない場合、いつもと様子がちがう場合は、打つ前に相談してもらうなど)。

インスリン療法の管理のコツ

IDEA NOTE

(1) フィジカルアセスメント

(2) 活動・休息の援助

(3) 排泄の援助

(4) 清潔ケア

(5) 栄養管理・食事の援助

❻ 薬剤の管理

(7) 医療的ケア

(8) 終末期のケア

>>>入院中からの方法を継続して指導する

血糖測定やインスリン注射は、入院中に指導された方法で継続できるよう、共通のマニュアルなどを用いて定期的に確認する。

>>>インスリンは製剤の種類により効き方が違うことに注意する

超速効型、速効型、中間型、持効型、混合型、配合溶解型に分けられる。種類と特徴を理解して、正しく指導する。

▶ 物の工夫

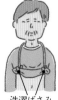

腹部に打つときに、2つの洗濯ばさみをひもの端につけて首から掛け、まくった服を洗濯ばさみで留めておくと、衣服を手で押さえずにすみ、打ちやすくなる。

洗濯ばさみ

●インスリン製剤の種類と特徴

種類	作用のイメージ	特徴	商品名（一般名）の例
超速効型インスリン製剤	0　12　24（時間）	●インスリンの追加分泌を補う ●食直前に注射する	アピドラ（インスリングルリジン）、ノボラピッド（インスリンアスパルト）、ヒューマログ（インスリンリスプロ）
速効型インスリン製剤	0　12　24（時間）	●インスリンの追加分泌を補う ●食事30分前に注射する	ノボリンR、ヒューマリンR（インスリンヒト）
中間型インスリン製剤	0　12　24（時間）	●インスリンの基礎分泌を補う ●決まった時間に注射する	ノボリンN、ヒューマリンN（インスリンヒト）、ヒューマログN（インスリンリスプロ）
持効型溶解インスリン製剤	0　12　24（時間）	●インスリンの基礎分泌を補う ●中間型より安定した作用	レベミル（インスリンデテミル）、ランタス（インスリングラルギン）、トレシーバ（インスリンデグルデク）
混合型インスリン製剤	0　12　24（時間）	●インスリンの追加分泌と基礎分泌を補う ●食事に合わせて注射する	ノボラピッド30ミックス（インスリンアスパルト）、ヒューマログミックス25（インスリンリスプロ）、ヒューマリン3/7（インスリンヒト）
配合溶解インスリン製剤	0　12　24（時間）	●インスリンの追加分泌と基礎分泌を補う ●超速効型と持効型を配合したもの	ライゾデグ（インスリンデグルデク、インスリンアスパルト）

>>>インスリン製剤の使用期限・残数を管理する

インスリンは、未使用のものは冷蔵庫で、使用中のものは常温で管理する。冷蔵庫内では凍結を避けるため、ドアポケットに入れるとよい。

冷蔵庫の中のものも含めて、定期的に使用期限と残数を確認する。また、使用中のインスリンは使用開始日を記載して管理するとよい。

>>>低血糖時の対応方法を事前に確認しておく

利用者自身に低血糖の症状を理解してもらい、出現時、血糖測定ができる場合は行ってもらう。
ブドウ糖などがすぐに摂れるよう、準備してもらう（薬局で無料でもらえる場合もある）。
意識がない場合や緊急の場合の対応は、あらかじめ家族やヘルパーに伝えておき、目につく場所に貼っておくとよい。

低血糖時の対応方法は、ブドウ糖（錠剤やゼリー状のものなど）を10g摂る、砂糖20ｇを摂る、同等の糖分を含む市販飲料（コーラなど）を飲んでもらうなど、具体的に伝えます。低血糖はいつどこで起こるかわからないので、ブドウ糖を常に携帯してもらうことが大切です。

>>>針刺し事故に注意する

使用済みの血糖測定器のセンサーチップや穿刺針、インスリンの注射針は、お茶の缶やコーヒーの瓶など（なるべく口が大きいものがよい）に入れておき、医療機関で廃棄してもらうように指導する。

注意
使用済みの針がそのまま机においてあり、ヘルパーの手に刺さってしまったことも。針刺し事故の対応のマニュアルも準備しておく必要がある。

こんなとき　どうする？

● 自己注射できているかを確認したい場合

看護師が自己注射を毎回確認するのは難しいため、認知症などにより打ち忘れや単位の間違いが予測される場合は、薬液の残量により実施できているかを推測する。

● 打ち忘れや打ち間違いが起こりやすい場合

単位数を記入

独居で打ち忘れやすい利用者では、インスリンを打つ時間がわかるように携帯電話などのタイマーを設定しておく。
インスリンの単位数を忘れてしまう人は、テープにマジックで単位数を記入し薬剤に貼っておく。

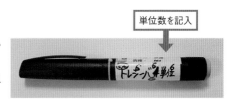

● 打つことはできるが、針の取りつけや単位の合わせが難しい場合

看護師が毎回介助できなくても、針をつけて単位を合わせ、すぐに打てる状態にセットしておくという方法がある。通所介護を週3回利用している人の例では、通所時に看護師がセットしたものを持ち帰り、自宅ではヘルパーの声かけ・見守りのもとで打っている。

● インスリン製剤や血糖測定器の種類が変わった場合、または新しくなった場合

入院などによりインスリン製剤を処方する医療機関が変わったり、製品が新しくなったりすることで、利用者が使い方がわからなくなる場合もある。変更があった場合は、対応できているかを確認する。

● インスリン製剤の自己注射が難しい場合

GLP-1（ジーエルピーワン）受容体作動薬という、インスリンの分泌を促す作用をもつ薬剤があり、その中には、週1回の注射でよいものがある。自己注射が難しい利用者でも、通院や訪問看護、あるいは同居していない家族に来てもらって注射するなどの対応が考えられる。

●1週間に1回注射のGLP-1（ジーエルピーワン）受容体作動薬

● ビデュリオン（エキセナチド）
● トルリシティ（デュラグルチド）
● オゼンピック（セマグルチド）

IDEA NOTE

[アイデアノート]

医療的ケア

1 【 在宅酸素療法(HOT)の管理 】

在宅酸素療法 (HOT：home oxygen therapy) は、医師が日常的に酸素投与が必要であると判断した場合に行われます。適応疾患は、慢性閉塞性肺疾患 (COPD：chronic obstructive pulmonary disease) や肺炎などの呼吸器疾患だけでなく、心不全や終末期など多岐にわたります。酸素供給装置の取り扱い方法や注意点を理解しておきましょう。

必 ず 押 さ え る ！

- 医師の指示した酸素流量を守る。

  >>> 訪問看護指示書に指示と流量の記載がある。看護師の判断で酸素の流量を変えてはいけない。

- 原因疾患を把握し、酸素療法の目的を理解する。

  >>> COPD に代表されるⅡ型呼吸不全では、酸素の増量で CO_2 ナルコーシス*を起こす危険がある。また、終末期の呼吸困難緩和が目的であれば、利用者の希望に合わせて増減（ときには中止）可能と医師が判断することも多い。

- 利用者と家族の酸素に対する認識を確認する。

  >>> 酸素を外してしまう場合は、ただつけるよう指導するのではなく、なぜ外すのかの理由も理解し、関係者で共有する。

- 外出時や緊急時用に小型の酸素ボンベを使用している場合は、訪問時に作動確認と残量確認をする。

  >>> 酸素残量と使用可能時間の確認には、早見表や計算式を用いる。

＊CO_2 ナルコーシス：簡単にいうと、体内に二酸化炭素がたまってしまう状態。頭痛・発汗・意識障害などの症状を呈する。

こんなときは医師に報告！

- 指示の酸素量を使用していても SpO_2 がいつもより低い場合は報告する。

- 終末期で SpO_2 の数値が高くても息苦しさを感じる場合は、酸素以外の手立て(薬剤でのコントロールなど)が必要になってくることもあるのですみやかに報告する。

- 酸素を指示どおりに使用していない場合は、どんなときに外していて、その際に SpO_2 が変化するのか、呼吸困難は生じるのか、酸素を外す理由は何かなどを含めて報告し、今後の対応を話し合う。

家族・他職種に伝えること

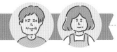

- ●機器のトラブル時の連絡先を確認する。

- ●起こりやすいトラブルを伝えておく（チューブを何かで踏んでいたり、動いている間にチューブがねじれたりして閉塞アラームが鳴るなど）。

- ●酸素流量の調整をどこまでしてよいのか、医師の指示を伝える。共有のため紙に書いて貼っておくのも効果的。

- ●機器の取り扱い・管理について、誰がどこまでできるかを把握し、必要に応じて説明や手技の確認を行う。

● 酸素残量と使用可能時間の計算

圧力計の単位がMPaの場合	酸素残量（L）＝ボンベ内容積×圧力計の値×10
圧力計の単位がkgf/cm²の場合	酸素残量（L）＝ボンベ内容積×圧力計の値
使用可能時間（分）	上記×0.8（安全係数）÷酸素流量（L/分）

酸素供給装置にフィルターがある場合の交換や、外出時の酸素ボンベの交換などは誰が行うのか確認します。利用者さんができない場合は家族、ヘルパー、看護師などで行うことになります。また、通所施設や短期入所施設では、酸素があることで受け入れ不可なところもあります。

● 酸素ボンベ使用可能時間早見表

内容積3.4L	ボンベの圧力（充填圧＝ 14.7MPa、150kgf/cm²）											
	kgf/cm²	140	130	120	110	100	90	80	70	60	50	40	30
	MPa	14	13	12	11	10	9	8	7	6	5	4	3
酸素流量（L／分）	0.5	762	707	653	598	544	490	435	381	326	272	218	163
	1	381	354	326	299	272	245	218	190	163	136	109	82
	2	190	177	163	150	136	122	109	95	82	68	54	41
	3	127	118	109	100	91	82	73	63	54	45	36	27
	4	95	88	82	75	68	61	54	48	41	34	27	20
	5	76	71	65	60	54	49	44	38	33	27	22	16
	6	63	59	54	50	45	41	36	32	27	23	18	14
	7	54	51	47	43	39	35	31	27	23	19	16	12
	8	48	44	41	37	34	31	27	24	20	17	14	10
	9	42	39	36	33	30	27	24	21	18	15	12	9
	10	38	35	33	30	27	24	22	19	16	14	11	8

＊安全係数（0.8）をかけた値（分）

☐ 使用可能時間46〜60分　　▨ 使用可能時間30〜45分　　▩ 使用可能時間30分未満

在宅酸素療法（ＨＯＴ）の管理のコツ

>>> 費用をあらかじめ説明しておく

酸素量にもよるが、電気代が平均月2,000円くらいかかり、病院や診療所、訪問看護が算定する管理料も加わるので、合計すると1割負担でも月1万円近い費用となる。「こんなにかかるなんて」と驚かれることも多いため、あらかじめ説明しておく。

酸素供給装置には酸素濃縮装置と液体酸素の2種類があり、前者が主流となっています。移動時に携帯できる小型の装置もあります。近年はバッテリー内蔵型など、メーカーによってさまざまなタイプが出されています。

>>> チューブの届く範囲を確認して酸素濃縮器を設置する

トイレ、浴室、ベッドなど、酸素のチューブが届く範囲を確認して酸素濃縮器を設置する（導入時は業者が設置するが、その後動かすことは可能）。延長チューブも利用できるが、それでも限度がある。

▶ **物の工夫**

チューブをまとめる際にS字フックが活用できる。

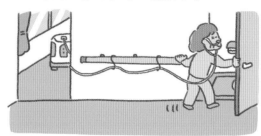

室内動線上の手すりにS字フックをつけてチューブを誘導すると、歩行の妨げにならない

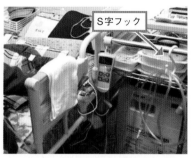
S字フック

寝る前にチューブをまとめてS字フックに掛けておくことで、寝返りの妨げにならない

>>> 酸素ボンベは予備も準備しておく

酸素ボンベは外出時に使うため玄関に置くことが多いが、停電時に使用できるよう寝室にも1本置いておくと安心。ボンベはそのまま立てておくと倒れて危険なので横にする。
外出用のキャリーケースの置き場所を寝室にしてもよい。

>>> 蒸留水の入手方法について説明しておく

加湿用の蒸留水は、診療所によっては、「月〇本」と決めて持ってきてくれるところもある。そうでない場合や足りない場合は、利用者や家族に、ドラッグストアやインターネット注文などで購入してもらう必要がある。訪問薬局に薬と一緒に依頼する場合もある。1本当たりの値段はバラつきがあるが、500mLで数百円ほど。

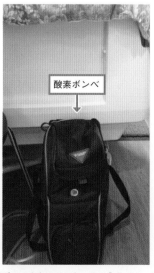
酸素ボンベ

酸素ボンベをキャリーケースに入れてベッドのそばに置いている例

>>> 普段の呼吸とSpO$_2$を把握し、変化に気づく

病状によってSpO$_2$の目標値は違うので、「いつもと比べてどうなのか」が重要となる。普段の様子がわからない場合は、多く訪問しているスタッフに確認する。他職種と共有しておくことも大切。

動くと常に喘鳴や呼吸促迫がある利用者さんで、はじめてそれを見たヘルパーが驚いて医師に連絡した、ということも。逆に、デイサービスで普段はない喘鳴が出現していることに気づき、早めの対応ができた、といったこともありました。

> **!注意**
> 呼吸困難は疼痛と同じく主観なので、SpO$_2$が高くても「SpO$_2$が高いから大丈夫」とはけっして言わない。

>>> 感染予防を行い、利用者や家族に指導する

呼吸器疾患がある場合、気道の感染（いわゆる風邪など）が誘因となり呼吸状態が急激に悪化することも多い。感染予防の大切さを説明する。

>>> 鼻カニューレの交換日に注意する

鼻カニューレを交換しないまま、うっかり何か月も使っていたということもある。交換日を接続部に記入しておくことで、訪問看護師だけでなく、利用者本人や家族も交換日を把握しやすくなる。
訪問看護師の手順書やデータに「月はじめに交換」と決めて記載してもよい。

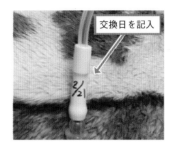

交換日を記入

健和会ではチェックリスト（p.196）を使用して、酸素ボンベの残量などと合わせ、確認もれがないように工夫しています。

>>> 医療関連機器圧迫創傷（MDRPU）を予防する

鼻カニューレ使用時は耳に皮膚トラブルが起こりやすいため、本人が大丈夫と言っていても、見て確認する。
発症を予防するため、カニューレに包帯や布などを巻くか、耳に皮膚保護剤を貼る。
鼻腔の乾燥を防ぐためには、ワセリンを塗る。

カニューレを新しく出したときはチューブが硬くねじれやすいため、しごいて伸ばすとよいです。

▶ 物の工夫

チューブにガーゼハンカチを巻いてスナップボタンで留める、化粧品用パフを耳に当てるなど、身近な物も皮膚保護剤などの代わりに活用できる。

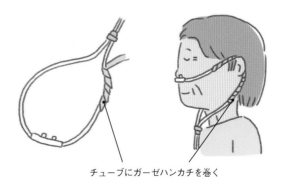

チューブにガーゼハンカチを巻く

IDEA NOTE

① フィジカルアセスメント

② 活動・休息の援助

③ 排泄の援助

④ 清潔ケア

⑤ 栄養管理・食事の援助

⑥ 薬剤の管理

❼ 医療的ケア

⑧ 終末期のケア

こんなとき どうする？

● 料理がしたい場合

酸素投与中は火気厳禁であるためガスコンロは使用できないが、IHコンロなら使用可能。自宅がガスコンロの場合、小型のIHコンロを購入する人もいる。

> 注意
>
> ！ 酸素投与中に喫煙すると、引火して顔面に熱傷を負うことがあり、実際に死亡事故も報告されている。どうしても喫煙したいという場合に、訪問看護師やヘルパーの訪問時だけ酸素を外して吸うようにしたこともある。ほかにも、ドライヤーの使用時は酸素を外す、仏壇のろうそくは電気のものに変える、などさまざまな場面で注意が必要。

● 旅行に行く場合

まず医師の許可を得る。飛行機に乗るには医師の診断書が必要であり、交通機関により持ち込める酸素ボンベの量に制限があるため、事前に確認する。宿泊先には、酸素業者に前もって依頼して酸素濃縮器を手配しておくとよい。

旅行先で受診する可能性も考え、診断書は用意しておいたほうがよい。

● 停電時の対応

内部バッテリーがあれば、停電時でも短時間は作動する。
発電機を準備しておくとよいが、実費負担となる。液体酸素は電源を必要としないので、台風などでよく停電する地域では利用者が多い。

災害時に加湿用の蒸留水がどうしても手に入らない場合、煮沸した水を冷まして使用することも可能。ただし、災害時の一時的な使用に限り、水は必ず毎日交換する。

エピソード 加湿ボトルに水道水を使用していた

認知症の夫婦で、奥さんがHOTを利用していました。夜間に低量で流しているだけで加湿ボトルもいつも空だったため、蒸留水を使っていないと思っていました。酸素業者の月1回の訪問時にはほとんど外出しており鍵が閉まっていて、何か月も点検できていませんでした。

そこで、訪問看護と合わせて点検してもらったところ「ボトルが汚れている。おそらく水道水を入れていただろう。結果的に酸素がしっかり流れなくなる可能性がある」と指摘されました。加湿ボトルには水道水を入れないよう、その場で注意書きを貼りました。

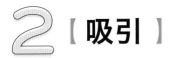

2【 吸引 】

吸引は、気道内や口腔・咽頭などの分泌物を器械で取り除く医療行為です。筋萎縮性側索硬化症（ALS）などの神経難病、脳血管疾患による意識障害、先天性疾患の小児、終末期などで必要となります。指導を受けたヘルパーや家族も実施することが多く、連携や指導も、訪問看護師の重要な役割です。

必 ず 押 さ え る !

- 訪問看護指示書に記載された医師の指示を確認する。

- どのようなときに吸引が必要となるのかを確認し、関係者と共有しておく。

  >>> 必要以上の吸引で肺が虚脱することや、必要時に吸引ができず窒息することを防ぐ。

- 現在吸引が行えるのは医師、看護師、理学療法士、作業療法士、言語聴覚士、臨床工学技士、家族、あらかじめ決められた指導を受けたヘルパーとされている。

  >>> ヘルパーは全員が吸引できるわけではなく、吸引範囲も一部制限されている。
  （気管カニューレを吸引する場合、カニューレの先端を越えてはいけない）

- 吸引の基本を確認し、家族やヘルパーが行う場合は指導する。

  >>> ① 原則として、口腔・鼻腔吸引と気管吸引ではチューブを変える。
  ② 吸引圧は通常 20kPa 以下。強すぎると粘膜を傷つけたり、無気肺を起こしたりする危険がある。
  ③ 吸引時間は7〜 10 秒。吸引開始から終了まで自分も呼吸を止めるようにすると、どれくらいで止めるべきかわかりやすい。
  ④ 吸引チューブの挿入は、気管分岐部に当たらないところまで。成人の場合、咽頭から気管分岐部までは約 10 〜 12cm で、鼻腔から吸引する場合の挿入の長さは、約 15 〜 20cm となる。

こんなときは医師に報告！

- 吸引後に状態が変化した場合は、すみやかに医師に報告する。

  例：SpO_2 が低下したまま改善しない、呼吸困難が生じ改善しない（気管切開の場合）、装着後いつもより気道内圧が高い、分時換気量が低い、など。

- 通常分泌物は白色だが、いつもと違う場合は、性状を医師に報告する。

  例：血液→吸引によって粘膜を傷つけたか、疾患による出血の可能性
  黄色や緑→感染の可能性
  食物残渣や経管栄養の栄養剤→誤嚥の可能性

IDEA NOTE
① フィジカルアセスメント
② 活動・休息の援助
③ 排泄の援助
④ 清潔ケア
⑤ 栄養管理・食事の援助
⑥ 薬剤の管理
❼ 医療的ケア
⑧ 終末期のケア

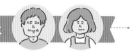

家族・他職種に伝えること

※家族や他職種も吸引する場合

● 吸引圧・吸引持続時間・挿入の位置や長さ・その他手順を統一する。共有できるよう手順書を作成したり、ポイントを紙に書いて壁に貼ったりするとよい。

● どのようなときに吸引が必要なのか判断できるように、個々の利用者のケースに合わせて確認し共有する。

● 普段の分泌物の性状・色・量を記録などで共有し、異常に気づけるようにする。

長年吸引をしている利用者さんの場合、細かい手順やポイントが確立していることが多いです。

例：気管切開部から人工呼吸器回路を外すときには必ず接続部の水滴を払ってほしい、手早く行ってほしいから回路はテストラングにつなず手で持ったまま吸引して、口腔内は浅めで、など

> 注意
> ! 吸引を行う前には必ず圧を確認する。吸引する前に水を吸引したらいつもより音が大きく感じたことがあり、圧を確認したら40kPaあった。家族に聞くと、「さっきチューブの中をきれいにしようと思って、圧を上げて水を吸っていたから」と言われた。

吸引のコツ

>>> 吸引器を手配する際、費用を確認する

吸引が一時的なのか長く使用するのかによって、レンタルか購入かを検討する。
レンタルは介護保険の適用外なので、全額自費で月5,000円前後となり、吸引瓶（5,000円くらい）と吸引チューブ（カテーテルと吸引器をつなぐチューブ。1,500円くらい）は別途購入が必要となる。

身体障害者手帳を申請している場合、日常生活用具の給付として助成を受けることができる（呼吸器機能障害3級以上、もしくは同程度の障害という医師の診断書が必要）。
自治体によっては難病医療費助成制度で助成を受けられる場合もある。

>>> 停電時にも使用できる吸引器を準備しておく

充電式吸引器や、電源を必要としない、足踏み式吸引器、手動式吸引器などを備えておく。定期的に使用できるかを確認しておく。

携帯型充電式吸引器は災害時などの停電対策になるほか、外出時にも持ち運べて便利。

>>> 痰が貯留し、吸引可能な位置にあるときに吸引する

理想は時間ごとの吸引ではなく、痰が貯留しているか、吸引できる位置に痰があるかをアセスメントして実施する。限られた訪問時間内での体位ドレナージは難しい場合もあるが、ケアで体を動かすことがドレナージになり、痰が移動することも多い。訪問時に痰がない場合は、先にケアから始めてみるとよい。

> 注意
> ! 体位変換前に下になっていた部分に唾液がたまっていることがある。まったく嚥下できない場合はそのまま向きを変えると誤嚥してしまうため、吸引してから体位を変える。

>>> 吸引前に痰をやわらかくする

吸引前に水分を摂ってもらうことで、痰を喀出しやすい・吸引しやすい状態にする。
飲水ができない場合は、口腔ケアによって湿らせる。
痰が硬い状態が続いている場合は、去痰剤やネブライザーの使用を医師に相談する。

>>>吸引後はチューブの中を洗い流し、カビの発生を防ぐ

吸引後は水を吸ってチューブの中を洗い流し、その水をしっかり吸引瓶の中に落としきるようにするとカビが生えにくい。

>>>吸引チューブの交換頻度に注意する

病院や診療所によって異なるが、医師は医療材料として1日1本の計算でチューブを出すことが多く、その場合、1日の間は使い回すこととなる。

使用後はアルコール綿か（これも出してくれるところとそうでないところがある）、アルコール含有のウェットティッシュ、ティッシュなどで拭き取り、コップや空き瓶に保管している家庭が多い。

また、消毒液につけても汚れが残っていれば菌が繁殖するため、干して乾燥させてから蓋つきの容器に保管するとよい、という考え方もある。

▶ **物の工夫**

長時間吸引しないときには、次亜塩素酸ナトリウム（ハイターなど）を薄めた液を吸引すると、吸引器内のカビ防止になる。ただし、この水滴が残ったまま吸引すると利用者の体に入る恐れがあるので、長時間吸引しないときに限る。

入院中に受ける吸引指導の内容はさまざまです。各家庭の清潔に対する考え方や財政状況も加わって、吸引チューブの取り扱い方は千差万別。歯ブラシのような感覚で、「汚れてきたら交換する」という家庭もみられます。
はっきりとしたエビデンスもないため、各家庭でのアイデアを参考にしています。

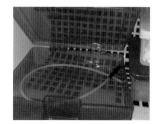

チューブを蓋つきの容器に保管

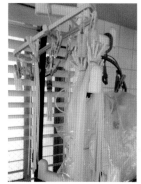

チューブを干して乾燥

こんなとき どうする?

● 急に病状が進行して吸引が必要になった場合

急に吸引が必要になった場合、看護師が訪問するまでの間、吸引ができないことが問題となる。ヘルパーが吸引できるようになるまでには、手続きから指導まで時間がかかるため、同居する誰かに指導するのか、吸引ではなく口腔ケアなどでしのげるのかなどの調整が必要となる。

● 気管切開下陽圧換気療法（TPPV）の場合

TPPV（tracheostomy positive pressure ventilation）の場合、吸引は、鼻腔・口腔→カフ上部→気管の順番で行う。

エピソード 吸引チューブの誤嚥

痙性・筋緊張が高い利用者さんが、吸引中にきつくチューブを噛みしめて離さず、そのまま噛み切って見失ったことがありました。最終的に、気管カニューレのカフに乗ったかたちで発見され、誤嚥していたことがわかりました。
在宅ではバイトブロックはあまり使わず準備もしていないことがほとんどですが、緊張の強く出る人には使ったほうがよいと思いました。

参考文献
平成24年度喀痰吸引等指導者講習事業 第三号研修（特定の者対象）喀痰吸引等指導者マニュアル.ピュアスピリッツ, 東京, 2011.
http://pures.co.jp/h24_kakutan.html（2021.08.10アクセス）

IDEA NOTE
① フィジカルアセスメント
② 活動・休息の援助
③ 排泄の援助
④ 清潔ケア
⑤ 栄養管理・食事の援助
⑥ 薬剤の管理
❼ 医療的ケア
⑧ 終末期のケア

3 【 在宅人工呼吸療法の管理 】

在宅人工呼吸療法には、気管切開を必要とする気管切開下陽圧換気療法 (TPPV)、マスクによる非侵襲的陽圧換気療法 (NPPV[*1])、持続陽圧呼吸療法 (CPAP[*2]) などがあります。以前は筋萎縮性側索硬化症 (ALS) に代表される神経筋疾患を主な対象としていましたが、現在は先天性疾患などの小児 (医療的ケア児) も増えています。

＊1　NPPV：non-invasive positive pressure ventilation
＊2　CPAP：continuous positive airway pressure

必 ず 押 さ え る ！

- どんな病状で、何のために人工呼吸器を使用しているのかを理解し、共有しておく。

- 訪問看護指示書に記載された医師の指示を確認する。

- 利用者や家族が指示どおりに使用できているか、継続が可能かを確認する。
  - ≫≫ マスクをうまくつけられず使用していない、といったこともあるため、本人や家族任せにせず確認する。

- 人工呼吸器の設定とアラームの履歴は、訪問のつど必ず確認する。
  - ≫≫ 日ごろのデータを確認し、何が異常なのかを判断できるようにしておく。

- TPPV では気管切開部の管理、NPPV や CPAP では皮膚障害にも留意する。

- 人工呼吸器管理下では、気道内分泌物 (いわゆる痰) 除去の援助も重要。

こんなときは医師に報告！

- アラームの履歴や呼吸回数、分時換気量など、人工呼吸器のデータがこれまでと違う場合は、バイタルサインや呼吸状態などと合わせてすぐに報告する。
  (医師も訪問時に人工呼吸器装着中の様子やデータなどを確認しているが、日々のデータ推移が一目でわかるよう、チェックリストを呼吸器の側や記録類の棚に置いておくとよい)

家族・他職種に伝えること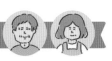

- トラブル発生時の連絡先を確認し、連絡先や報告の仕方をわかりやすく伝える。書き出してベッドサイドなどに貼っておくとよい。

- 「何が異常なのか」を関係者がそれぞれ判断し、異常時にはわかりやすく伝えてもらえるように指導する。

在宅人工呼吸療法の管理のコツ

>>>利用者や家族が安心できる声かけを行う

利用者や家族は、人工呼吸器と聞くと「大変そう」「重症だ」と重く受けとめがち。そのうえ、看護側まで「大変だ」という姿勢でかかわると、より負担感が増すので、安心できるような声かけをする。

「人工呼吸器を使用して自宅で過ごす方はたくさんいます」「目が悪い人がメガネを使うように、歯が悪い人が入れ歯を使うように、肺が悪い人は人工呼吸器を使うんですよ」などと話しています。

>>>人工呼吸器の設置場所を確認する

人工呼吸器は周りの空気を取り込んで作動しているため、壁との間に少し空間をつくり、空気の取り込み口をふさがないようにする。
吸引器は近くに置き、吸引時に人工呼吸器のアラームを消すときなどに動きやすいようにする。

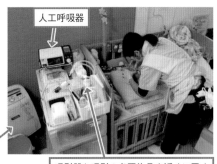

人工呼吸器

酸素濃縮器

吸引器と吸引の必要物品を近くに置く

>>>電源が安全に確保できているか確認する

電源は、エアコン、電子レンジ、ドライヤーなどとは別のところからとる。
誤って抜かないよう、差込口とコードにテープで印をつけたり、テープに何のコードかを記入して貼ったりしておくとわかりやすい。

テープに何のコードかを記入

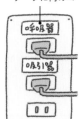

1人暮らしの部屋や古い家屋などで、エアコンと電子レンジを同時に使うとブレーカーが落ちるような、低量の電気量で契約している場合は、契約の変更が必要な場合もあります。

>>>回路の抜去を防ぐ

人工呼吸器の回路は、途中を何かで支える工夫をする。そのままだと重みで利用者との接続部に力がかかるため、接続外れ（気管切開の場合は抜去）、MDRPUの発生にもつながる。
大きい洗濯ばさみや包帯などチューブ内腔をつぶさないもので、ベッド柵（普段抜かない柵）に一部を固定するとよい。

ベッド柵に洗濯ばさみでチューブを固定

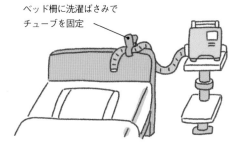

>>>回路の結露を防ぐ（特にTPPVの場合）

回路内と外気の温度差が大きくなると結露が増えるため、温度差が少なくなるよう工夫する。
人工鼻を使用すると結露を防ぐことができる。痰が硬かったり多すぎたりすると使用できないが、調整して使用可能となる場合もある。

● 温度差を少なくするための工夫

- 部屋の温度をなるべく高めに保つ
- 回路にダウン素材を巻く
- 専用の人工呼吸器カバー（FIT）を巻く

NOTE IDEA
①フィジカルアセスメント
②活動・休息の援助
③排泄の援助
④清潔ケア
⑤栄養管理・食事の援助
⑥薬剤の管理
❼医療的ケア
⑧終末期のケア

> **エピソード** 独居の在宅人工呼吸療法

独居で人工呼吸器を装着して自宅に戻る利用者さん。ヘルパーか看護師が訪問するときしか結露を取り除けません。また、加湿器の水をタイムリーに補充できません。
痰が多かったため、医師に相談して胃瘻からの水分量を調整し、痰をやわらかくする薬を開始。人工鼻を使用し、退院することができました。

> **注意** ！
>
> 水分はこまめにウォータートラップに落として廃棄しないと、人工呼吸器内に入り、利用者の気道に入ることにつながる。

>>> チェックリストを活用してケアの抜けを防ぐ

人工呼吸器は確認項目が多いので、チェックリスト（p.197）を作成し、訪問のたびにチェックするとよい。特にTPPVの場合、胃瘻や尿管などほかの管理が必要なことも多く、「浣腸は何曜日で尿管の入れ替えは第〇水曜日で…」とケアの組み立ても複雑。ケアのチェックリストもあると抜けを防げる。

>>> 関係者で情報を共有する

人工呼吸器を装着している利用者はケアの必要度が高く、複数の事業所が介入していることが多い。そのため、関係者で情報を共有することが大切。退院前に情報共有の場（多くは退院前カンファレンス）を設けたり、導入時に関係者全員が集まって、人工呼吸器の業者から説明してもらったりする。

> 近年、カフアシスト（MI-E：mechanical insufflation-exsufflation）の導入が広まっている。訪問時に看護師が使用するだけでなく、いつ誰が使うのか、使えるのかを考え調整することも大切。

>>> 家族や他職種に異常時の連絡方法を伝えておく

異常時の連絡方法は、「普段は人工呼吸器を外すときしかアラームが鳴らないので、ほかの場面でアラームが鳴ったらその内容を見て訪問看護師に連絡してください」など、家族やヘルパーなどの他職種にもわかりやすく伝えておく。

> NPPV利用者は訪問看護で緊急時加算や24時間対応体制加算を算定し、訪問診療も入っていることがほとんどであるため、まずは訪問看護師に連絡してもらうことが多いです。ただし、医師によっては、まず連絡してほしいという場合もあるため、確認しておきましょう。

● **人工呼吸器のアラームの例**

- 気道内圧下限→リーク、破損、カフ圧低下
- 気道内圧上限→回路閉塞、痰貯留、ファイティング、肺コンプライアンス低下
- 分時換気量低下→リーク、カフ圧低下、自発呼吸量低下、呼吸回数低下

>>> 停電に備える

停電は一部のエリアだけで発生することもあり、ほかの地域からはわからないこともある。停電で対応に困ったときには連絡してもらうよう、あらかじめ伝えておく。
自治体が運営するエリアメールで停電がわかる場合もあるため、看護師が登録しておくのもよい。

> 外部バッテリーや発電機は自治体によって補助が出ることもあります。

● **停電対策**

- バッグバルブマスク（アンビューバッグ）の置き場所と使用方法を関係者で共有し、いつでも使える状態になっているか、訪問時に確認する
- 人工呼吸器に内部バッテリーがあるか確認する（TPPVにはほとんどあるが、それ以外では内部バッテリーがないものもある）
- 発電機や外部バッテリーを準備し、定期的に充電と作動確認を行う
- 内部バッテリーと外部バッテリーを足すと何時間もつのかを把握しておく

>>> 災害時の避難先・避難方法を 確認しておく

災害時の連絡先や避難先などを確認し、わかりやすい場所に貼っておく。

また、普段から散歩を兼ねて、人工呼吸器をつけて移動する練習をしておくとよい。人工呼吸器をどこに乗せるのか、移動に何人必要かなど、実際にやってみないとわからないことも多い。

近年災害が増えていることもあり、自治体で災害時の個別支援計画を立てる動きが進んでいる。取りまとめ役は自治体によって異なるので、ケアマネジャーや自治体の障害担当などに確認するとよい。

電源が使用できる避難先はあらかじめ確認しておきましょう。災害発生時に行っても受け入れてもらえないことがあります。

こんなとき どうする？

● 気管切開部の管理

毎日の消毒は皮膚炎の原因にもなるため、行わない。

洗い流しが不要な洗浄剤（リモイスクレンズなど）を綿棒の片方に少量つけて気管切開部の周囲に塗布し、もう片方の綿棒で拭き取ると、清潔が保て皮膚の保護にもなる。水を使わないので水分が入り込む危険もない。1日1回行うとよい。

痰などの気道内分泌物が多い場合は、皮膚被膜剤や撥水効果のある保護クリームを塗布して浸軟を防ぐ。

● マスクによる皮膚障害 （MDRPU）が生じた場合

NPPVマスク使用時に、バンドをきつく締めていたり、サイズが合っていなかったりすると、皮膚障害が起こりやすい。皮膚保護剤を使用しても改善しない場合は、装着方法やマスクのサイズも確認する（p.159）。

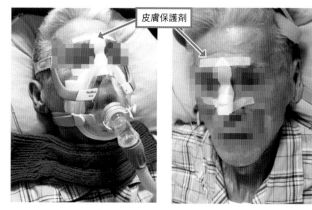
皮膚保護剤

MDRPUが生じやすい部位に皮膚保護剤を貼付する

エピソード 分時換気量の低下でカニューレの詰まりに気づいた

訪問時、分時換気量がいつもより若干低いことがありました。本人は息苦しさを感じておらず、SpO$_2$も呼吸音も変わりがなかったのですが、家族にその旨を伝えました。

その日の夜、本人が急に息苦しさを訴えたため、家族が医師に連絡。往診で気管カニューレを交換したところ、内部が分泌物で狭くなっていました。

家族から、「先生に電話したときに『昼間、看護師さんに分時換気量が低めだと言われた』と言ったら、何も聞かずに飛んできてくれた。教えてもらっていてよかった」と言われました。

参考文献

東京都福祉保健局：東京都在宅人工呼吸器使用者災害時支援指針. 2020.

https://www.fukushihoken.metro.tokyo.lg.jp/iryo/nanbyo/portal/pamphlet.files/r2shishin.pdf (2021.08.10アクセス)

IDEA NOTE

① フィジカルアセスメント

② 活動・休息の援助

③ 排泄の援助

④ 清潔ケア

⑤ 栄養管理・食事の援助

⑥ 薬剤の管理

❼ 医療的ケア

⑧ 終末期のケア

4【 創傷ケア 】

訪問看護では、対象の多くが高齢者または長期療養者であり、皮膚のバリア機能が破綻しやすく、さまざまな皮膚損傷のリスクをもっています。限られた訪問時間では異常の早期発見や継続的なスキンケアが難しい場合もあるため、起こりやすい皮膚障害を理解し、家族や他職種と連携して創傷を予防していくことが大切です。

必 ず 押 さ え る ！

- 臥床時間の長い人や皮膚損傷のリスクが高い人への訪問時には、全身の皮膚を観察する。

- スキンケアの基本は「洗浄・保湿・保護」により皮膚のバリア機能の破綻を防ぐことである。

  >>> ①洗浄：皮膚から刺激物、異物、感染源などを取り除き清潔に保つ
  ②保湿：皮膚の水分を保持する
  ③保護：皮膚と刺激物、異物、感染源などを遮断し皮膚への刺激を小さくする

- 皮膚の病的状態を示す共通用語を使用して正しくアセスメントする。

- 外用薬やスキンケア用品は、効果と使用量を理解し適切に使用する。

● 発疹にかかわる共通用語

原発疹	斑	紅斑	毛細血管の拡張と充血。圧迫で消退する
		紫斑	真皮、皮下組織内への出血。圧迫で消退しない
		白斑	色素脱失や局所の貧血
		色素斑	メラニンやヘモジデリンによる黒褐色の斑
	隆起	丘疹	直径 5mm 程度まで
		結節	直径 3cm 程度まで
		腫瘤	3cm 以上
		水疱	透明な内容物を有する
		膿疱	黄白色の膿性内容物を有する
		膨疹（蕁麻疹）	一過性の隆起
続発疹	欠損	表皮剥離	表皮の一部欠損
		びらん	表皮までの欠損
		潰瘍	真皮、皮下組織に及ぶ欠損
		亀裂	線状の欠損
		瘢痕	欠損した皮膚が肉芽組織増生により修復されたもの

数

単発・多発

形状

円形・楕円形・不正形・地図状・線状・環状

隆起の状態

扁平・ドーム状・半球状・有茎状・尖圭状・乳頭状・疣（いぼ）状

配列

限局性・播種状・遠心性・連圏状・断続性

大きさ

原則として数値表記を用い、発生部位、自覚症状、色調などと合わせて情報を表記

① フィジカルアセスメント

② 活動・休息の援助

③ 排泄の援助

④ 清潔ケア

⑤ 栄養管理・食事の援助

⑥ 薬剤の管理

❼ 医療的ケア

⑧ 終末期のケア

こんなときは医師に報告!

● 新たに創傷や皮膚疾患を発見したときは、すみやかに報告する。

● 薬剤の投与が必要と考えられるときは相談する。

● 薬剤使用による変化を報告する。

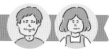

家族・他職種に伝えること

● 皮膚障害を発見したら教えてほしいと伝える。

● スキンケアは統一した方法で継続できるよう、ケアや処置の方法をわかりやすく伝える。

● 福祉用具が必要な場合、ケアマネジャーやレンタル業者にすみやかに連絡する。

● **医師に報告が必要な皮膚疾患の例**

帯状疱疹	● 一定の神経支配領域に疼痛が出現し、その後、列序性に浮腫性紅斑、水疱が生じる ● 発疹がなくなった後でも神経痛が持続することがある
蜂窩織炎	● 四肢に好発する ● 急性で均等な紅斑の拡大を認め、熱感、腫脹、疼痛がある
壊死性筋膜炎	● ただちに治療を開始する必要があり、救急搬送する ● 症状は、急速に進展する皮膚の紫斑や血疱、壊死、激烈な疼痛、発熱や全身状態の悪化。ガス壊疽では触診で握雪感がある

創傷ケアのコツ

>>> 洗浄剤はしっかりと泡立てて、こすらずに泡で汚れを浮かせる

泡の状態で洗浄するほうが効率よく、皮膚への負担も少ない。また、泡切れがよく洗い残しも少なくなる。
ボトルから泡の状態で出る製品もあるが、液体のボディソープしかない場合は、小さなビニール袋にボディソープをワンプッシュと、同量の湯を入れて、袋を振って泡立てるとよい(p.91)。

>>> 洗浄は1日1回までとする

脆弱な皮膚は、洗浄で皮脂を洗い流すことにより、さらにバリア機能を低下させる恐れがあるため、洗浄剤や湯を使用した洗浄は1日1回にとどめる。
排泄物などで汚染された場合は、ティッシュやおしり拭き、肛門清拭剤などで拭く程度にして清潔を保つ。
洗浄剤は保湿効果のあるものを選び、湯は熱すぎないように注意する。水分を拭き取るときは、押さえるようにして水分を吸い取る。

固形石けんしかない場合は、袋の中に固形石けんを入れ、その中に湯を少し注いで袋の上からこすります。石けんを袋から出した後、さらに湯を入れて、袋を振って泡立てると泡状になります。ビニール袋は訪問バッグに入れておくと便利です。

▶ **物の工夫**

洗い流しが不要な洗浄剤(リモイスクレンズなど)も便利。湯を準備しなくても、すぐに洗浄することができる。保湿効果が高いものが多いため、皮膚への負担も少ない。

>>> 保湿剤は洗浄後10〜15分以内に、皮溝に沿って塗布する

1日1〜2回保湿剤を塗布する。家族や他職種にも行ってもらえるよう依頼する。

特にシャワーや入浴、清拭、陰部洗浄後には必ず保湿を行い、10〜15分以内がのぞましい。

保湿剤は冷たいと感じないよう手掌で温めてから使用し、皮溝に沿ってやさしく押さえるように塗布する（軟膏の使用方法はp.131参照）。

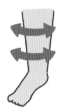

足や背中では縦方向に塗る場面を見かけますが、皮溝は横方向であるため、保湿効果が落ちてしまいます。

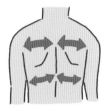

皮溝に沿って横方向に塗る

>>> 保湿剤は効果を理解し、皮膚の状態に合ったものを選ぶ

保湿剤にはモイスチャライザー効果（保湿成分を補う）とエモリエント効果（被膜をつくって蒸散を防ぐ）がある。それぞれの有無を理解し、皮膚の状態に合ったものを選ぶ。

例）ワセリン

エモリエント効果あり
→○乾燥による亀裂やあかぎれに対する短期間の使用

モイスチャライザー効果なし
→×ドライスキンや脆弱な皮膚に対する使用

保湿剤は経済的な面も考えて処方薬を使用するケースが多いです。しかし、次回の処方までの残量を計算して少量ずつ使用するよりも、ドラッグストアなどで安く購入できる保湿クリームをたっぷり使用したほうが効果は高いです。ニベアクリームは高齢者でも知っていることが多く、依頼すると大抵準備してもらえます。

>>> 汚染しやすい部位には皮膚保護剤を使用する

排泄物や創傷の滲出液などで汚染されて刺激を受けやすい部位には、撥水効果のある皮膚保護剤を使用して被膜をつくる。クリーム状のものやスプレータイプ、ワイプタイプなどがある。保湿効果もある保護クリームを使用すれば、保湿＋保護の効果が得られる。

注意

テープを使用する場合は、皮膚保護剤を使用することで貼付しづらくなる場合もあるため注意が必要。粘着を妨げない皮膚保護剤もある（例：3M キャビロン ポリマーコーティング クリーム）

>>> 家族や他職種とケアの方法を統一する

創傷ケアを家族や訪問介護、訪問入浴、デイサービスなどの他職種へ依頼するときには、どの部位へ、どの薬剤を、どのくらいの量で使用するかなどを明確にし、統一された方法で継続できるようにする。他職種には、「処置依頼書」などに手順を示し共有できるとよい。

期間を決めて依頼する

「1日1回」など定期的なもののほか、「入浴後など濡れてしまったとき」なども記入

評価予定日を決めて評価する

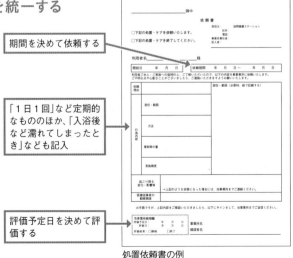

処置依頼書の例

NOTE IDEA

① フィジカルアセスメント
② 活動・休息の援助
③ 排泄の援助
④ 清潔ケア
⑤ 栄養管理・食事の援助
⑥ 薬剤の管理
❼ 医療的ケア
⑧ 終末期のケア

こんなとき どうする？

ドライスキンのケア

スキンケアを行うほか、室内の湿度を適度に保つ、過剰な洗浄や熱い湯での洗浄をやめる、摩擦を防ぐなどが挙げられる。

浸軟の予防とケア

浸軟はおむつ内の皮膚や足趾間、肉づきのよい人の乳房下や腋窩、円背の人の腹部など、皮膚どうしの接触が起こりやすく高温多湿な部位にみられる。
予防としてはスキンケアのほか、洗浄は愛護的に行い、しわの奥などに水分が残らないよう拭き取る、撥水効果のある皮膚保護剤を使用することが挙げられる。皮膚どうしが密着する部分では、吸水性、通気性のよい綿などを間に挟み密着を防ぐ。

スキンテアの予防とケア

スキンテアとは、摩擦・ずれによって皮膚が裂けて生じる真皮深層までの損傷のこと。予防としては愛護的なスキンケア、保湿（1日2回）を行うほか、アームカバーやレッグウォーマーの使用、ベッド柵にカバーをつける、体を支えるときは四肢をつかむものではなく下から支えるようにするなど、皮膚に摩擦やずれが生じないようにする。

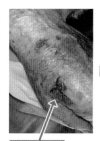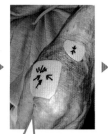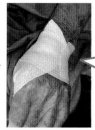

スキンテア

皮弁を元の位置に戻し、創傷被覆材を貼付する（はがすときに皮弁をはがしてしまわないよう、皮弁を戻した向きを矢印で示す）

テープの使用は避け、包帯や筒状包帯などで固定する（やむなくテープを用いる場合は、シリコーン系の粘着剤を選択する）

医療関連機器圧迫創傷（MDRPU）の予防とケア

MDRPUとは、ギプスやシーネ、弾性ストッキング、気管チューブ、NPPVマスク、下肢装具、血管留置カテーテル、カニューレなどの医療関連機器による圧迫で生じる創傷のこと。
予防としては、まず利用者にあったサイズと機器を選択し、製造元が示す使用方法に従い正しく使用すること。それでも圧迫とずれが生じるようであれば、必要に応じてクッション材を当てて皮膚を保護する。圧迫部分の洗浄、保湿、保護のスキンケアは基本的に行う。

チューブ固定の工夫

- テープを動きやすい方向に切り込みを入れてΩ型に固定する
- テープを貼付するときは、中央から外側へ向けて引っ張らないようにし、なでるように押さえて密着させる

ドライスキンの特徴

- 皮膚の水分量が低下しバリア機能が破綻した状態
- 皮膚損傷、かゆみ閾値低下による掻破、感染、湿疹、スキンテアなどあらゆる皮膚障害が続発しやすく、回復も遅い

注意

浸軟のある皮膚では少しのずれでも皮膚損傷が起こりやすく、感染、びらんが生じやすい。
湿りがちな陰部や殿部にワセリンを使用すると、浸軟を助長するため、使用しない。

スキンテアの管理

① 止血
② 洗浄
③ 皮弁を元の位置に戻す
④ 創傷被覆材で保護

クッション材の選択

- 接触面積が小さく荷重の軽いものに対しては、外圧による変形がしにくく薄いもの（フォーム素材のテープ、薄い布やスポンジ）を選択
- 接触面積が大きく荷重が重いものに対しては、外圧による変形がしやすく厚みのあるもの（シリコンジェル、パッド）を選択

主な皮膚障害と、処置・ケアのポイントを示します。
処置の時間は黙々と行うのではなく、病気や治療、今
後のことなど、利用者さんの声を聴きながら行うと
よいでしょう。

● 主な皮膚障害と処置・ケアのポイント ※胃瘻周囲の管理はp.124、気管切開部の管理はp.155を参照

失禁関連皮膚障害 **（IAD：incontinence** **associated dermatitis）**	●洗浄と保湿・保護により皮膚の清潔と排泄物からの遮断を図る ●びらんや潰瘍を生じて排泄のたびに苦痛がある場合は、粉状皮膚保護剤や亜鉛華単軟膏での被覆を検討する
真菌感染症	●患部の清潔を保ち、外用薬を塗布する(p.131)。肉眼的病変部だけでなく、周囲皮膚にも1～2cm広げて塗布する。症状がなくなっても1～2か月は塗布を継続する ●爪白癬は液状の抗真菌薬を爪甲遊離縁に垂らし、爪甲～爪甲下に染み込むようにする ●診断に至らず抗真菌薬が処方されないとき、抗真菌成分や殺菌成分が含まれている洗浄剤で洗浄するだけでも効果がある
疥癬	●外用薬を有疹部だけでなく無疹部にも広く塗布する。外用薬は、フェノトリン(スミスリンローション)、硫黄軟膏(院内製剤あるいは市販薬アスター軟膏)、保険適用外であるがよく使用されるものとしてクロタミトン(オイラックスクリーム)がある ●内服薬のイベルメクチン(ストロメクトール)も使用される
がん化学療法よる **皮膚障害**	●治療前から予防的スキンケアを行い、重症化を予防する ●愛護的な洗浄と保湿、紫外線や外的刺激からの保護として、手袋ややわらかい靴下を使用する ●爪囲炎では激しい疼痛があるため、洗浄は泡をのせて放置後に洗い流し、外用薬は保湿後に使用する。爪のカットは爪やすりを使用しスクエアオフにして、陥入を防ぐ。テーピング法やコットンチップ法を用いて爪が皮膚に当たるのを防ぐ
がんの皮膚転移自壊創	●疼痛、臭気、滲出液のコントロールと、周囲皮膚のスキンケアによる感染予防を行う ●壊死組織は細菌の温床となるため石けん洗浄は毎日行う。短時間で洗浄したいときは洗い流し不要の洗浄剤を選択する ●創傷被覆には非固着のガーゼを使用し、医療用ガーゼは固着するため使用しない。非固着ガーゼでも固着する場合には、薄く白色ワセリン(プロペト)を塗布してもよい。非固着ガーゼが手に入らない場合には、尿取りパッドや生理用ナプキンなどで代用する。ナプキンは粘性のものや血液を含んだものも吸収しやすい ●医療用テープの使用は最小限とし、被膜剤なども利用する ●処置時間は短時間で終了するような方法を心がけ、疼痛がある場合は処置の前にレスキューを使用する ●出血がみられる場合はアルギン酸塩含有の創傷被覆材を使用する。出血により日常生活に支障をきたすような場合はMohsペースト処置を行う場合もある
低温熱傷	●水疱は基本的に破かず、ポリウレタンフィルムで保護する ●水疱が緊満している場合、内容物に血液が混じっている場合は18G針などで水疱内の液を排出したうえで、びらん、潰瘍の治療に準じた処置を行う

参考文献
内藤亜由美, 安部正敏編：スキントラブルケアパーフェクトガイド 改訂第2版. 学研メディカル秀潤社, 東京, 2019.

5 【褥瘡ケア】

褥瘡とは、体に外力が加わることにより、骨と皮膚表層の間の軟部組織が不可逆的な阻血性障害に陥った状態です。褥瘡ケアでは、褥瘡のリスクを早期発見し、それを取り除くことを最優先します。褥瘡が発生した場合は、発生要因を考えたうえで、重症化の予防と治癒をはかります。

必ず押さえる！

- 初回訪問時と、その後も定期的に（少なくとも1年に1回）「褥瘡対策に関する看護計画書」を用いて褥瘡発生リスクを評価し、ケアを見直す。

- 褥瘡が発生しなくても、リスクがある場合は予防計画を立案し、発生を未然に防ぐ。

- 予防ケアでも、発生後のケアでも、局所だけに注目せず除圧（ベッド上、椅子上）、スキンケア、栄養、リハビリテーションなど総合的なケアを行う。

こんなときは医師に報告！

- 新たに褥瘡を発見したとき、悪化したときはすみやかに報告する。

- 薬剤の処方、投与が必要と考えられるときは相談する。

- 薬剤使用による変化を報告する。

 褥瘡が悪化したときは、外用薬や創傷被覆材の適応や特徴をふまえて選択することも重要ですが、まずは悪化要因は何かをアセスメントし、取り除くことが大切です。

家族・他職種に伝えること

- 褥瘡を発見したら教えてほしいと伝える。

- 褥瘡ケアは統一した方法で継続できるよう、具体的な方法をわかりやすく伝える。

- 栄養やスキンケア、体位変換など、局所ケア以外の必要性と方法もわかりやすく伝える。

- 処置は看護師のみが行う場合でも、創傷被覆材の中の創の状態がわかるよう、情報を共有する。

- 福祉用具が必要な場合、ケアマネジャーやレンタル業者にすみやかに連絡する。

IDEA NOTE
① フィジカルアセスメント
② 活動・休息の援助
③ 排泄の援助
④ 清潔ケア
⑤ 栄養管理・食事の援助
⑥ 薬剤の管理
⑦ 医療的ケア
⑧ 終末期のケア

褥瘡ケアのコツ

※スキンケアについては、創傷ケア（p.157〜）を参照

>>> 利用者の状態に応じて マットレスを選択する

エアマットレスの体重設定で5kg刻みのもの
は、軽いほうに合わせる（例：43kgの場合、
40kg設定）。
綿シーツはピンと張らず、ルーズフィットにする。
ベッドパッドや敷布団は交換マットレスには使用
しない。ウレタンフォームマットレスはへたりな
どの劣化の程度を定期的に確認する。
マットレスの評価時は、できるだけ体圧測定器
を用いて体圧値を測定する。カットオフ値は
50mmHg、褥瘡部位は40mmHg。測定器がない
場合は、手を当てて局所圧迫の有無を確認する。

● マットレスの選択方法 [2]

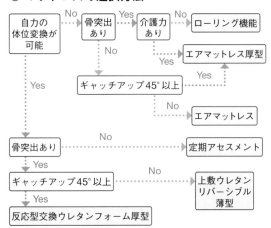

>>> 適切なタイミングで体位変換を行う

体位変換のタイミングは、適切な体圧分散用具使用下では
4時間ごとをめやすに、利用者の状態や皮膚のアセスメン
トを行ったうえで決定する。

 夜間は介護者だけでなく利用者さんも十分な休息が取れるよう配慮してスケジュールを作成します。

>>> ポジショニングにより安楽な姿勢を保ち、 体圧の分散、ずれ・摩擦力の軽減を図る

クッションや枕を用いて、局所だけを浮かせるのではなく、できるだけ広い
接触面積で姿勢を保持し、全体の安定性（体圧の分散）を図る。
体圧分散ができていれば、クッションや枕は専用のものでなくてもよい。
円座は周囲の皮膚軟部組織を圧迫するため、使用しない。

 クッションは利用者さんの状態にあったタイプを選択します。

● クッションのタイプ

フラットタイプ

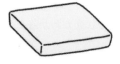

座位姿勢が自由にとれる

コンタータイプ

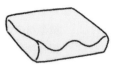

大腿を保持する

前上がりタイプ

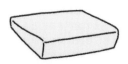

骨盤後傾による前ずれを
抑制する

※体位変換やポジショニング
は p.43〜45参照

>>> 仙骨座りを防ぐ

高齢者でよく起こる仙骨座りでは尾骨部の褥瘡が多発する。
ハムストリングス（下腿から骨盤に付着している筋）が短縮し
ている場合があるため、フットレストを内側に入れてハムスト
リングスをゆるめることで、骨盤が後傾位から中間位になり、
尾骨部への負荷を軽減する。

自分で姿勢変換ができる場合には、15分ごとに
姿勢変換を促す。スモールシフトの活用として
車椅子上でのプッシュアップだけでなく、体幹
前屈、側屈、伸展により座骨にかかる体圧を分
散させる。

>>>洗浄は十分な量の微温湯を使用して行う

褥瘡周囲の皮膚は褥瘡からの滲出液や細菌が接触しているうえに、表面の汗や皮脂などで汚染されているため、正常な上皮化を促すためには洗浄剤を用いてしっかり洗浄する必要がある。
また、創内部は表面に付着している細菌類の数を減らすために、十分な量の微温湯である程度圧をかけて洗浄する。500mLのペットボトル1本の微温湯を創、創周囲皮膚洗浄に対して使用するのがめやす。

>>>筋萎縮や関節拘縮を防ぐため、リハビリテーションを行う

筋萎縮や関節拘縮により関節可動域が制限されると、ポジショニングや座位確保などで問題が生じ、褥瘡発生の要因となる。早期にリハビリテーションを行い、予防する必要がある。

>>>褥瘡の評価方法、処置方法を統一する

決まったフォーマットを用いて記録する。この記録は関係機関へもFAXやメール、情報共有ソフトなどで送付し、情報を共有する。また、利用者宅にプリントアウトしたものを置いておき、誰もが見られるようにしておく。

● 褥瘡経過評価記録の記入例

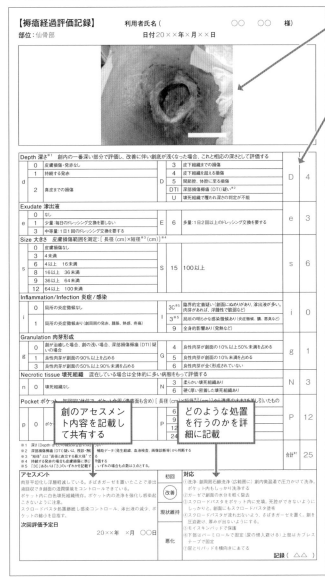

処置方法は写真を掲載して視覚的に状態を確認できるようにする

DESIGN-R[3]の点数を載せて経過を追えるようにする
- 軽度をアルファベットの小文字、重度を大文字で表記する
- 大文字の項目(重症な部位)に焦点を置き介入、特にE(滲出液)I(炎症／感染)P(ポケット)は常に注意を払い、優先的に介入する(滲出液のコントロール、感染の制御、ポケットの縮小)
- D3以上の場合は定期的(1回／週)に褥瘡の状態の観察、アセスメントを行い、ケアの内容を見直す

「どのくらいで治りますか?」と聞かれたら、DESIGN-R[®]の合計点で治癒予測が可能です。

- 9点以下 1か月未満(80%)
- 18点以下 3か月未満(60%)
- 19点以上 3か月以上(80%)

©日本褥瘡学会/ 2020
DESIGN-R[®]
および健和会で使用している褥瘡評価用紙をもとに作成

IDEA NOTE

①フィジカルアセスメント

②活動・休息の援助

③排泄の援助

④清潔ケア

⑤栄養管理・食事の援助

⑥薬剤の管理

❼医療的ケア

⑧終末期のケア

>>> 低栄養状態では褥瘡のリスクが 高まることに注意する

血清アルブミン値が3.5g/dL以下、体重減少率が1か月に5％以上または6か月に10％以上、食事摂取量が普段の1/2以下の継続では、低栄養と評価する。
簡易的な栄養評価ツール（MNA®：mini nutritional assessment）もあり、体重測定が困難な場合は、ふくらはぎの周囲長での評価も可能（31cm未満で低栄養の恐れ）。

食事で必要エネルギー量が摂取できない場合、間食で高カロリーゼリーなどの栄養補助食品を摂るようにします。また、褥瘡発生時はタンパク質や亜鉛、アルギニン、アスコルビン酸（ビタミンC）が必要となるため、食事や栄養補助食品で補います。

● 必要エネルギー量の算出方法

褥瘡予防のために必要なエネルギー量	現体重（kg）×25〜30kcal／日
創傷治癒に必要なエネルギー量	現体重（kg）×30〜35kcal／日

こんなとき どうする？

● 急性期褥瘡が発症した場合

急性期の褥瘡（発生からおおむね1〜3週間）は、状態が不安定で実際にどの深さまで損傷が及んでいるのかわかりにくい。また進行が早く、最適な治療をしてもさらに深層へと病変が進行することがある。適度な湿潤環境を保ちながら創面保護を図るとともに、創面の観察を怠らないようにする。

外用薬を使用する場合は、ジメチルイソプロピルアズレン（アズノール）、白色ワセリンなど、感染を伴う場合はスルファジアジン銀（ゲーベン）が使用されることが多い。ドレッシング材の場合は、ポリウレタンフィルムを選択し、洗浄後清潔な皮膚へ使用し、最低1週間を限度に交換する。

● 利用者や家族に褥瘡への関心が少ない場合

医療者や関係機関だけの努力では、褥瘡はよくならないことが多い。写真を撮って利用者や家族にも状態を見てもらい、どうしてこうなったのか、どうしたらよくなるかという話をすることで、関心をもってもらう。利用者や家族にも除圧や栄養補給、スキンケアなどを意識して行ってもらうことで、改善につなげる。

改善できたらそれも写真に撮って見てもらい、一緒に喜ぶことで、相乗効果につなげましょう。

● 褥瘡が排泄物で汚染される場合

仙骨部や尾骨部の褥瘡は、ガーゼで被覆していると、排泄物でガーゼが汚染される。ガーゼ全体をフィルムテープで固定すれば汚染を防げるが、壊死組織や炎症徴候がある場合は閉鎖を避ける必要がある。
その場合には、下側だけをフィルムテープで固定し、上側は開放してほかの医療用テープを用いるとよい。また、褥瘡部分に尿取りパッドを横向きに当て、排泄物を吸収するパッドの内側にしておくと、排泄物の侵入が防げる。

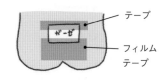

テープ

フィルムテープ

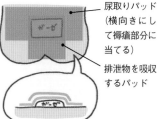

尿取りパッド（横向きにして褥瘡部分に当てる）

排泄物を吸収するパッド

参考文献
1）日本褥瘡学会編：褥瘡ガイドブック 第2版. 照林社, 東京, 2015.
2）日本褥瘡学会編：在宅褥瘡予防・治療ガイドブック　第3版. 照林社, 東京, 2015：58.
3）日本褥瘡学会：DESIGN-R®2020 褥瘡経過評価用
　 http://www.jspu.org/jpn/member/pdf/design-r2020.pdf（2021.08.10アクセス）

IDEA NOTE

[アイデアノート]

終末期のケア

1 【 終末期の日常生活支援 】

終末期の日常生活支援には、回復をめざす時期とは異なる工夫が求められます。例えば、食べる楽しみに体力を使うため排泄はおむつに頼る人もいれば、排泄はどうしてもトイレでしたいため、全介助でトイレに行く人もいます。その人の価値観に合わせてケアを行う必要があります。

必ず押さえる！

- 医療者が限界を決めるのではなく、利用者本人が決める。

  >>> 終末期にはできないことが増えていくため、利用者も家族もつらさを抱えている。そこへ「もうトイレに行くのは無理ですね」といったアプローチをすると、信頼関係も崩れる。「つらければ、こういった方法もあります」というように、選択肢を提示する。

こんなときは医師に報告！

- 利用者の希望が本人にとって不利益になる可能性がある場合、その理由も医師に報告して、方向性を共有する。

家族・他職種に伝えること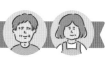

- 利用者の希望を共有する。

- 終末期は日ごとに状態が変わるため、その日のことはその日のうちに共有する。

● 医師への報告の例

長らく1人暮らしでおむつを替えられないため尿道カテーテルが入っていた男性のAさん。余命が短いとわかり、遠方の子どもが介護休暇を取って泊まり込むことになった。最後は管のない姿で過ごしてほしいと希望している。

↓

【医師への相談】
「お子さんがおむつ交換するので管を抜いてあげたいと希望、本人もそうしたいとのことです。男性なので自尿が出なかった場合、先生に再挿入をお願いしないといけないのですが、先生としてはいかがですか。もし抜いてよいのであれば、次の訪問診療の前日遅めにこちらで抜去してみます」

職種によっては、事業所に寄らず直接利用者さん宅に行くこともあるので、利用者さん宅に共有のノートをつくっておいたり、急ぎの内容はメモで壁に貼っておいたりするとよいでしょう。
例：口腔内に炎症が起きて冷たい飲み物はしみるので、ぬるめの温度でお願いしたい、訪問時必ずトイレまで付き添い歩行をお願いしたい、など

終末期の日常生活支援のコツ

>>> 食事を摂りやすいように工夫する

食べられなくなってきた場合は、普段使っていた食器を使い、盛りつける量を少なくするなどの工夫をする。また、栄養価にこだわりすぎず、食べたいときにすぐに食べられるものを準備しておくとよい（アイスやシャーベット、果物など）。

むせ予防のためにとろみをつけると、おいしくなくなったり、かえって飲み込みにくくなったりすることもあります。

>>> 口腔内の乾燥に注意し、口腔ケアを行う

終末期は唾液が少なくなりがちで、口腔内が乾燥していたり、汚れがたまっていたりすることが多い。この状態では飲み込みにくく、誤嚥の危険も高まるため、訪問時に何かを口にしてもらう前には、必ず口腔ケアを行う。スポンジブラシに水を含ませ、固くしぼって汚れをぬぐう。汚れが固まっている場合は、まず口腔ジェルで汚れをふやかす。
訪問の最後にも口腔ジェルを塗布し、湿潤を保つようにする。

>>> 水分を最後まで摂取できるように支援する

終末期、固形物を飲み込むことが難しくなってきても、水分は口にできる時期がある。
「お水が一番おいしい」という人も多く、できるだけ好きなものを口にできるように工夫をするとよい。

● 水分摂取時の工夫の例

- 口の広い容器（お椀など）を使用すると鼻が当たらず上を向かなくても飲みやすい
- むせずに自分のペースで飲めるよう、流し込まないようにする
- 短くカットしたストローを刺すことで、臥床したままでも、横を向いて少ない力で吸うことができる

>>> 清潔ケアは希望に応じて行う

衰弱が進むと清潔ケアも負担になることがあり、「疲れるからやってほしくない」ということも多々ある。
看護師はこの時期、どうしても何かをしてあげたくなるが、本人が望まないことは「しない」という選択も必要。
「してほしいけどつらい」という場合には、「今日は上半身だけ清拭と着替え、明日は洗髪」と部分的に分けて行うとよい。

>>> 安易に歩行器やポータブルトイレを勧めない

終末期はADLの低下が日ごとに進む。訪問時に効果的だと思って手配した歩行器が、翌日には使えなくなることもある。また、ポータブルトイレは基本的に購入するため費用がかかり、返却もできないことにも注意が必要である。

ポータブルトイレは、「部屋の中で排泄するのがどうしてもいやだ」と使わない人もいれば、「これがあるからぎりぎりまでおむつに頼らない」と喜ぶ人もいて、人それぞれです。

IDEA NOTE

① フィジカルアセスメント

② 活動・休息の援助

③ 排泄の援助

④ 清潔ケア

⑤ 栄養管理・食事の援助

⑥ 薬剤の管理

⑦ 医療的ケア

❽ 終末期のケア

こんなとき　どうする？

● 歩けなくなってきたが、歩きたい場合

利用者の歩きたいように歩いてもらい、介護者は、杖や歩行器になるつもりで支える。
利用者の体をつかんで動かそうとしないよう注意する。

● ベッド上で動く力がなくなった場合

看護師は褥瘡予防のポジショニングを行いたくなるが、看護師が定期的に体位変換できるわけではなく、家族が行うとしても、クッションをいくつも使ってのポジショニングはわかりにくく負担でもある。また、利用者が動きたいときに、動きを妨げることにもなる。
そのため、体位変換機能つきのマットレスを利用するか、褥瘡のリスクがあっても、少しの力で体勢を変えられるようなポジショニングにするなどの工夫をする。

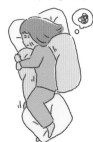
× クッションを
いくつも使った
ポジショニング

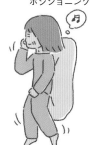
○ 少しの力で
体勢を変えられる
ポジショニング

動きを妨げてしまう　　自由に動くことができる

● ベッドから体を起こすのがやっとだが、車椅子をレンタルしたいと言われた場合

車椅子を準備しておくことが「いつか出かける」という希望となることもある。費用の問題がなければ、ケアマネジャーと相談のうえ、希望に沿った対応をする。

「車椅子はもう使えないと思います」と言ったり、返却してしまったりすると、利用者さんや家族がショックを受けることがあります。

● 飲み込む力が弱ってきたが、何か口にしたい場合

好きな食べものを噛んで出すことで、味わうことができる。また、氷を小さくしたものや、好きなものを凍らせたものを口に入れる。少しでも栄養を摂りたいという希望があれば、栄養剤を凍らせたものにするとよい。

▶ 物の工夫

飲み物は、スポンジブラシに含ませて口の中をなぞる方法で味わうことができる。医師に許可を得て、この方法でお酒を楽しむ人も多い。

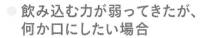
コラム　病院と訪問診療をつなげることで、精神的苦痛をやわらげる

がんの治療で入院・通院していた病院の影響は大きいといえます。その病院にかかわり続けることが、本人や家族にとって、よくなることへの希望となっていることも多いです。
反対に、治療がうまくいかなかったことが、医師への不信感につながっていることもあります。その場合、訪問診療を導入しても、「今までの医師から見放された」「がんのことをよく知らない先生は信用できない」といった思いを抱えてしまうことも

あります。
訪問していると、こうした精神的苦痛が身体に及ぼす影響は大きいと感じます。
訪問診療・往診＊は、病院に相談して、通院と併用することもできます。こうした調整をしたり、これまでの治療を支持したり、新たな医師のよいところを伝えるつなぎ役となったりすることも、訪問看護の役割だと感じます。

＊訪問診療と往診：訪問診療は、医師が定期的に自宅を訪問して診察を行うこと。往診は、状態が変化したときなどに緊急で訪問すること。両者は診療報酬上区別されているが、現場では、以前からの呼び方として、訪問診療のことを「往診」、往診のことを「臨時往診」と表現していることもある。

2 【 疼痛コントロール 】

終末期には、がんのほかにも、体動が難しくなったことによる腰痛の悪化、拘縮痛、褥瘡など、さまざまな原因で疼痛が生じます。がんの骨転移は、部位がわかればそこに痛みが出ると予測できますが、しばらく検査をしていないと部位がわからないこともあり、アセスメントが重要となります。

必ず押さえる！

- 病態生理を確認し、先の変化を予測する。

- 脊柱管狭窄症や関節の変形など、整形外科領域の既往歴を確認する。
  - >>> 今問題がないと、利用者も家族も忘れていて、尋ねたら「そういえば昔腰のヘルニアで治療していた」などと言われることがある。

- 転移しやすいがん（乳がん、肺がん、前立腺がん）であれば、転移による痛みを視野に入れて観察する。
  - >>> がんの在宅療養でこれ以上の検査は望んでいないという場合、転移していてもわからないことがある。

● 疼痛の種類と、在宅でみられる例

<table>
<tr><th colspan="3">疼痛の種類 1)</th><th>在宅でみられる例</th></tr>
<tr><td rowspan="2">侵害受容性疼痛
（侵害受容器への刺激で生じる痛み）</td><td>内臓痛</td><td>内臓の炎症や閉塞・急激な伸展などで生じる痛み</td><td>●腸が腫瘍で狭くなっている状態で、狭いところを消化物が通過しようとするときに生じる腹痛
●胃がんの「なんとなく腹部が重苦しい感じ」
●肝臓がんの「右腹部の重だるさ」
●月経痛</td></tr>
<tr><td>体性痛</td><td>筋肉・骨・皮膚・粘膜など、体性組織への刺激で発生する痛み</td><td>●骨折の部位の痛み
●浮腫により皮膚が伸展した部分の痛み
●褥瘡の部位の痛み
●拘縮した部位を動かすときの痛み</td></tr>
<tr><td>神経障害性疼痛
（感覚神経の障害により生じる痛み）</td><td colspan="2">感覚を伝える神経の直接的な損傷や、これらの神経の疾患に起因するしびれ、痛み、温度を感じないなどの感覚異常</td><td>●頸部脊柱管狭窄症があり、手先がしびれる
●骨転移が腰椎や頸椎にあり、手先や足先がしびれる、熱さや冷たさを感じない、ビリビリする痛みがある
●直腸がんが仙骨神経叢に浸潤しており、肛門のあたりから奥まで何とも言えない痛みがある、重苦しい
●肺の上部（肺尖部）のがんが腕神経叢に浸潤しており、肩〜腕に少し触れただけで電気が走ったように痛い
●化学療法後の末梢神経障害があり、足先がしびれて常に冷たい感じがする</td></tr>
</table>

IDEA NOTE

① フィジカルアセスメント

② 活動・休息の援助

③ 排泄の援助

④ 清潔ケア

⑤ 栄養管理・食事の援助

⑥ 薬剤の管理

⑦ 医療的ケア

⑧ 終末期のケア

こんなときは医師に報告！

- ①どこの痛みが
  ②いつから強くなり
  ③どんな痛みで
  ④薬剤が効くのか効かないのか、効きが
    以前に比べてどうなのか
  ⑤痛くなったことで何に困っているのか
  を確認し、報告する。

痛みの報告次第で薬剤コントロールが変わるといっても過言ではありません。報告は非常に重要です。

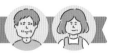

家族・他職種に伝えること

- どんなときに痛みで困っているのかの情報を記録したり、共有のノートをつくって書いたりしてもらう。また、それが医師への報告と痛みのコントロールに役立つことを伝える。
- 使用する薬とその保管場所、用法・用量（使用間隔や使用回数など）を関係者で共有し、重複や間違いを防ぐ。

利用者さんにかかわるすべての人たちから情報を集めると、「トイレに行くときに『いたたた…』とつらそうでした」「『ご飯を食べないと薬飲んじゃいけないから』とレスキューをがまんしています」など、さまざまなことがわかります。

● 医師に痛みについて報告するときのポイントと、その情報が必要な理由

報告のポイント	その情報が必要な理由
①どこの痛みか	● 痛みが強くなっている場合、新たな部位の痛みが出ていることもあるため 例：「痛みが強くなっています」と報告したら、医師は以前からの腹部の痛みだと思ってベースのオピオイドを増量した。痛いのは右胸あたりで、ベースを増量しても痛みは取れず眠気が増した。肋骨の転移だった
②いつから強くなったか	●「痛い」と言われたときが痛みの始まりとは限らないため、いつから始まったのかをきちんと聞く必要がある 例：「前から痛いと言ってたけれど、薬はまだ飲みたくないと言っていたから出していない」ということがあった
③どんな痛みか	● 前と同じ鈍痛なのか、ビリビリとした感覚が加わったのか、など痛みの性質の違いで処方も変わってくるため
④薬剤が効くのか効かないのか・効きが以前に比べてどうなのか	● 今処方されている薬がまったく効いていないのであれば、増やしても意味がないため ● 前は効いていたけれど効かなくなってきた、という場合は別の痛みが出てきた可能性もあるため
⑤痛くなったことで何に困っているのか	●「痛いけど薬を飲むと眠くなる。痛いほうがまし」「高い薬だからなるべく増やしたくない」など、人により考え方や事情はさまざまであるため。どのような理由で、どのような対応をしてほしいのかを整理して報告する必要がある

● 主な鎮痛薬と特徴

種類	商品名（一般名）の例	説明のポイント・作用
非ステロイド性抗炎症薬 （NSAIDs）	ロキソニン（ロキソプロフェンナトリウム水和物）、ボルタレン（ジクロフェナクナトリウム）	● ステロイドではない、炎症を抑える薬。「歯を抜いた後に処方される薬と同じ」と言うとわかりやすい ● 体性痛に効く
オピオイド鎮痛薬	オプソ（モルヒネ塩酸塩水和物）、オキシコンチン（オキシコドン塩酸塩水和物）、フェントス（フェンタニルクエン酸塩）	● 体内のオピオイド受容体に結合して作用する薬剤の総称。痛みがあるときに使用すれば依存や耐性は生じないと説明することで、「覚せい剤とは違う」と感じてくれることもある ● 内臓痛、神経障害性疼痛に効き、がん疼痛、非がんの慢性疼痛の一部にも使用する
鎮痛補助薬	リリカ（プレガバリン）、リボトリール（クロナゼパム）	●「本来は痛み止めではないが、ある条件で痛み止めとして作用する」薬の総称。抗けいれん薬・抗うつ薬・抗不整脈薬などがある ● 神経障害性疼痛や難治性の内臓痛・体性痛に効く

> **コラム** 痛いときは用法・用量を守るのも難しい
>
> ある高齢のご夫婦。奥さんが、「『足が痛いときに使っていい』と前にもらった薬があって、昨日は4回使いました」と、ご主人にボルタレン座薬を入れていました。本来は1日3回までの指示でした。
>
> また、別の例ですが、イーフェンバッカルは、1回使用したら4時間空けなければいけません。しかし、「今痛いから持ってきて」と言われたヘルパーが本人に渡して、2時間空けずに使っていました。
>
> このように、痛いときには言われていた用法・用量も忘れてしまったり守れなかったりします。在宅では、使用しているのを知らなかった薬が出てきたり、市販の薬を使用していたり、本当にさまざまなことが起こります。本人が持っている薬、よく使う薬も情報を集めて知っておくことが大切です。

鎮痛補助薬は、薬局でもらったときに「けいれんをおさえる薬」「気分の落ち込みに作用する薬」などと書いてあって驚く人も多いです。「本来はそういう薬だけれど、○○さんには痛み止めとして処方されているんですよ」と説明できるとよいでしょう。

疼痛コントロールのコツ

>>> 痛みのアセスメントでは観察が大切

フェイススケール（FS：face scale）やNRS（numerical rating scale）などを用いて痛みの評価を行うことがあるが、毎回、「痛いですか？　どこがどのくらい？」と聞くことによって、痛みに集中させてしまい、嫌な思いをさせていることも多い。また、痛みを数字で表現するのは結構難しい（自分でもやってみるとわかる）。利用者の行動や表情の変化、生活の様子などから判断するとよい。

● 痛みによる行動の変化の例

● 胃がんで認知症のAさん。訪問時に痛みを聞くと「ない」と言うが、妻が、最近「暑い暑い」「何か変だ」と言うと教えてくれた。ほかにも症状を聞くと右側臥位でうずくまることがあると言うので、医師に相談しNSAIDsを処方してもらった。症状が出たときに飲んでもらったら落ち着いたとのことだった

● 肝臓がん、認知症で寝たきりのBさん。訪問中に手をおなかの上でずっと動かしている。いつもは自分から体を動かすことがない。家族に聞くと「ここ数日こうだ」と。翌週には表情も硬くなっていたので医師に報告。低用量のオピオイドを開始したところ手の動きは治まり、表情もやわらいだ

IDEA NOTE

① フィジカルアセスメント

② 活動・休息の援助

③ 排泄の援助

④ 清潔ケア

⑤ 栄養管理・食事の援助

⑥ 薬剤の管理

⑦ 医療的ケア

❽ 終末期のケア

>>>薬局の休業日と薬の不足に注意する

在宅では薬局が休みの日には処方薬が受け取れない。週末や祝日の前には、休み明けまで薬が足りるか必ず確認する。3日以上の連休では、その間に状態が変化して内服ができなくなることもある。医師に状態を報告し、座薬や貼付薬など内服以外の方法も検討してもらう。

>>>鎮痛補助薬の効果と
　　　副作用について説明する

鎮痛補助薬の中でも抗うつ薬や抗けいれん薬は、副作用のほうが強く出たり先に出たりする。そのため、利用者が「ちっともしびれはよくならないし、逆に具合が悪くなった」と言うことがままある。鎮痛補助薬が処方されたら、鎮痛の効果が出るまでしばらくかかることを看護師からも説明しておく。
医師や薬剤師も説明するが、ほかにもいろいろと説明があるので肝心の「効果が遅いかも」のところは忘れがちである。

オピオイドの副作用で、便秘だけは耐性ができないため、ずっとつき合い続けることになります。オピオイド導入時だけでなく、ベース増量時やレスキューの回数が増えたときにも便秘になるため、下剤を増やすなどの対応をします。

● 薬剤の種類と主な副作用

オピオイド	吐き気、眠気、便秘
NSAIDs	胃腸障害、腎障害
鎮痛補助薬 （抗うつ薬、抗けいれん薬）	ふらつき、眠気

>>>体の痛みだけにとらわれない

シシリー・ソンダースが提唱した「全人的苦痛（トータルペイン）」という概念は、がん末期だけでなく、さまざまな場合に当てはまる。背景にある問題にも目を向け、ときには体の痛みの話をやめて、生活のこと、家族のことや、思い出などに話題を向けてみることも、その人を知る大切なケアである。

腰痛でいろんな病院にかかったけれど「高齢者だから仕方ない」と言われた、買い物には歩いて行けるのに夜ベッドに横たわると足の痛みが強くなる、お墓の問題が解決したらがんの痛みが軽くなった、など、痛みにはさまざまな状況・背景があります。

こんなとき どうする？

● 鎮痛薬を飲みたがらない場合

まずは飲みたくない理由を聞く。「痛いほうが生きている感じがするから」と言う人もいて、痛くても困っていない場合は、無理に鎮痛薬を使用する必要はない。ただし、痛みによりやりたいことができない、お風呂に入れない、といった場合は、どうするか話をしていくとよい。

●「麻薬」に抵抗感が強い場合

リン酸コデイン（コデインリン酸塩水和物）は、風邪のときに咳止めとして（低用量で）処方されることも多い。「少ない量ならみんな飲んだことがあるような薬なんですよ」と話すと抵抗感がやわらぐこともある。

薬を飲むことが困難になってきた場合

薬を飲むことが困難になってくると、在宅では貼付薬や座薬に切り替えがち。しかし、持続皮下注射に切り替えたほうが、うまくコントロールできることも多い。医師によっては積極的に導入している。

輸液ポンプの扱い方がわからない場合は、メーカーに依頼すると説明に来てもらえる。また、近隣の病院にがん分野の専門・認定看護師がいる場合、指導してもらえることもある。

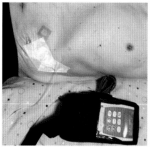

携帯型精密輸液ポンプによる持続皮下注射

突出痛に対応する場合

がんの突出痛は、レスキュー（頓用薬）を使用してコントロールする。痛みは一定ではなく、さまざまな要素で強まることがある。基礎にある痛みにはベース（定時薬）で対応し、さらに痛みが強いときにはレスキューを使う。

非がんの慢性疼痛にはベースを使用していないことが多いが、突出痛への対応は共通点もある。

在宅でみられる突出痛は、動くときと、定時薬の切れ目であることが多い。本人の生活を見てコントロールの方法を考える。

● 持続痛と突出痛

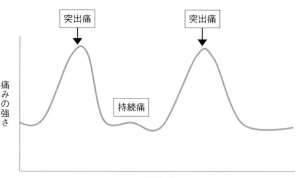

エピソード　レスキュー管理の工夫

1人暮らしで筋力が低下してきたため、ほぼベッド上で生活している小川さん（仮名）。レスキューを1日2〜3回使うが、手元にたくさん置いておくと紛失したり飲みすぎたりしてしまうことがありました。

そこで、1日2回入っていたヘルパーに依頼し、手元に小箱を用意して、常にレスキューを5個置くようにしました。補充したら、いつ何個補充したか薬袋に書いてもらうようにしました。

エピソード　ベースとレスキューがそっくり

比較的新しいヒドロモルフォンは、ベースのナルサスとレスキューのナルラピドの見た目がそっくり。

池田さん（仮名）は、「今はあまり痛くないからレスキューだけたまに飲む、入院中もそうしていた」と言うので、薬袋のまま自己管理にしてもらいました。

すると、訪問時に残薬を確認したら、ナルサスのほうをレスキューと勘違いして飲んでいました。

エピソード　とっさのときの間違い

解熱薬としてボルタレン座薬、レスキューとしてアンペック座薬が処方されたものの、しばらく使わずそのままにしていました。ある夜中、急に痛みが強くなったため、家族があわてて、アンペックと間違えて、ボルタレン座薬を入れま

した。翌日、日中に訪問して薬袋を見るまで家族も間違いに気づいていませんでした。

とっさのときにはあわてるので、薬袋に大きくわかりやすく書いておけばよかったと思いました。

IDEA NOTE

① フィジカルアセスメント

② 活動・休息の援助

③ 排泄の援助

④ 清潔ケア

⑤ 栄養管理・食事の援助

⑥ 薬剤の管理

⑦ 医療的ケア

❽ 終末期のケア

● 薬の作用時間を聞かれたとき

「これってどれくらいで効いてくるんですか？」「明日の朝まで効いてますか？」などと、訪問中に利用者や家族から聞かれることは多い。わからない場合は、あいまいな知識で答えず、薬袋に書いてある薬局に問い合わせて確認する。

合わせて、次回訪問するまで、「どんなタイミングで薬を使えばよいか」「痛くなったときにどうするか」といったアドバイスもしておくとよい。

作用発現が早く投与間隔が短い薬剤（速放性製剤・速効性製剤）がレスキュー、そうでない薬剤（徐放性製剤）がベースとして使用されます。アンペックはベースとしてもレスキューとしても使用できます。

● オピオイドの作用発現時間（効き始める時間）、効果最大発現時間（一番効いている時間）、効果発現時間（次に使用するまでに空ける時間）のめやす　※資料によりばらつきがある [2,3,4]

商品名（一般名）	作用発現時間	効果最大発現時間	効果発現時間
MSコンチン（モルヒネ硫酸塩水和物）	1～2時間	2～4時間	12時間
オキシコンチンTR（オキシコドン塩酸塩水和物）	1時間	2～3時間	12時間
フェントス（フェンタニルクエン酸塩）	12～20時間	14～26時間	24時間
アンペック（モルヒネ塩酸塩水和物）	20分～1時間	1～2時間	2～12時間
オプソ（モルヒネ塩酸塩水和物）	15分～1時間	30分～1時間	1～4時間
オキノーム（オキシコドン塩酸塩水和物）	20～30分	1～2時間	1～6時間
イーフェン（フェンタニルクエン酸塩）	10分	1時間	4時間

エピソード　動きたい時間帯に合わせて内服時間を調整

レスキューをいつも朝の7時ごろに使っていた大野さん（仮名）。朝はごみを出したり新聞を取りに行ったりとやることがあるのに、朝が一番痛みが強く、レスキューを使っても効くまで時間がかかって困っているとのこと。病院で指示されたとおり、ベースを8時と20時に内服していました。

薬の切れ目に痛みが出ていると考え、医師に相談したところ、ベースは12時間ごとから1時間程度なら、ずらしてよいと許可を得ました。そこで、ベースの内服時間を9時、22時にし、21時ごろレスキューを使用してもらいました。するとベースの効果が続いて、7時から痛みなく活動できるようになりました。

参考文献
1）日本緩和医療学会編：がん疼痛の薬物療法に関するガイドライン2020年版 第3版. 金原出版, 東京, 2020：23.
2）的場元弘：がん疼痛治療のレシピ 2007年版. 春秋社, 東京, 2006.
3）余宮きのみ：がん疼痛緩和の薬がわかる本 第3版. 医学書院, 東京, 2019：93,155.
4）日本緩和医療学会編：がん疼痛の薬物療法に関するガイドライン2020年版 第3版. 金原出版, 東京, 2020：54,55,61.

3 【症状緩和（疼痛以外）】

NOTE
IDEA

① フィジカルアセスメント

② 活動・休息の援助

③ 排泄の援助

④ 清潔ケア

⑤ 栄養管理・食事の援助

⑥ 薬剤の管理

⑦ 医療的ケア

⑧ 終末期のケア

終末期には、疼痛以外にもさまざまな苦痛が生じ、それに対応することが求められます。よくみられるものとして、呼吸困難、倦怠感、浮腫、せん妄があります。疼痛に比べるとこれといった薬剤もないため、現場ではケアの工夫が求められています。

必ず押さえる！

- 病態生理から、何が原因でその症状が起こっているのかを知る。

  >>> 在宅の終末期では検査ができない・しないことも多いので、手元にデータがないことも多い。看護師として推測し、必要に応じて医師に病状を確認してケアを考える。

- 苦痛は主観であるため、数値だけにとらわれず目の前の苦痛に対応することを心がける。

  >>> 例えば、SpO_2 が高くても、本人が苦しいと感じていれば呼吸困難である。ほかの症状でも同様に考える。

こんなときは医師に報告！

- 症状だけではなく、それにより何に困っているのか、どのように苦痛緩和を図るかを考えて報告する。

- 浮腫はマッサージや圧迫療法が禁忌の場合があるため（傷がある、心負荷の危険がある場合など）、まずは医師に状態を報告して許可を得る。

倦怠感などは、症状そのものに対する治療法はありません。「だるくて何とかしてほしいと言っています」ではなく、倦怠感により何に困っているのか、何ができなくなっているのかをまずは把握し、そのうえで、「大量の薬を飲むのもつらいと言うので、減量できないでしょうか」などと相談します。

家族・他職種に伝えること

- 利用者にとって心地よいことは何かを知り、共有する。

- 以前から入っているサービスにも、忘れずに現状を伝える。

触れられるのが嫌いな人や、物音も苦痛なので、できるだけそっとしておいてほしいという人もいます。
「薬箱に湿布が残っていて、貼ったら楽になったと言っていた」「元気だったころに着ていたTシャツがゆるくて着心地がよかったから、着替えは全部それにしてほしい」など、ヘルパーのほうが利用者の好みを知っていることもあります。関係者で共有していきましょう。

症 状 緩 和 の コ ツ

>>> 呼吸困難に対して、呼吸がしやすくなるよう支援をする

「息が苦しい」という苦痛・不安から呼吸が浅くなり、さらに苦しくなる、という悪循環に陥っていることもある。呼吸困難の出現時は、背中をさすりながら「まず、ふーっと長く吐いてみましょう。そうすると吸わなくても入ってきます」と声かけをし、一緒に呼吸をするとよい。
換気や室温、衣服を調整することもポイントとなる。

がん性疼痛にレスキューとして処方されるモルヒネ（オプソなど）は、呼吸困難にも効果があることが多い。「呼吸が苦しいときにも使ってみてください」と話すことがあるが、エビデンスは十分ではないため、必ず医師に確認してから使用してもらう。

● 呼吸困難のケアの例

室温調整と換気	●室温、湿度が高すぎないか確認し、換気をしたりエアコンを入れたりして調整する ●扇風機などで顔付近に気流をつくると呼吸しやすくなる
衣服	●体を締めつける衣類を着ていないか確認し、ゆるめの服装を選択する ●更衣時には呼吸困難が増強しやすいため、脱ぎ着しやすいものを選択する

>>> 浮腫に対しては皮膚の損傷に注意し、保湿を行う

終末期の浮腫は複合的に発生している場合が多く、圧迫療法の適応は判断が難しい。また、弾性包帯や弾性ストッキングの着用が困難なことも多い。ただし、近年ではKチューブという着脱が簡単で圧迫もゆるやかな商品があるため、医師の許可を得て紹介することもある。
浮腫が生じている皮膚は、保湿をすることが重要であり、「リンパ浮腫診療ガイドライン 2018年版」でも推奨度が高くなっている[3]。マッサージを兼ねて保湿剤を塗布し、利用者や家族にも、こまめに保湿するよう伝える。

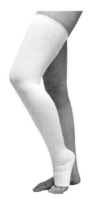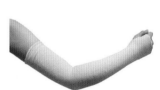

圧迫がゆるやかな商品の例：
Kチューブ
（写真提供：株式会社ベーテル・プラス）

> ⚠ 注意
> 浮腫の皮膚は薄くなっていて傷つきやすい。傷ができると、炎症を起こして蜂窩織炎などが生じることもある。

▶ 物の工夫

術後のリンパ浮腫にスポンジを布でくるんで自己マッサージするよう病院で教えてもらった利用者が、道具を手づくりして毎日マッサージしていた。自分でできることを自分で行うことで、自立につなげることもできる。

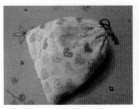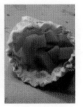

ガーゼで巾着をつくり、カットしたスポンジを入れてマッサージに使用

>>> 倦怠感が強い場合は、その人の希望に合わせて何を優先するかを考える

終末期は、貧血、低栄養状態、浮腫、がん悪液質など、さまざまな要因で倦怠感が生じる。

倦怠感で動けなくなってきた場合、「何を優先するか」を一緒に考える。家の中を片づけたいという人もいれば、食事が何より楽しい、という人もいる。「片づけを進めるために食事は宅配にしてもらいましょう」「朝がんばって早く起きるのはやめて、食事をする体力を温存してみては」など、その人に合わせて考える。

その際、誰しもまた体力が戻るという希望はもっているので、できないことができなくなってくる、というつらさに寄り添い、「今はだるさが強いから手伝いますよ」という姿勢でかかわる。

「何となくだるくて」「何がってわけじゃないんだけど億劫」と横になりがちな人や、臥床していても何度も寝返りを打って表情が硬い人などは倦怠感があると考えます。周囲の人が「怠けているだけなんじゃないか」「動かないとますます動けなくなる」と言うときは、どうしようもない倦怠感があることを説明しましょう。風邪で熱が出たときに感じた「身の置き所のなさ」を思い出してもらえるとわかりやすいでしょう。

>>> 手で触れることで苦痛をやわらげる

看護師の多くはマッサージに関して専門の知識や技術を有しているわけではないが、終末期ケアでは特に、マッサージを行うことが多い。「手当て」という言葉が表すように、手で触れることは、「少しでも苦痛をやわらげたい」という思いを伝え、信頼関係の構築や、意思決定支援にもつながっていく。また、苦痛により生じている筋肉の緊張をやわらげる効果もある。

● マッサージを行う際のポイント

- まず、触れられることが不快ではないか確認する
- 呼吸困難がある場合：座れる場合は座ってもらったほうが肺が膨らみやすい。背中に回ってさする。なでる程度のほうが心地よい人が多い。背中に回ることで表情が見えず話しやすくなり、いろいろ話してくれることもある
- 浮腫がある場合：マッサージが可能か医師に確認してから行う。強さはさする程度のほうが皮膚を傷つけず負荷も少ないが、本人の好みを聞きながら行う。浮腫に伴い皮膚が弱くなっているため、クリームやオイルなど、本人の好みの保湿剤を使用するとよい
- マルチグローブを使ってさすると摩擦が少なく心地よい

エピソード マッサージが禁忌となったのに続けてしまった

山口さん（仮名）はもともと訪問マッサージを利用していましたが、医療訪問看護で提供票をもらっておらず、把握していませんでした。やがて病状の進行に伴い下肢浮腫、蜂窩織炎が生じてマッサージが禁忌になりました。しかし山口さんは問題だと思っておらず、訪問マッサージ師にも伝えていませんでした。靴下を脱ぐのもだるいからと、履いたままマッサージしていたため、傷にも気がつかず、しばらく下肢マッサージが続いてしまいました。

IDEA NOTE

① フィジカルアセスメント

② 活動・休息の援助

③ 排泄の援助

④ 清潔ケア

⑤ 栄養管理・食事の援助

⑥ 薬剤の管理

⑦ 医療的ケア

❽ 終末期のケア

こんなとき どうする？

● 鼻カニューレをつけても呼吸困難を感じる場合

口呼吸となっていることが多いため、鼻カニューレを口元に置いたり、マスクに変えたりしてみる。

● 酸素療法の導入に迷う場合

「酸素療法はしない」と決めていた利用者でも、呼吸状態が悪化してくると気持ちが変わることもある。また、家族が「何かできないか。せめて酸素でも」と言うこともある。

休日や夜間にはすぐに手配できないので、すぐには使わなくても、苦しくなったときに使えるよう、あらかじめ医師に相談して酸素療法を導入しておくことも検討する。ただし費用がかかるので、利用者や家族の了承を得ておく。

● せん妄が出現しそうな場合

せん妄が出やすい利用者の場合は、つじつまの合わない言動がないか普段から気をつけておく。症状が出現したら医師に報告し、家族に「せん妄という症状があり、今の○○がその徴候かもしれない」「この後つじつまの合わない言動が出てきたら教えてほしい」と説明する。独居の場合は早めに誰かが訪問して様子を見られるよう調整する。

● せん妄が出現した場合

せん妄の症状は、部屋を暗くしたり、涼しくしたりすると抑えられることがある。

脱衣行為があるときには無理に着せたり掛物を掛けたりせず、落ち着いてから行うようにする。

こうした対応方法は、家族やヘルパーなどの他職種にも伝える。

● 在宅におけるせん妄の誘発因子

心理的ストレス	まだ治療をしたかった、仕事を続けたかったなどの後悔が大きいことなど（特に若年層）
飲酒歴	特に依存がある場合（特定の薬剤依存なども）
脳疾患	脳血管障害の既往、脳腫瘍（転移も含める）

在宅では、せん妄の誘発因子の1つである環境変化がないため、病院に比べるとせん妄の出現は少ないともいわれる。それでも発症することはあり、特に最期の数日で症状が出ることが多いため、家族の精神的疲労を強める。

また、1日のうちで波もあるため、本人も「わけがわからなくなってしまった」とつらい思いをしていることもある。その精神的ケアも必要である。

つじつまの合わない言動は「病気がそうさせている」と本人・周囲に説明しましょう。家族は、「自分の介護が悪かったからだ」と、自分を責めてしまうことがあります。

「せん妄は脳の疲れが原因」と説明すると受けとめやすいようです。

参考文献
1）森田達也, 新城拓也, 林ゑり子編：秘伝 臨床が変わる 緩和ケアのちょっとしたコツ. 青梅社, 東京, 2010.
2）余宮きのみ：ここが知りたかった緩和ケア 改訂第2版. 南江堂, 東京, 2019.
3）日本リンパ浮腫学会編：リンパ浮腫診療ガイドライン2018年版. 金原出版, 東京, 2018：26.
4）日本緩和医療学会緩和医療ガイドライン作成委員会編：がん患者の呼吸器症状の緩和に関するガイドライン2016年 第2版. 金原出版, 東京, 2016.

IDEA NOTE

① フィジカルアセスメント

② 活動・休息の援助

③ 排泄の援助

④ 清潔ケア

⑤ 栄養管理・食事の援助

⑥ 薬剤の管理

⑦ 医療的ケア

❽ 終末期のケア

4【意思決定支援】

意思決定支援とは、利用者さんが「どうしたいと考えているのか（＝意思）を表現し、実現に向かって行動すること、もしくは実現すること」を支援するケアです。意思決定はあらゆる場面で必要ですが、病状が進行すると機会が増えていきます。また、終末期は利用者さんの意思表出が難しくなり、代理意思決定者＊と一緒に考えていく状況が多くなることも特徴です。

＊代理意思決定者：意思決定能力のない人に代わって決定を行う権限をもつ人。代理意思決定者は自分の意見を述べるのではなく、あくまでも患者の推定意思を代弁する。

必ず押さえる！

- 決めるのはあくまで本人か代理意思決定者であり、看護師側の思いを押しつけないよう注意する。

  >>> 特に訪問看護師は「家での看取り」を勧めたくなりがちで、家族が負担に感じてしまうこともあるので注意する。

- 何らかの意思決定がなされた場合、関係各所ですみやかに共有する。

- 意思は揺れるものであるため、もし希望が変わったとしても、支持する姿勢でかかわる。

  >>> 「また変わってもいいんですよ」「みなさん迷われます」といった声かけをするとよい。「前はこう言ってましたよね」などと責めるような言い方はしない。

こんなときは医師に報告！

- 医師が厳しい病状説明をしたときに、その場では動揺し、うまく言葉を返せない利用者や家族も多い。その場合はあとで必ず思いを聞き、医師に利用者・家族の本音を伝える。電話報告もよいが、文書(電子媒体やFAX)で伝えると共有しやすい。

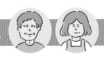

家族・他職種に伝えること

- 利用者・家族にとっては、介護職や訪問リハビリテーションを行う理学療法士・作業療法士、マッサージ師などの他職種のほうが本音を言いやすいこともある。思いの表出があったら、共有してもらう。

最近は記録を電子化して自宅に残さない事業所もあるので、みんなが書き込める共有のノートを用意するのもお勧めです。

エピソード 情報が共有できていなかった

昏睡状態となり、食べられず点滴をしていた橋本さん（仮名）。浮腫が生じ痰も増量していたため、家族が「もう点滴はしない」と決めて医師と看護師に伝えました。

しかし、翌朝支援に入ったヘルパーが「食べられないのに点滴しなくていいんですか？」と家族に言い、家族はまた悩んでしまいました。

意思決定支援のコツ

>>> 療養場所の希望を確認しておく

はじめて訪問したとき、利用者に基礎情報を聞く流れでさりげなく「弱ってきたときにどこで過ごしたいですか？」などと尋ね、療養場所の希望を確認しておく。

その後も、病状が変化したときや、今まで看護師に話さなかったような話をしてくれたときなど、機会をうかがいながら希望を聞くようにする。

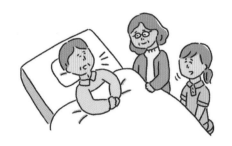

>>> 動けなくなった状態を具体的にイメージしてもらう

最期をどこで過ごしたいかを聞かれても、現在日常生活に困っていない場合は、自分が弱った状況を想像できない利用者も多い。それでも、病状によっては急に動けなくなり選択を迫られることがある。

「トイレに1人で行けなくなったらどうしますか？　どうしたいですか？」と聞いてみると、排泄の世話を誰にしてもらうのか、といった点から具体的に考えられるようになることが多い。

「最近食事が進まない」「やせてきた」と利用者さんや家族が言ったときは、栄養の希望について聞くチャンス。「困りましたね」「今よりも食べられなくなったときにどうしようかと考えることはありますか？」と聞いてみるとよいでしょう。

>>> 病状説明など、訪問診療の大事な場面には同席する

利用者や家族は、医師を目の前にすると思っていることをうまく伝えられないことが多い（点滴はもういらないと思っていたのに言えなかった、検査のための入院を勧められ、思わず「はい」と答えてしまった、など）。

看護師が訪問診療などに同席して、「この前こうおっしゃってましたよね」などと助け舟を出し、医師と利用者の橋渡しをするとよい。

>>> カンファレンスでは、本人の意向を中心に議論する

たくさんの職種が集まる担当者会議や退院前カンファレンスでは、利用者が自分の考えを言えず、家族を中心に議論が進みやすい。

「ご本人はどうお考えですか？」と声をかけるなど、利用者の意向を中心に話してもらい、それから家族の問題をどう解決していくかを議論する。

こんなとき どうする？

NOTE IDEA

① フィジカルアセスメント

② 活動・休息の援助

③ 排泄の援助

④ 清潔ケア

⑤ 栄養管理・食事の援助

⑥ 薬剤の管理

⑦ 医療的ケア

❽ 終末期のケア

何回訪問しても自分の気持ちを話してくれない場合

利用者がいつも黙ったままだったり、「話してもよくなるわけじゃない」と言ったりした場合は、「待つ」ことも大切。話したくない理由はさまざまであり、訪問自体を拒否していないのなら、別の話や、爪切り、マッサージなどのケアをして、まずは信頼関係を築く。
急に病状が進んだり、転んだりといった変化の際に、ふと話してくれることもある。

決定内容について、支持してよいか迷う場合

例えば、誤嚥する危険が高いのに食べたい、褥瘡があるけれど寝がえりもつらいから処置をしてほしくない、といった要望など、そのとおりにしてよいか迷う場合もある。
こうした場合は1人で悩まず、まずは事業所内で相談する。その後、医師や他職種、利用者や家族などの関係者とともに、「決定を支持した場合」「しなかった場合」の利益と不利益をそれぞれ考え、着地点を見出していく。

利用者、家族がお互いに話を聞かれたくない場合

利用者は家族に話を聞かれたくなく、家族は本人に聞かれたくない場合で、訪問するといつも家族がそばにいてどちらの話も聞けない、ということがある。そんなときは、もう1人スタッフが同行して、1人は利用者、1人は家族と話をする時間をつくる。

代理意思決定者が悩んでいる、もしくはどんどん話を進めてしまう場合

「本人だったらどうするか」という発想で考えてもらうことで、代理意思決定を支える。
「ご本人はどんな人でしたか？」「ご本人は今私たちに伝えることはできないけれど、どう考えると思いますか？」などと声をかけるとよい。

医療処置を望んでいる家族に、「ご本人ならどう思うでしょうね？」と聞くと、はっとした顔をして「そういうことはしないでと言っていた」「きっと管をつないでほしくないと思う」と言ったこともありました。

エピソード 「このまま家にいてもいいの？」

意識にむらがあり、意思疎通が困難な田村さん（仮名）。娘さんは、このまま自宅で看取っていいものか迷っていました。
田村さんは保清が大好きなので、気持ちがよくて表情がゆるんだ瞬間をねらって「このまま家にいていいの？」と聞きました。すると、「家にいたい」との返事を聞くことができました。娘さんにその事実を伝えたことで、娘さんをはじめ家族の覚悟が決まり、自宅で看取ることができました。

エピソード 最期を迎える場所について話し合いを続けた

最期を迎える療養場所として、大倉さん（仮名）は自宅を希望しました。しかし、家族は病院を希望。そこで、訪問の最後に本人・家族・看護師で話し合う時間を必ずもつようにし、煮詰まったときはレスパイト入院をしました。こうして約1年間対話を続けたことで、在宅で過ごすイメージをより具体的にもつことができました。その結果、大倉さんは最期まで自宅で過ごすことができました。

5 【家族支援】

家族は主介護者として身の回りの世話を担うことも多く、終末期においては、前項のように代理意思決定者の役割があります。独居でも自宅療養できるよう支援するのが私たちのめざすところですが、在宅では、家族の役割が大きいのも事実です。心身ともに負担の大きい家族を支援することも、訪問看護師の大切な役割となります。

必ず押さえる！

- 家族も利用者と同様に看護の対象者であることを認識する。

  >>> 終末期の介護、看取りの経験は主介護者および家族が危機状態に陥りやすいため、健康を損ねることなく力を発揮できるよう、多角的にサポートしていく。

- 主介護者が介護だけでなく、ほかの家族員に対しての役割も果たすことができるように支援する。

  >>> 主介護者に小さい子どもがいる場合、子どもとの時間を確保するためのサービス調整を行う。

- 主介護者または代理意思決定者となる家族は誰かを確認し、関係者で共有する。

  >>> 子どもが複数名同居している場合など、それぞれに話をしていてお互いに知らない情報があった、ということもある。
  また、途中で変わることもあるため、そのつど確認する。

- 関係する家族それぞれの思いを確認しておく。

  >>> 終末期は日ごとに本人の様子が変わるため、身近で見ている家族とそれ以外の家族で認識のずれが生じやすい。
  「ほかのご家族はどうおっしゃっていますか」「様子をご存じですか」と声をかけ、状況を家族間で共有できるよう支援する。

こんなときは医師に報告！

● 誰が主介護者か、代理意思決定者かを医師に伝え、病状説明を誰にするのか、訪問診療時にいてほしい家族は誰かなどを調整する。

● 家族の介護が難しくなったときに入院できる先はあるのか、あらかじめ医師に確認しておく。困ったときに入院できる先があると、家族の心理的負担がやわらぐ。

IDEA NOTE

① フィジカルアセスメント

② 活動・休息の援助

③ 排泄の援助

④ 清潔ケア

⑤ 栄養管理・食事の援助

⑥ 薬剤の管理

⑦ 医療的ケア

❽ 終末期のケア

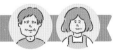

家族・他職種に伝えること

- ●介護に必要な知識と技術を訪問時に伝える（家族が希望する場合。時間や体力、能力があるのかも見きわめていく）。

- ●介護負担の軽減のため、ショートステイや短期入院などのサービスが必要であれば提案する。

- ●もともと利用していたデイサービスなどが継続できるか確認する（病状の進行で使えなくなることもある）。

「デイサービスに行くと本人の表情が明るくなる」「ショートステイに行っている間だけ家族が体を休められる」と、利用者さんや家族にとってサービスの継続が重要なこともあります。その場合は、どういう状態なら継続できるかを事業所やケアマネジャーと相談しましょう。

家族支援のコツ

>>>利用者・家族の話を傾聴しながらケアを行う

必要な医療処置や保清ばかりに追われないよう、利用者や家族の話を傾聴しながら、リラクゼーションや保湿、マッサージなど苦痛緩和のケアを行う。
看護師が行っている姿を見て、家族がまねしてケアをしてくれることも多い。

>>>看護師がどう考えてケアをしているかを家族に話す

看護師がどう考えてその対応やケアをしたか、そのつど話していくとよい。家族が理解して実践し、看護師と同じような対応ができるようになることが多い。
終末期は、看護師が訪問しない間に状態が変わることが多いため、家族が対応できることが、利用者の安心や、家族の自己肯定感にもつながる。

エピソード 家族が疼痛コントロールを担当

せん妄と疼痛のコントロールが難しい石井さん（仮名）。娘さんから1日に何度も緊急携帯に相談がありました。「うわ言を言ったりして今は精神的に落ち着かないようだから、気持ちを落ち着ける○○を飲んでみましょう」「そろそろ夜に飲んだ痛み止めが切れるころだから、レス

キューも飲んで朝の薬も飲みましょう」などと説明しながら対応しているうちに、娘さんだけで判断して疼痛のコントロールができるようになりました。まるで看護師が家にいるようで、心強くなりました。
その後娘さんは、看護師をめざしているとのことです。

>>>サービスについての情報を提供する

家族の介護負担軽減のため、ヘルパーを利用することも多い。その家によって「一緒にケアしたい」「ケアはお任せして、その間に自分の用事を済ませたい」と求めるものも変わる。中には、「ヘルパーさん1人では大変だからお手伝いしないといけないと思っていました」という家族もいる。利用者と家族が安心してサービスを利用できるよう、情報を共有する。

>>> 主介護者の生活にも留意する

特に主介護者である家族が1人の場合、介護をしながら家事や自分のこともしなければならない。特に終末期では、「いつどうなるかわからない」と心配して買い物に行けない、シャワーもできない、ということもある。
自身の食事はどうしているか、済ませておきたい用事はないかなど、主介護者の生活にも留意して声をかけることも大切である。

こんなとき どうする？

● がん末期の場合

最期の場が自宅だけだと、家族が苦しくなることがある。がんを治療した病院は、治療が終わると入院を受け入れてくれないことも多いため、緩和ケア病棟を予約するように勧める。
緩和ケア病棟は「最期に行く場所」と抵抗感が強い人も多いので、「保険みたいなものですよ」などと、予約をしていても必ず入る必要はないと説明する。

● 主介護者が仕事をやめようとしている場合

介護休暇制度などを使いながら仕事を継続できないか尋ねる。利用者がそれを望むかどうか、主介護者の人生はこの先も続いていくのだから、といった方向で話してみるとよい。
また、なぜ仕事をやめなければならないと考えているのかを聞き、サービスを増やすことで負担軽減にならないかを一緒に考えることも大切である。

● 予後をはっきり伝えていなかったが、
　改めて伝える必要が出てきた場合

家族が、「家で看取りたい。来週介護休暇がとれるので、毎日家にいられます」と言い、医師は予後をはっきり伝えていないが、来週までもたないように思える、といったことも起こる。
こうした場合には、まず医師に状況を報告し、医師から、「来週ではなくすぐにでも仕事を休んだほうがよい」といったことを話してもらうよう相談する。

医師から話してもらうことが難しい場合は、「来週には会話ができなくなっているかもしれません」「休むなら今がいいように思います」などと看護師から伝えることもあります。判断に迷うときは、別のスタッフにも訪問してもらい、チーム内で相談するとよいでしょう。

エピソード 親の気持ち、子どもたちの気持ち

60歳代女性の川上さん（仮名）は、がん末期で、1人暮らし。「子どもは2人いるけど、ほとんどかかわっていない」「私は最期は病院で死ぬ」とよく言っていました。
ある日、川上さんが、「通院日を間違えたら、病院が娘に電話しちゃって。次から娘がついてくることになった」と話しました。
その数日後、川上さんが家の中で倒れたため、娘さんに連絡を取りました。すると、息子さんもその日のうちに家にやってきました。2人は「母が何も教えてくれなくて。こんなに悪かったなんて」と話していました。
そこから急激に病状が進み、家で点滴治療が必要になりまし

た。川上さんは歩こうとしては転倒するなど、危険も生じてきました。
すると、お姉さんもやってきて、子どもたちと交代で泊まり込むようになりました。点滴のロックや抜針も、全員で覚えて実施するようになりました。
そのまま川上さんは自宅で過ごし、子どもたちに看取られました。
子どもたちは、「最後に世話ができてよかった」と話していました。川上さん本人は、子どもたちのためを思って疎遠なふりをしていましたが、子どもたちには、かかわりたい気持ちがあったことがわかりました。

IDEA NOTE

① フィジカルアセスメント

② 活動・休息の援助

③ 排泄の援助

④ 清潔ケア

⑤ 栄養管理・食事の援助

⑥ 薬剤の管理

⑦ 医療的ケア

⑧ 終末期のケア

6 【 予後の予測と対応 】

予後は原則として、医師が予測して利用者さんや家族に伝えます。ただし、在宅では ADL の状態に合わせてさまざまな生活上の工夫が必要となるため、訪問看護師には、看護師の視点から先を予測したケアが求められます。病状の進み方は疾患や年齢によっても異なるため、それぞれに合わせて対応していきます。

必ず押さえる！

● 医師が予測した予後を確認する。

>>> 診療所であれば聞きやすいが、大規模な病院だと聞くのが難しいこともある。
医療相談室や地域医療連携室のような部署と連携していれば聞いてみる。
また、利用者や家族には「先生はどうおっしゃっていましたか?」と聞いてみる。

● 何事も早めに提案し、前もって考えられるようにする。

>>> 「壁を傷つけない、設置型の手すりもありますよ」など、本当に必要になったときに言うのではなく、早めに選択肢を提供しておく。

こんなときは医師に報告！

●利用者や家族が状況を知りたがっている場合は、「ご本人やご家族が知りたいそうなので説明していただけますか」などと相談する。

●看護師として状況を知りたい場合は、報告と合わせて聞くとよい。
例:「食事が摂れなくなってきて、栄養剤を希望されています。まったく食べられなくなったら点滴ですか?　とご家族が気にしていますが、先生からみて予後はどうですか」など

●医師が予測した状態よりも早く進行している場合は、すみやかに連絡する。

家族・他職種に伝えること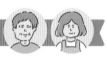

●ケアマネジャーが利用者宅に訪問するのは基本的に月1回であるため、その間の状態変化はすみやかに連絡する(すべてのサービスを把握し、調整する立場であるため。看護師はつい先にヘルパーや訪問入浴に連絡しがちなので注意する。また、家族も動揺や疲れで連絡を忘れやすいので、任せきりにしない)。

 先を予測した工夫の例として、以下のようなものがあります。

・玄関のドアを開けるのがあと数日で難しくなりそう→鍵を預かるか、キーボックスを準備してもらうよう相談する
・明日には寝返りをうてなくなるかもしれない→エアマットレスに変更する

予後の予測と対応のコツ

>>> 家族への説明内容は書面で残す

「熱が出やすくなりますが、そんなときは…」「痰が絡むような音がしたら…」「呼吸が変わったら…」など、あれこれ説明しても、家族は覚えきれない。終末期では動揺や疲れ、緊張も大きいため、書面にまとめたものを渡し、あとで見返せるようにする。

 健和会では終末期に起こりやすい症状をまとめた「看取りのパンフレット」を作成しました。自宅で看取る可能性が出てきたときには、早めに渡すようにしています。状態変化のたびにパンフレットを見ながら、「今はこの段階です」と伝えられるため、家族も心の準備がしやすくなります。

>>> 家族に「急変」と「衰弱」について説明する

終末期の変化は「急変」ではなく「衰弱」であり、自然な経過であることを伝える。そのうえで、医療者に緊急で連絡しなければならない事態は、以下のような場合だと説明する。

- 苦痛が強まっている
- パンフレットなどで説明した症状とは違う、よくわからない変化が起こっている
- 呼吸が止まっている

> ＼注意／
> ❗ 事前に説明はしていても、実際に変化すると動揺して、「急変です」と連絡してくる家族もいる。その場合は、否定せずに受けとめる。

>>> がんと非がんの違いを知っておく

がんは機能低下が急であることが多い（がん末期であっても、高齢による衰弱が主の場合はこの限りではない）。がんの利用者に前回訪問時と「何か違う」という変化を感じたら、早めに次の訪問を入れたほうがよい。
また、ベストのタイミングで看取りの説明ができるよう、訪問時は常に看取りのパンフレットを持参しておくなど、準備をしておく。

● がんと非がんの終末期の経過

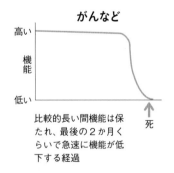

がんなど

比較的長い間機能は保たれ、最後の2か月くらいで急速に機能が低下する経過

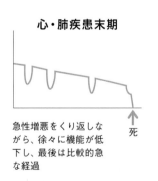

心・肺疾患末期

急性増悪をくり返しながら、徐々に機能が低下し、最後は比較的急な経過

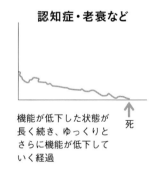

認知症・老衰など

機能が低下した状態が長く続き、ゆっくりとさらに機能が低下していく経過

Lynn J. Serving patients who may die soon and their families : the role of hospice and other services. *JAMA* 2001; 285 : 925-932.

● 主介護者である家族が動揺しやすく、具体的に死期などを伝えるのがためらわれる場合

主介護者にこだわらなくてもよい。ケアマネジャーなど家族の情報をもっている関係者にも聞き、ほかにキーパーソンはいないか探る。

この時期には、普段介護にかかわらなかった家族にも状態を説明する必要が出てくる。兄弟や遠方の子どもたちなどに連絡を取ってもらい、病状説明時に同席してもらうなどの調整をする。

● 利用者や家族が状態の悪化を否定する場合

本人にとっても家族にとっても、病状の進行はつらいものであり、説明しても否認され、訪問を拒まれることもある。その場合は無理に話を進めても信頼関係は築けないため、いったんは引く。また、そのことを医師をはじめ関係各所に報告する。

病状の進行は利用者さん自身や、近くで見ている家族も感じているはずなので、利用者さんや家族に話すときは、「悪くなっていますよね」と、決めつけたように言わないよう気をつけます。

「どう感じていますか？」というような声かけをすることで、「あんまりよくないよね」と本音を話してくれることもあります。

その後も、「ではベッドを入れましょう」ではなく「どうしたいですか？」と聞いていきましょう。

● 前回の訪問時より病状が進んだと感じた場合

前回の訪問と今回の訪問で何が違うかを比較し、それをもとにして次回の訪問までに変化しそうなことを予測する。また、そのことを利用者や家族に伝える。

● 予後の予測の例

肺がんのAさん。週1回訪問で、いつもは外出着で出迎えてくれるが、寝間着姿で布団に横たわっていた。動くと息苦しく、入浴は4日間できていないと言う。トイレには行っていると言うが、立ち上がるところを見ると、時間がかかっている。

【考えたこと】

来週は立ち上がるのも難しくなっているかもしれない。
ベッドが必要そう。
入浴も介助が必要だろう。

【行ったこと】

「先週と比べてどうですか？」と聞いてみる。
さらに、
「昨日と比べてどうですか？」と聞いてみる。

昨日と比べても変わっていると自覚しているなら、
「明日の様子が心配なので、明日もうかがっていいですか？」と翌日の訪問を提案する。
介護保険であればケアマネジャーに訪問が追加可能か確認する。
ベッド導入や入浴介助を提案し、検討してもらう。

IDEA NOTE
① フィジカルアセスメント
② 活動・休息の援助
③ 排泄の援助
④ 清潔ケア
⑤ 栄養管理・食事の援助
⑥ 薬剤の管理
⑦ 医療的ケア
⑧ 終末期のケア

● 医師の予後予測が長いと感じる場合

医師の予後予測が長いと感じることは、往々にして起こる。医師が「桜は見られるだろう」と言っていても、看護師は「お正月を迎えるのも難しそう」と感じるといったこともある。診療は短時間であり、利用者もその間だけは緊張感でしっかりしていることが多い。訪問看護師が週に何回か、1回30〜90分訪問するなかでみている利用者のよい状態・悪い状態を医師に報告し、感じていることを相談する。

悩む場合は、別の看護師に訪問してもらい、どう感じるか話し合ったり、ベテラン看護師から伝えてもらったりしてもよい。

医師の予後予測が実際より長い傾向があったという研究結果もありますが、利用者さんや家族は、医師の言葉を信じることが多いと感じます。「こんなに早いと思わなかった」「こんなはずじゃなかった」という後悔を避けるためにも、看護師が感じることを医師に報告し、相談することは大切です。

● 医師の予測よりも早く進行してしまった場合

医師が水曜日の訪問診療で「週末は越えられそう」と話していたが、金曜日に訪問したら意識がなく、下顎呼吸だった、といったことも起こりうる。

このように、医師の予測より早く進行してしまった場合は、医師に先んじて「週末は越えられなさそうですよ」と家族に言うことは避ける。まず医師に状況を報告し、訪問診療を早めて医師が直接説明するのか、看護師が医師の予測を伝えてよいかなど、指示を仰ぐ。

エピソード　最後までお風呂に入れてあげたい

金子さん(仮名)の奥さんは、「最後までお風呂に入れてあげたい」と、訪問入浴をキャンセルするかギリギリまで迷っていました。訪問看護師から医師に確認したところ、明日の訪問入浴は家族が希望すれば可能と指示を受けたため、訪問入浴に連絡しました。

当日の朝、呼吸状態が悪化して「明日までもつかどうか」と医師から言われました。看護師は「お風呂は無理そうかな。奥様に任せます」と奥さんに話し、退出しました。

その後、ケアマネジャーから、「訪問入浴のときに、奥様から、『今日は無理なのでお帰りください』と断られたと報告があった。前もって教えてくれたら、体を拭くという対応もできたのに」と言われました。

7 【エンゼルケア（死後処置）】

在宅でのエンゼルケアは、生前の利用者さんや家族の希望により行います。医師の死亡確認後は、一般的には遺体と呼ばれますが、あくまでも利用者さんは利用者さんのままとしてかかわり、その人らしく旅立つ最後のお手伝いをしましょう。エンゼルケアは、家族へのグリーフケアや、訪問看護への評価の場にもなります。

IDEA NOTE

① フィジカルアセスメント

② 活動・休息の援助

③ 排泄の援助

④ 清潔ケア

⑤ 栄養管理・食事の援助

⑥ 薬剤の管理

⑦ 医療的ケア

❽ 終末期のケア

必ず押さえる！

- 献体登録をしていないか、生前に確認していなければ、家族に確認する。

- エンゼルケアは在宅で亡くなる人全員に行うわけではなく、公的保険対象外となるため、生前の利用者や家族の同意のもとで行う。

- 体の状態は不可逆的に変化していくため、変化を予測し、なるべく遅く抑えるように、エンゼルケアを行う。

  >>> ① 体温が高いほど腐敗が早く進行するため、早期にクーリングを行う。
  ② 乾燥が進むため、化粧を希望していなくても、口唇、顔、手などに保湿剤を塗布する。
  ③ 顎を閉じるためや、手を合掌に組むために包帯などで縛ると24時間後には浮腫が強くなるため、縛る行為は行わない。

- 日本では死亡時刻から24時間経過しないと火葬許可がおりないため、エンゼルケアはお別れのときを大切に過ごす支援として行う（葬儀のときは葬儀社が行う）。

- 死亡後も感染の可能性があるため、標準予防策（p.10）で行う。

こんなときは医師に報告！

- ペースメーカーを装着している場合は、死亡診断書に明記してもらうと情報を共有しやすくなる。

- すぐに医師の死亡診断ができない場合、医師に死の三徴候（心拍動の停止・呼吸停止・瞳孔散大／対光反射停止）を報告し、家族の了承を得てから、死亡診断前にエンゼルケアを行うこともある。

現在はペースメーカーを取り出す必要はなく、火葬時に破裂する事故は減少しています。ただし、葬儀社へあらかじめ伝えておくことが望ましいため、医師に死亡診断書に記載してもらうとよいです。

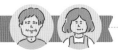

- エンゼルケアは公的保険対象外であり、自費で行うため、生前の利用者や家族の同意のもとに行うことを伝える。

- 利用者とのお別れのときであるため、利用者が気に入っていた服などを聞き、一緒にケアを行わないか誘ってみる。

- 冷やす、縛らない、保湿剤をたっぷり塗るなど、ケア1つ1つに目的があることを伝え、納得してもらいながら行う。

- 予測される経時的変化や感染症など、葬儀関係者へ伝えることがある場合は、家族に依頼する。

基本的なエンゼルケアの進め方とポイント

腐敗の予防

- 細菌が発育しやすい温度は25〜40℃であるため、クーリングにより深部体温を20℃以下にし、室温も20℃以下に設定する
- クーリングは腐敗が進行しやすい胸部・腹部を中心に行う
- クーリングはできれば死亡直後から始め、葬儀社が到着するまで続ける（看護師の到着まで時間がかかる場合は、事前に説明して家族に行ってもらう）

乾燥の予防

- エアコンの風が直接当たらないようにし、できる限り肌の露出を避ける（見落としやすいのは足。靴下を履かせる）
- 手や顔は最後まで家族が触れる部位であるため、十分に保湿する（顔はワセリンやハンドクリーム、ワセリンとベビーオイルを1：1で混ぜたものなどでしっかり保湿をする。最初はテカテカしても、時間とともに吸収される）
- 口唇は早く乾燥するため、リップクリームや、多過ぎると思うくらいの量のワセリンなどで保湿する
- 家族に、まめに保湿剤の塗布や化粧直しを行うことを勧める

口腔ケア

- 義歯は、義歯接着剤をつけてはめるか、はまらない場合は無理に入れず、葬儀社に依頼する

下顎の固定

- 死後1時間以内に行うことがのぞましいため、家族、医師の許可を得て死亡診断の前に口腔ケアと下顎固定を行うこともある（p.192）

ワセリンやベビーオイル、クリームで保湿

胸部・腹部をクーリング

靴下を履かせて乾燥を防ぐ

IDEA NOTE

① フィジカルアセスメント

② 活動・休息の援助

③ 排泄の援助

④ 清潔ケア

⑤ 栄養管理・食事の援助

⑥ 薬剤の管理

⑦ 医療的ケア

❽ 終末期のケア

<u>清拭、創処置</u>

- 熱い湯で清拭すると皮膚の乾燥を促進するため、ぬるめの湯で行う（家族にも理由を説明して理解してもらう）
- 傷は24時間後に浮腫が生じるため、皮膚の損傷があるときはガーゼで保護する

<u>着付け</u>

- 着物や民族衣装を希望した場合、家族に聞きながら一緒に着せてもらう
- 着物の場合、左前に着せると着物の模様が見えなくなってしまったり、帯は後ろになってしまったりするため、家族と相談しながら、希望に沿った支度を手伝う
- ドレスなどが小さくて着せられない場合は、両脇の縫い目を切るか、ほかの服を着せた上に置いてもらう

<u>整髪・メイク</u>

- 頬、額、鼻先に赤みのある液体のファンデーション、チークや口紅を薄くつけると顔色がよく見える。口紅は油分が多いため保湿性が高く、色もきれいに出る
- 性別・年齢にかかわらず、また、化粧の希望がない場合でも行ったほうがよい

● 赤みをつける部位

エンゼルケア（死後処置）のコツ

>>> 利用者と家族をねぎらう

エンゼルケアを行っているときは、利用者の療養と家族の介護の労をねぎらい、悲しみに共感しながら声かけを行う。家族が「がんばった」と感じ、死を受け入れ、今後のことを考えて行くための一歩になるような場をつくる。

 エンゼルケアが終了して退出するときには、家族が亡くなることに慣れていないことは当たり前であることを伝え、家族をねぎらいます。葬儀やその後の事務手続きも大変なので、体に気をつけて過ごしてもらうように伝えましょう。

>>> 排泄物の流出を防ぐため、尿取りパッドを使用する

基本的に肛門への詰め物は行わず、尿取りパッドを当てるだけにする。
ただし、亡くなる直前まで食べていた場合には、直腸に便がないことを確認して青梅綿を挿入することがある。

>>> 臭気の発生を防ぐため、次亜塩素酸ナトリウムを水で薄めたもので拭く

口腔や褥瘡などの臭気を伴う創傷は、次亜塩素酸ナトリウム（ハイターなど）を水で薄めたもので拭く。家族の前でハイターを使うと動揺することも考えられるので、あらかじめ別の容器に入れて持参するとよい。

こんなとき どうする？

● 口が開いてしまう場合

バスタオルで頭を挙上し、顎の下にタオルを入れて保持すると口が開かなくなる。
下顎の硬直は死後1～3時間程度で生じるため、死後1時間以内に行うことがのぞましい。

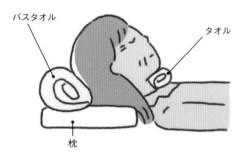

バスタオル
タオル
枕

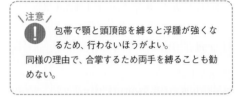

注意
! 包帯で顎と頭頂部を縛ると浮腫が強くなるため、行わないほうがよい。
同様の理由で、合掌するため両手を縛ることも勧めない。

● 髭が伸びている場合

カミソリを使用すると時間の経過とともに傷ついた表皮が腫れることがあるため、生前からこまめに剃っておくことが望ましい。
エンゼルケアで髭を剃る場合は、そのことを家族に伝え、行うかどうかを決めてもらう。

● 目をしっかり閉じたい場合

目薬や水を眼球に垂らし、2mm角くらいのティッシュ1枚を眼球と眼瞼の間に入れる。

● テープ類を使用している場合

角質層をはがしてしまうと修復できないため、テープを濡らすか、オイルではがしやすくしてからそっとはがす。

● チューブ類を使用している場合

鼻カニューレやドレーンなどのチューブが直接皮膚に触れていると、圧迫されて色素沈着が進むため、早めに圧迫を解除する。

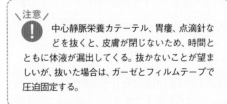

注意
! 中心静脈栄養カテーテル、胃瘻、点滴針などを抜くと、皮膚が閉じないため、時間とともに体液が漏出してくる。抜かないことが望ましいが、抜いた場合は、ガーゼとフィルムテープで圧迫固定する。

参考文献
伊藤茂編：遺体管理の知識と技術－エンゼルケアからグリーフケアまで. 中央法規出版, 東京, 2013.

EXTRA

訪問看護に役立つ資料

入浴補助用具　>>> IDEA NOTE　④清潔ケア（p.102）

- 入浴補助用具は基本的にレンタルはできない（バスリフト・入浴用リフトは除く）。
- 介護保険の特定福祉用具として購入する場合は、都道府県の指定を受けた事業者から購入する（1年間で10万円が限度額。償還払い）。

種類（写真は一例）	目的や使用方法	特徴	選択・使用時の留意点
シャワーチェア	● 洗い場に設置して洗体時に座る ● 浴槽の縁に合わせて設置し、浴槽内への移乗に使用	● 背もたれ・アームレストがあるものとないもの、折りたたみ式、据置式などがある ● 座面がプラスチックのものとクッション素材のものがある	● 導入時に背もたれなどは必要ない場合でも、将来的に必要になる可能性がある場合は、考慮して選択する ● 体格に応じて座面の大きさやクッション素材の要否を検討する
シャワーキャリー	● 浴室内でのシャワーチェアへの移乗が困難な場合、自室から浴室まで車椅子のように座ったまま移動できる	● トイレへのはめ込みが可能なもの（写真左）、リクライニング可能なもの、座部と台車部が分離でき、座部をリフトで吊り上げるもの（写真右）などがある	● 左記の用途に応じて選択する
浴槽用手すり	● 浴槽をまたぐときや、湯につかっているときにつかまって姿勢を安定させる	● 取り外しが可能なため、設置後にも調整が可能 ● 身長などに応じてグリップの高さを調整できる	● 浴槽の形状によっては取りつけられない場合もある ● 使用時は固定のゆるみがないか確認する
手すり（据えつけ）※	● 浴室内を移動する際に把持する ● 浴槽をまたぐときや、湯につかっているときにつかまって姿勢を安定させる	● 介護保険を利用し、住宅改修工事で取りつけが可能	● 賃貸物件の場合は設置後にトラブルになる場合もあるので、事前に貸主の許可をとることを勧める

※据えつけの手すりや浴室内の床の底上げ、滑りにくい床材への変更、開き戸から引き戸・折れ戸への取り換えまたは新設などは、住宅改修工事の対象となる（20万円が限度額。事前申請が必要）

バスボード	●立位で浴槽をまたぐのが困難な場合、ボードに腰掛けてから座位姿勢で足を出し入れする	●浴槽に橋を渡すタイプのほか、座面が回転するタイプのものもある	●安定して座位を保持できる場合に限り使用できる ●浴槽の形状によっては取りつけられない場合もある
浴槽内椅子	●浴槽内での立ち座り動作が困難な場合、座面を高くして浴槽内での立ち座り動作を容易にする ●洗い場と浴槽底の高低差がある場合の足台としても使用できる	●座面の高さが調整可能な商品もある ●座面がプラスチックのものとクッション素材のものがある	●湯につかる際は肩が出てしまう場合が多いので、冷えないようかけ湯などを行う ●体格に応じて座面の大きさやクッション素材の要否を検討する
すのこ	●脱衣所と浴室、洗い場と浴槽の高低差を少なくし、出入りしやすくする	●設置が比較的容易	●すのこの下の清掃が見落とされる場合があるため、適宜声かけを行う
バスリフト	●浴槽内での座り立ちが困難な場合、電動（リモコン操作）で座面を昇降させることで、浴槽に出入りできる	●充電を要する	●浴槽の形状によっては取りつけができない場合がある ●シート部は取り外しできるが、本体は据えつけになることを説明する
（写真提供：TOTO株式会社）			
入浴用リフト	●自力での起き上がり・座位保持が困難な場合、体を吊った状態で浴槽につかることができる	●据置型のほか、天井走行型がある（床走行型は一般的に施設向け）	●スリングシート（吊り具）は、利用者の身体機能・介護者の状況を考慮して選択する（理学療法士・福祉用具専門相談員などと相談しながら進める）
滑り止めマット ※介護保険対象外	●浴槽内や洗い場の床などに敷き、滑ることによる転倒を予防する	●多くはゴム製で、重みで沈めるもの、吸盤つきのものなどがある	●劣化してきたら買い替えを勧める

医療的ケアのチェックリスト

● 医療的ケアでは確認項目が多いため、チェックリストを用いて、訪問のたびに確認するとよい。

【輸液ポンプ】 >>> IDEA NOTE ⑥薬剤の管理（p.137）

確認項目	月／日	／
	サイン	
輸液は指示どおりか		
直射日光は当たっていないか		
高さ・連結方法は適切か		
流量の確認（　　　mL/h）		
ルートに屈曲はないか		
テープ固定ははがれていないか		
漏れはないか		
輸液ポンプは作動しているか		
滴下しているか		
電池交換は済んだか		
充電はできているか（ランプの点灯）		
予備の物品確認（　　　曜日）		
ライン交換　（　　　曜日）		
家族に説明したか（終了予定時刻と異常時の連絡について）		

【在宅酸素療法（HOT）】 >>> IDEA NOTE ⑦医療的ケア（p.144）

確認項目	月／日	／
	サイン	
流量の確認（　　　L/m）		
酸素は流れているか		
蒸留水は満たされているか		
フィルターは清潔か		
火気の近くで使用していないか		
鼻カニューレ（酸素マスク）の予備はあるか		
鼻カニューレ（酸素マスク）の交換日		
酸素ボンベの残量・残数		

> 健和会では紙媒体を使用しているため、チェックリストは手順書とともに訪問先へ持参し、最終的にはカルテに綴じています

【在宅人工呼吸療法】　>>>　IDEA NOTE　⑦医療的ケア（p.152）

	確認項目	月／日（時間）	／　（　　　）
		サイン	
事前確認	人工呼吸器電源（AC/内部バッテリー/着脱バッテリー）		
	回路の接続、破損の有無、呼気弁の向き		
	回路内結露、ウォータートラップの水捨てと接続		
実測値	呼吸回数（RR：respiratory rate）		
	1回換気量（VT：tidal volume）		
	リーク		
	最大気道内圧（PIP：peak inspiratory pressure）		
	平均気道内圧（MAP：mean airway pressure）		
	I：E比（吸気：呼気時間比）		
	呼気分時換気量（VE:expiratory minute volume）		
設定確認			
	キーパッドロック　　　　　ON		
加温加湿	チャンバー水量（補充）		
	電源ON		
	温度設定		
その他	バッグバルブマスク・テストラング		
	バッテリー（着脱バッテリー）		
	吸気フィルター（点検/交換/清掃）		
	添加酸素流量（L/min）		
回路交換	回/		

必要な項目
（呼吸器モード・
RR・PEEPなど）
を記入して使用
します。

健和会で使用しているチェックリストをもとに作成

感染対策マニュアル >>> INTRODUCTION ②リスクマネジメント（p.10）

- 感染症がある（または疑いがある）利用者に対しては、標準予防策（p.10）に加えて感染経路別予防策を実施する。
- 感染経路には、空気感染（飛沫核感染）、飛沫感染、接触感染がある。病原体の感染経路を知り、それに応じた予防策を行う。

【感染経路別予防策】

	特徴	医療者、介護者、家族の予防策
空気感染（飛沫核感染）	●飛沫が乾燥し、長時間空気中に浮遊する粒子となって広範囲に拡散。これを吸入することで感染する ●肺結核、咽頭結核、水痘、麻疹などが空気感染する	●手洗い（手指衛生）を徹底する ●サージカルマスクを着用する ※利用者が肺結核、咽頭結核の場合は家に入る前にN95マスクを着用する
飛沫感染	●咳嗽、くしゃみ、会話、気管吸引時などに発生する5μm以上の大きさの飛沫に含まれる微生物が、眼や鼻、気道の粘膜に接触することによって感染する ●流行性耳下腺炎、風疹、インフルエンザなどが飛沫感染する	●手洗い（手指衛生）を徹底する ●利用者の1m以内でケア・処置をする場合はサージカルマスクを着用する
接触感染	●感染者との直接接触や、看護師や介護者の手、医療器具を介して感染する ●多剤耐性菌（MRSA*・多剤耐性緑膿菌など）、クロストリジウムディフィシル、流行性角結膜炎、疥癬、ノロウイルスなどが接触感染する	●ケア時には手袋を着用し、外したら手洗い（手指衛生）を行う ●便や吐物の処理後は、流水と石けんによる手指衛生を行う（クロストリジウムディフィシルやノロウイルスはアルコール製剤では効果がない） ●汚染物との接触が予測されるときはガウンを着用する ●皮膚に病原体がある場合、医療器材（血圧計 聴診器 体温計など）は専用にする ●接触感染する感染症に感染している（またはその疑いがある）利用者は、可能であれば1日の最後に訪問する

＊ MRSA：methicillin-resistant *staphylococcus aureus*、メチシリン耐性黄色ブドウ球菌

【結核の感染対策】

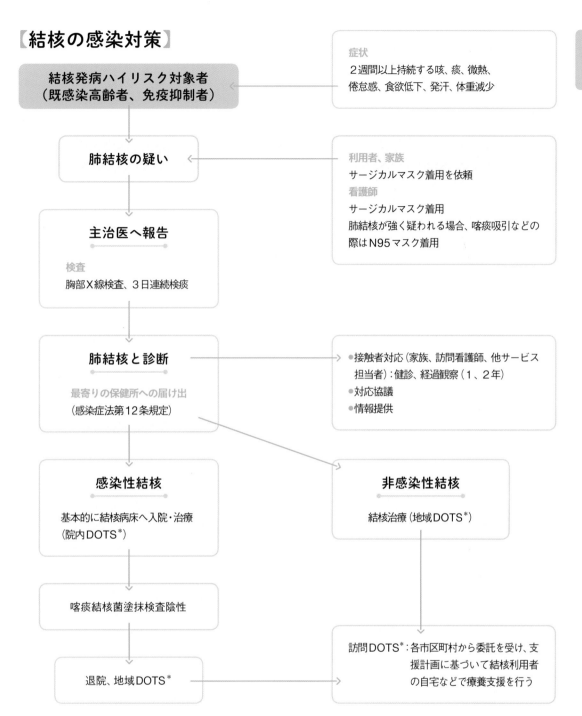

結核発病ハイリスク対象者
（既感染高齢者、免疫抑制者）

症状
2週間以上持続する咳、痰、微熱、
倦怠感、食欲低下、発汗、体重減少

肺結核の疑い

利用者、家族
サージカルマスク着用を依頼
看護師
サージカルマスク着用
肺結核が強く疑われる場合、喀痰吸引などの
際はN95マスク着用

主治医へ報告

検査
胸部X線検査、3日連続検痰

肺結核と診断

最寄りの保健所への届け出
（感染症法第12条規定）

●接触者対応（家族、訪問看護師、他サービス
担当者）：健診、経過観察（1、2年）
●対応協議
●情報提供

感染性結核

基本的に結核病床へ入院・治療
（院内DOTS*）

非感染性結核

結核治療（地域DOTS*）

喀痰結核菌塗抹検査陰性

訪問DOTS*：各市区町村から委託を受け、支
援計画に基づいて結核利用者
の自宅などで療養支援を行う

退院、地域DOTS*

＊DOTS：directly observed treatment short-course、直接服薬確認療法。3～4種類の薬剤を6か月間毎日内服する

**看護師の
対応**

● 医療機関・保健所へ、利用者に関連している機関の情報提供をする
● 管轄の保健所から要求された場合、利用者への訪問看護の実施接触頻度と対応看護師リストなどを作成し、
提出する
● 利用者の関係機関へ連絡する。またはケアマネジャーを通して連絡する
● 接触職員は、咳や痰・微熱・寝汗・風邪症状などがあれば受診し、胸部X線、喀痰検査などを受ける

東京都福祉保健局：東京都感染症マニュアル2018．をもとに作成
https://www.fukushihoken.metro.tokyo.lg.jp/iryo/kansen/kansen-manual_2018.html（2021.08.10アクセス）

認知症高齢者の日常生活自立度

>>> IDEA NOTE　②活動・休息の援助（p.36）

- 医師により認知症と診断された高齢者の日常生活自立度を判定することを目的として作成されたもの。
- 意思疎通の程度、見られる症状・行動に着目して、日常生活自立の程度を5区分に分けて評価する。

ランク	判断基準	見られる症状・行動の例
I	何らかの認知症を有するが、日常生活は家庭内および社会的にほぼ自立している	
II	日常生活に支障を来たすような症状・行動や意思疎通の困難さが多少見られても、誰かが注意していれば自立できる	
IIa	家庭外で上記IIの状態が見られる	たびたび道に迷う、買物や事務、金銭管理などそれまでできたことにミスが目立つなど
IIb	家庭内でも上記IIの状態が見られる	服薬管理ができない、電話の応対や訪問者との対応など1人で留守番ができないなど
III	日常生活に支障を来たすような症状・行動や意思疎通の困難さが見られ、介護を必要とする	
IIIa	日中を中心として上記IIIの状態が見られる	着替え、食事、排便、排尿が上手にできない、時間がかかる やたらに物を口に入れる、物を拾い集める、徘徊、失禁、大声・奇声をあげる、火の不始末、不潔行為、性的異常行為など
IIIb	夜間を中心として上記IIIの状態が見られる	ランクIIIaに同じ
IV	日常生活に支障を来たすような症状・行動や意思疎通の困難さが頻繁に見られ、常に介護を必要とする	ランクIIIに同じ
M	著しい精神症状や周辺症状あるいは重篤な身体疾患が見られ、専門医療を必要とする	せん妄、妄想、興奮、自傷・他害などの精神症状や精神症状に起因する問題行動が継続する状態など

厚生労働省：「認知症高齢者の日常生活判定基準」の活用について. をもとに作成
https://www.mhlw.go.jp/stf/shingi/2r9852000001hi4o-att/2r9852000001hi8n.pdf（2021.08.10アクセス）

業務に対する態度評価 >>> INTRODUCTION ①接遇（p.5）

● 訪問中の言葉や態度について自身で振り返るほか、同行訪問で定期的に評価する。

評価点　S：常にしている　A：している　B：あまりしていない　C：していない

項目	内容	本人評価	評価者評価
責任感	自分の役割や仕事は最後までやり遂げる努力をしている		
	利用者・家族に継続的な看護を提供するために、チーム内で情報共有をしている		
	自分ひとりで抱え込まず、チームメンバーに援助を求めている		
積極性	職場内での自己の役割を認識し、自主的に活動している		
	職場の目標・自己の目標を意識して積極的に活動している		
協調性	医療チームメンバーと良好な人間関係を保つ努力をしている		
	よりよいケアを提供するために、他者の意見を取り入れる姿勢をもっている		
職業倫理	利用者・家族の尊厳やプライバシーを守っている		
	利用者・家族の知る権利および自己決定の権利を尊重している		
職場規律	就業規則、職場規律を守っている		
守秘義務	守秘義務を遵守している		
基本姿勢（理念）	利用者・家族の可能性を信じ、あきらめずに働きかけている		
	利用者・家族を主体と考える		
共感性	利用者・家族の気持ちを感じ取るよう努力している		
	医療チームメンバーの気持ちを感じ取るよう努力している		
身だしなみ	清潔感のある服装、髪型、爪の長さにしている		
	安全かつ機能的である（ポケットから物が落ちたり、髪の毛をつかまれたり、下着が透けたりしないようにする）		
言葉づかい・礼儀	適切な言葉づかいで、礼儀正しい態度を心がけている		
	相手の顔を見てあいさつしている		
感情・情緒・自制心	感情のコントロールができ、安定した気持ちで勤務している		
	自分なりのストレスマネジメントをしている		
健康管理	自他の安全に配慮して体調や環境を整えている		
	業務に支障のないように生活を整えている		

健和会で使用している評価表をもとに作成

安全運転チェックリスト >>> INTRODUCTION ②リスクマネジメント（p.9）

● 運転上の癖として当てはまるものがあるか、自身で振り返るほか、同行訪問時に評価してもらう。

分類		運転上の癖	安全確認の基本ポイント	本人評価	評価者評価
運転姿勢	乗車時	周囲の安全確認をしないですぐ運転席に座る	●周囲と車の下の安全を確認する		
	発進時など	シートベルトを面倒がる	●運転席・背もたれ角度を調節する ●ミラーを調節する ①前後確認 ②合図 ③再確認 ④発進		
		発進してからシートベルトを締める			
		シートを後ろに引きすぎ、浅くかけすぎ、背もたれを倒しすぎる			
		方向指示器などによる合図をしないで発進する			
		座ってすぐエンジンをかけ走り出す			
運転方法	ハンドル操作	急ハンドル	●ハンドルは正しく握る		
		逆手ハンドル			
		片手ハンドル			
		送りハンドル			
	操作全般	急発進、急加速、急停止	●ハンドル操作はスムーズに行う ●ブレーキ操作は正しく行う ●アクセル操作は穏やかに行う		
		見切り発進			
		シフトレバーに片手を置いたまま			
		走行中にミラーを調節する			
	単路走行時	20km/時くらいは平気でスピードオーバー	●安全な速度で走行する ●安全な車間距離で走行する ●正しい手順で進路変更する ●正しい手順で追越しをする		
		車間を詰めすぎ、開けすぎ			
		進路変更で後方確認しない			
		進路変更の合図が遅い			
		進路変更の動作が早い			
		進路変更で合図しない			
		車線変更が多い			
	カーブ走行時	カーブでスピードをゆるめない	●カーブの手前でスピードを落とす ●ハンドルはゆるやかに操作する		
		姿勢が傾く			

運転方法	信号、交差点通過時	信号の変わり目でアクセルを踏む	●黄信号は基本的に停止する		
		黄信号を強引に通過する	●右左折は早めに合図を出し、徐行する		
		右左折の合図を直前に出す	●左折で大回りしない		
		右左折で徐行しない	●右折でショートカットしない		
		左折で大回りする			
		右折でショートカットする			
	一時停止、交差点通過時	停止線を気にしない	●停止線手前で完全に停止し、右→左→右を見て徐行発進する		
		一時停止せず、徐行する	●交差点では頭を出して停止し、右→左→右を見て徐行発進する		
		左右の確認動作が形だけ			
	バック走行時	ミラーだけ見てバックする	●窓を開けて、目視確認する		
		確認回数が少ない	●左右ミラーと後方を繰り返し確認する		
		行動が早い	●スピードは最徐行する		
			●状況により下車確認や、同乗者に誘導を依頼する		
	夜間運転時	周りが暗くなっても車幅灯などをつけない	●薄暮時は早めに点灯する		
		夜間にずっと下向きライトで走る	●前照灯の上向き、下向きはこまめに切り替える		
	降車、駐車時	方向指示器などによる合図をしないまま駐車/停車する	●周囲後方を確認する		
		降車時に後方を確認しない	●サイドブレーキを引き、ギアをPに入れる		
		曲り角や横断歩道の直前/直後に停車する			
運転態度	乗車中全般	脇見が多い	●狭い道や横断歩道などの歩行者・自転車には、徐行・停止などの配慮をする		
		ゆずろうとしない	●生活道路・スクールゾーンではスピードを落とすなどの配慮をする		
		クラクションをよく鳴らす、鳴らそうとする	●障害物をよけるのにハンドル操作に頼らず、徐行・停止を優先する		
		ミラーによる確認が少ない	●他車(者)に対してゆずる余裕をもつ		
		よく割り込みしようとする	●イライラしたり、先を急ぐ運転になったりしないよう余裕をもつ		
		歩行者や自転車が近くにいても徐行しない	●サイドミラー・バックミラーで絶えず確認する		
		障害物をとっさのハンドル操作でよける	●フロントガラスに視界を遮るようなものは、吊り下げない		
		狭い道路でもスピードを落とさない	●禁止行為(携帯電話を使用しながらの運転など)はしない		
		横断歩道に入り込んで停止する			
		携帯電話で通話しながら運転する			

健和会で使用しているチェックリストをもとに作成

交通事故対応マニュアル

>>> INTRODUCTION　③リスクマネジメント（p.9）

- 交通事故発生時は、事業所責任者または指名された者と連絡を取りながら対応する。
- 事故現場では誠意をもって対応することを心がけ、口約束や示談にはしない。

【自動車事故発生時の対応】

自動車事故発生

当事者になった場合

❶ 事故の続発防止処置
- 他の交通の妨げにならないよう、安全な場所に移動する

❷ 負傷者の救護
- 救急車要請（119番）
- 到着まで可能な限りの応急手当

❸ 警察への通報（110番）
- 場所、負傷者数、負傷の程度、物損の程度を報告

被害者になった場合

❶ 警察への通報
- 事故の程度が軽くても、交通事故証明書の発行手続きを行う

❷ 医師の診断を受ける
- 外傷がなくても必ず受ける

❸ 加害者の確認
- 氏名、住所、勤務先
- 可能であれば免許証、車検証など

事業所責任者へ連絡
- 事業所責任者が現場に行く（または、指名された者が行く）
- 訪問途中なら、その後の訪問の調整を行う

状況の確認、記録
- 日時、場所、事故の状況
- 相手の身元の確認、氏名・住所・連絡先・車の登録番号
- 目撃者の確保（必要時、目撃者に同行をお願いするか、連絡先を聞いておく）

各リース会社へ連絡
- 車に記載された連絡先に連絡して事故状況を報告し、対応のアドバイスを受ける

**実況見分立会い
不可能であれば供述調書**

リース会社に自動車事故報告書を提出
- ドライバーズガイドブックに掲載されている自動車事故報告書を記入し、事故サポートセンターにFAXする。

注意点
- 事故現場から立ち去らない
- 安易に謝罪しない（ただし、明らかに加害者である場合は、誠意をもって対応する）
- 示談には応じない（一度合意した示談内容は、後から状況が変わっても変更できない）
- 念書などの取り交わしも行わない

健和会で使用しているマニュアルをもとに作成

災害対応マニュアル >>> INTRODUCTION ②リスクマネジメント（p.10）

● 日ごろから利用者の安否確認方法、避難場所、介護者の有無などを確認しておく。また、利用者・家族には災害時には予定どおり訪問できない可能性があることをあらかじめ説明しておく。

【地震発生時の対応】

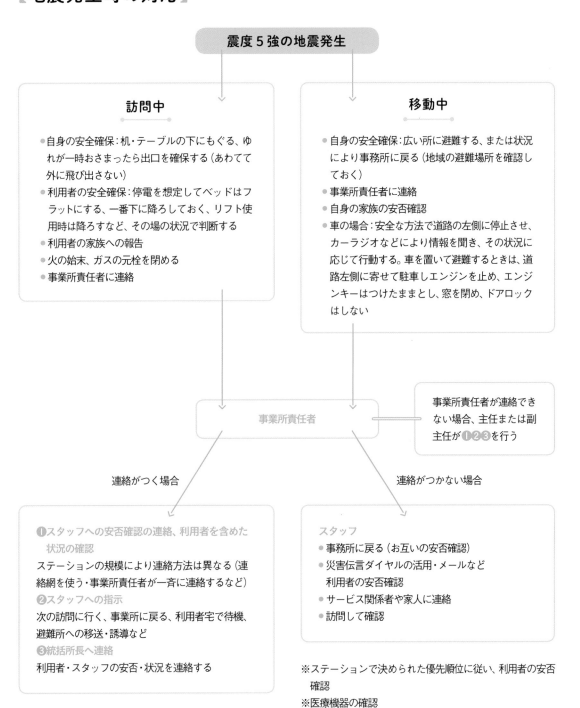

震度5強の地震発生

訪問中

- 自身の安全確保：机・テーブルの下にもぐる、ゆれが一時おさまったら出口を確保する（あわてて外に飛び出さない）
- 利用者の安全確保：停電を想定してベッドはフラットにする、一番下に降ろしておく、リフト使用時は降ろすなど、その場の状況で判断する
- 利用者の家族への報告
- 火の始末、ガスの元栓を閉める
- 事業所責任者に連絡

移動中

- 自身の安全確保：広い所に避難する、または状況により事務所に戻る（地域の避難場所を確認しておく）
- 事業所責任者に連絡
- 自身の家族の安否確認
- 車の場合：安全な方法で道路の左側に停止させ、カーラジオなどにより情報を聞き、その状況に応じて行動する。車を置いて避難するときは、道路左側に寄せて駐車しエンジンを止め、エンジンキーはつけたままとし、窓を閉め、ドアロックはしない

事業所責任者

事業所責任者が連絡できない場合、主任または副主任が❶❷❸を行う

連絡がつく場合

❶スタッフへの安否確認の連絡、利用者を含めた状況の確認
ステーションの規模により連絡方法は異なる（連絡網を使う・事業所責任者が一斉に連絡するなど）
❷スタッフへの指示
次の訪問に行く、事業所に戻る、利用者宅で待機、避難所への移送・誘導など
❸統括所長へ連絡
利用者・スタッフの安否・状況を連絡する

連絡がつかない場合

スタッフ
- 事務所に戻る（お互いの安否確認）
- 災害伝言ダイヤルの活用・メールなど利用者の安否確認
- サービス関係者や家人に連絡
- 訪問して確認

※ステーションで決められた優先順位に従い、利用者の安否確認
※医療機器の確認

健和会で使用しているマニュアルをもとに作成

索 引

現場に学ぶ・現場で活かせる
訪問看護アイデアノート

2021年10月4日　第1版第1刷発行	編　著	医療法人財団健和会　訪問看護ステーション
2023年7月10日　第1版第3刷発行	発行者	有賀　洋文
	発行所	株式会社 照林社
		〒112-0002
		東京都文京区小石川2丁目3-23
		電話　03-3815-4921（編集）
		03-5689-7377（営業）
		https://www.shorinsha.co.jp/
	印刷所	共同印刷株式会社

検印省略（定価はカバーに表示してあります）
ISBN978-4-7965-2541-1
©Iryohojinzaidankenwakai homonkangosuteshon /2021/Printed in Japan